工业和信息化普通高等教育“十三五”规划教材

21世纪高等教育计算机规划教材

医药信息技术
基础（第3版）

Essential of Medical Informatics

晏峻峰 刘青萍　主编

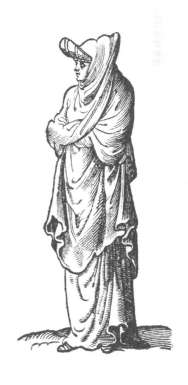

人民邮电出版社

北　京

图书在版编目（CIP）数据

医药信息技术基础 / 晏峻峰，刘青萍主编. -- 3版
. -- 北京：人民邮电出版社，2020.2
    21世纪高等教育计算机规划教材
    ISBN 978-7-115-53247-3

Ⅰ. ①医… Ⅱ. ①晏… ②刘… Ⅲ. ①计算机应用－
医药学－高等学校－教材 Ⅳ. ①R319

中国版本图书馆CIP数据核字(2019)第294339号

内 容 提 要

本书根据教育部对高等院校计算机基础教育教学的基本要求，按照"学生为中心、思维为导向、能力为本位"的教育改革与发展的思路，全面、系统地介绍计算机基础知识和信息技术在医学领域的应用。全书共分6章，主要内容包括医药信息与计算机、信息获取与存储、多媒体信息加工与表达、信息处理与智能化、网络与信息安全、信息资源管理与利用。

本书结构合理，层次清晰，图文并茂，通俗易懂，可作为高等医药院校非计算机专业学生的计算机基础课程的教材，也可作为医药卫生领域科技人员开展信息技术基础培训的教材。

◆ 主　编　晏峻峰　刘青萍
　　责任编辑　邹文波
　　责任印制　王　郁　陈　犇
◆ 人民邮电出版社出版发行　　北京市丰台区成寿寺路11号
　　邮编　100164　电子邮件　315@ptpress.com.cn
　　网址　http://www.ptpress.com.cn
　　固安县铭成印刷有限公司印刷
◆ 开本：787×1092　1/16
　　印张：15　　　　　　　　　2020年2月第3版
　　字数：375千字　　　　　　2025年1月河北第9次印刷

定价：45.00元

读者服务热线：(010)81055256　印装质量热线：(010)81055316
反盗版热线：(010)81055315
广告经营许可证：京东市监广登字20170147号

本书编委会

主　　编：晏峻峰　　刘青萍

副主编：李　曼　　刘东波　　王志辉　　周燃犀

编　　委（按姓氏笔画排序）：

王志辉　　占　艳　　刘东波　　刘青萍　　杨　平　　李　曼

李　鹏　　吴世雯　　周　知　　周燃犀　　晏峻峰　　瞿昊宇

第 3 版前言

目前，随着以人工智能为代表的新一代信息技术的快速发展，医疗行业迫切需要大批既掌握医学知识和电子、计算机等工程知识，又能综合运用交叉学科知识解决医学领域前沿问题的高层次医学创新人才。为适应新一轮科技革命和产业变革的要求，积极探索符合新时代需求的新医科人才培养体系对于医药院校教育改革至关重要。

高等医药院校计算机基础课程教学的质量直接关系到培养的医学创新人才的质量。我们根据教育部高等学校大学计算机教学指导委员会的要求，结合医药院校计算机基础课程教学工作的具体情况，按照"学生为中心、思维为导向、能力为本位"的教育改革与发展的思路，从综合性、个体性、创新性和实践性四方面入手，对医药院校计算机基础课程体系进行重构与转型升级。"医药信息技术基础"是医药院校学生获取信息技术知识和培养信息素养的核心课程，也是在"医工融合"背景下培养学生发现问题、分析问题和解决问题能力、强化创新意识和创新能力的重要环节。

基于以上思路，本书以信息活动的基本过程为主线，强调了"四个注重"，即在课程设计上注重"工为医用"，在教学内容上注重"医工渗透"，在教学方法上注重"医工联合"，在教学案例上注重"工中有医"。这种组织方式不仅有利于学生计算思维和综合能力的培养，而且可以有效促进课程教学内容的改革与深化，将计算机基础教学与专业课程衔接，按分专业、分层次、分类别的方式开展个性化教学。

本书的主要特点如下。

- 引导思维。本书通过介绍医疗卫生信息系统与中医药信息处理的相关内容，引导学生有意识地跟踪信息技术在医疗领域应用和发展的趋势，并为以后的学习与工作打下基础。

- 激发兴趣。本书通过介绍计算机发展历史、信息技术在医药领域的典型应用，激发学生将学习计算机知识和技能与自己的专业方向联系起来，强化学生的创新意识。

- 夯实基础。本书通过介绍计算机软硬件系统、信息获取与存储、计算机信息处理的基础知识，强化学生对计算机科学的认知能力。学生围绕信息活动的过程开展学习，便于进一步理解与掌握计算机的相关技术。

- 强化技能。本书通过介绍多媒体信息加工与表达的基础知识，引导学生强化文档处理能力与数据分析能力，并掌握基本的音频、视频处理技术；通过介绍网络与信息安全的基本知识，培养学生的信息安全意识，并使其具备一定的网络信息技术应用能力。

- 深耕特色。本书通过介绍医药信息获取与存储、医药信息加工与处理、医药信息资源管理与利用的基础知识，让学生了解医药信息活动的基本过程；本书还通过介绍疾病智能诊断模型构建、临床诊疗数据库的建立、中医文献数据挖掘与知识发现等案例，令科研创新反哺教学，以项目为驱动培养学生的科学素养与工程实践能力。

全书共 6 章，其中，第 1 章由周燃犀编写；第 2 章由刘青萍编写；第 3 章的 3.1 节、3.2 节、3.4 节由李曼编写，3.3 节由吴世雯编写，3.5 节由李曼编写；第 4 章由晏峻峰编写；第 5 章由王志辉编写；第 6 章由刘东波编写；其他编委参与了相应章节的资料整理、审校以及部分内容的撰写工作；袁慧灵、陆必燊参与了资料整理和校稿等工作。本书所参考的资料有教材、论文、著作，还有部分来源于网络，在此对原作者表示衷心的感谢。

由于编者水平有限，书中难免存在疏漏之处，敬请读者批评指正。

编者

2019 年 12 月

目　录

第 1 章
医药信息与计算机

引言

  人类社会已经进入信息时代，信息正成为社会发展不可缺少的重要资源。随着信息技术革命的不断深入，信息技术广泛渗透到其他领域，对现代社会产生了巨大的影响。而医学是一门古老的学科，与人的生命息息相关。两个领域之间存在着相互影响、相互渗透的关系，两者的交叉融合能对人类社会产生深远的影响。

  计算机是一种能够按照事先存储的程序，自动、高速地对数据进行输入、处理、输出和存储的系统，是 20 世纪人类最伟大的发明之一。现代计算机系统由硬件和软件两部分构成，前者是借助电、磁、光、机械等原理构成的各种物理部件的有机组合，是系统赖以运行的实体；后者是各种程序和文件，用于指挥整个计算机系统按指定的要求进行工作。

内容结构图

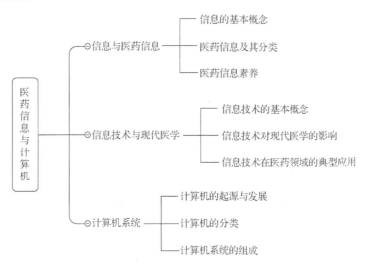

学习目标

  通过学习本章内容，学生应该能够做到以下几点。

  ✓ 了解：计算机的起源与发展历程，计算机在医疗卫生领域中的应用。

✓ 理解：信息与医药信息的概念和关系，计算机系统的相关概念。

✓ 应用：通过学习本章提供的关于信息技术在医药领域中的应用案例，学会分析与把握基于信息技术的医学发展方向。

1.1 信息与医药信息

人类对信息的认识和利用从远古时代就开始了，"神农尝百草"是通过实践认识草本植物的药用信息，结绳记事就是记载原始人类生产活动的信息。"八卦"是我们的祖先用阴阳二爻组成的符号象征天、地、雷、风、水、火、山、泽八种自然现象的图形，古人用"八卦"进行吉凶的占卜，这反映了早期社会的信息活动。"望、闻、问、切"是中医观察、判断、诊治病症的信息活动，早在 2400 多年前的战国时期，就已被名医扁鹊全面地应用和系统化。随着社会生产力和科学技术的发展，人类对信息的认识和利用也在不断地深入。

现代信息社会已进入大规模的社会信息流时代，人们的工作和生活越来越依赖信息。无论是脑力劳动者或是体力劳动者，想要过上更美好的生活，更出色地完成工作，都需要充足的信息作为保障。

人们在日常生活中随时随地都会与众多信息打交道，例如，日常的出行会接触到天气信息、交通信息，在学校学习、生活会接触到教育信息、科技信息、文化信息、经济信息、政治新闻信息等。一般地，一个人掌握的信息量越多，他的生活就越丰富多彩。

由于信息在社会生产和生活中的作用越来越重要，以至于人们不得不重新认识信息，因此，信息科学应运而生。虽然人们使用信息的历史悠久，但是把信息作为对象来研究始于 20 世纪 50 年代，所以信息科学是一门非常"年轻"的学科。它的研究内容涉及自然科学和社会科学中非常广泛的领域，信息是人类全部科学知识体系的基础，任何领域的科学知识都是对相应领域信息的系统化和优化的结果。

进入 21 世纪后，人类迈向了信息时代，信息技术革命是促进全球经济和社会发展的主导力量。信息技术一般是指能扩展人的信息功能的技术的总称，一切与信息的获取、加工、表达、交流、管理和评价等有关的技术都可以称为信息技术。当今所说的"信息技术"，一般是指"现代信息技术"，主要由计算机技术、通信技术、微电子技术、传感技术、智能技术和控制技术等有机地组成。

1.1.1 信息的基本概念

1. 数据、信息与知识

说到数据，很多人可能首先想到的是数字，如 1、2、3 等，这是对数据的狭义理解。数据（Data）是事实或观察的结果，是对客观事物的逻辑归纳。数据是存储在某一物理介质上，能够被识别的物理符号。不同的数据描述的事物的性质不同，数据可以是连续的值，如音频、图像这类数据，称为模拟数据；也可以是离散的值，如符号、文字等，称为数字数据。数据的应用十分广泛，例如，在医学领域，心率每分钟 75 次，体温 36.5℃，一张 X 射线图片等都是数据的记录。

信息（Information）是指客观世界中各种事物的变化和特征的最新反映，以及经过传递后的再现。它能够帮助人们消除认识上的不确定性，并且对决策者产生影响。

例如，某男性患者来医院看病，在医生对其进行诊断之前，患者的症状信息具有一定的不确定性，通过医生诊断这种不确定性就消除了。患者自述，三天前受凉后，出现头疼、恶风、恶寒、发热，在本地三甲医院按感冒治疗三天无效，具体用药不详，病情加重，出现恶心干呕。因 H1N1 病例在本地出现过一例，患者担心自己感染了 H1N1，精神焦虑。医生通过其舌苔薄白，六脉浮细而缓，诊断为太阳中风症，治疗应解肌发表，调和营卫。医生通过这些症状信息可揭示出患者的状态，经过分析就可以制订合适的治疗方案。

通过上述例子发现，信息和数据是不可分离的，数据中所包含的意义就是信息，信息是对数据的解释、运用，是经过处理加工之后的数据。只有对接收者的行为产生影响的数据才可称为信息。

知识（Knowledge）是指人类在实践中认识客观世界的成果，它包括事实信息的描述或在教育和实践中获得的技能。知识是含有观点、发挥作用的信息，具有一定的目的性，是人类从各个途径中获取信息的提升总结与系统认识，是可以在实际中运用的一些模式、法则和程序。

例如，幼儿发热诊断的知识可表现为：正常的幼儿基础体温为 36.9～37.5℃，当体温超过基础体温 1℃以上时，可认定为发热。其中，低热是指体温波动于 38℃左右，高热时体温在 39℃以上。基础体温一般是指直肠温度，口腔温度较直肠温度低 0.3～0.5℃，腋下温度较直肠温度低 0.6～1.0℃。上述例子中知识的总结是通过许多病例和实验总结出来的公认的事实。在临床中，测得某幼儿腋下温度 37.5℃，因此，运用例中知识可以判断该幼儿处于低热状态。

通过对数据、信息进行归纳、演绎、比较等处理，其有价值的部分会变成知识。数据、信息和知识是逐步提升的不同层次，它们之间可以互相渗透和转换。

2. 信息的特性

信息主要有以下几个特性。

（1）客观性

信息是事物变化和状态的客观反映，这种变化和状态是不以人的意志为转移而客观存在的。信息的客观性是其最重要的本质特征。

（2）价值性

信息本身不是物质生产领域的物化产品，但一经生成并物化在信息载体（如文字、图像、磁盘、声波、光波等）上，能够被人所感知，就成为一种可以被使用的资源。信息具有使用价值后，就能够满足人们某些方面的需求，用于服务社会。

（3）时效性

信息是有寿命的，有时效的。信息一经生成，其越新颖、越及时，它的使用价值就越大；反之，其使用价值就越小。信息的价值在于及时地传输给需求者，我们应当尽量缩短信息活动各环节的时间间隔，从而提高信息的价值。

（4）可分享性

信息的可分享性是指信息的共享性和共用性。信息的交流是非零和的，信息交流的双方或者多方中，一方得到其他方的信息，而其他方并无所失，双方或多方可以共享信息。因此，信息作为现代社会的一种重要资源，可供全人类所共享。

（5）可传输性

信息的传输是通过信道（信息传输的通道）来进行的，即信源（信息的源头、发信者）发出信息后，经由信道传递至信宿（信息的归宿、收信者）。信息的传输手段和方式多种多样，传输的速度对于信息的效用和价值至关重要。

（6）可加工性

客观世界存在的信息是大量的、多种多样的。而人们对信息的需求不同，对信息的选择具有一定的目的性。为了更好地开发和利用信息，人们需要对大量繁杂的信息进行筛选、分类、概括和归纳，排除无用的信息，选取自己需要的信息，使信息得以增值或便于传递、利用。

3. 信息活动的基本过程

人们在生产和生活过程中，有意识或无意识所做的信息处理和利用的过程称为信息活动。信息活动可分为信息的获取、处理、分析、存储、传递和利用6个环节，如图1-1所示。

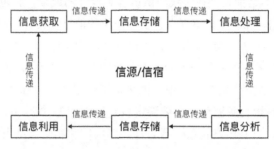

图1-1　信息活动基本过程示意图

（1）信息获取

信息是由数据推演而来的，数据则是通过不同方式的观察采集得到的。若数据采集方式不符合科学规范，获取的数据质量就不高，低质量的数据会产生不可靠甚至是错误的信息。计算机可以对数据进行处理并从数据中提取信息，但它无法从无效或错误的数据中获得有价值的信息，因此，高效、正确地获取信息尤为重要。

例如，诊疗过程的第一环是数据采集，数据可以手工输入，也可以由自动测量设备提供。手工输入方式发生错误的概率大、效率低，因此，医药领域的数据采集不断朝着自动化方向发展。临床实验中就使用着各种自动分析仪器，如心电图记录设备或无须人工干预的自动电子监视设备、CT、B超等。

以临床为例，临床观察阶段的任务就是获取数据，更确切地说，是获取能提供相关决策的信息，以减少关于患者疾病的不确定性。可用的方法有参考患者的既往病史、体格检查、血样分析或生物学信号的记录等。在采集数据时，经常会遇到不完整的数据或掺杂有"杂质"的数据，如由于患者的回答不全面或不正确产生的数据，混入了生物学信号噪声的数据，或者生化分析产生了错误的数据等。因此，临床上需要使用通过完全不同的方式得到患者的数据以相互佐证与补充，以进行更加可靠的诊断与决策（例如，通过病史、运动心电图、冠状动脉血管造影和超声心动图等对心肌缺血性心脏病的诊断）。在绝大多数情况下，通过分析使用上述方式得到的数据，就能获得关于患者状况的全貌。医药信息的自动获取是信息技术在医学中应用的一个重要的课题，如何保证所获信息的正确性，是需要医药科技工作者与计算机科学工作者深入合作才能解决的难题。若通过科学、合理、有效的信息技术与方法帮助临床医务人员获得必需的数据，提供决策支持，就能更好地保证医疗服务质量。

（2）信息处理

信息处理的任务是通过对表示信息的数据进行解释加工，确定数据的含义和形式，从而获取有用信息。其方法通常是用数字组合表示信息，用数学和逻辑规律建立算法并将它们转换为数字运算操作。在医学临床与科学研究过程中，会得到大量的原始数据，其中包括图片等多媒体信息。医药上的信息处理是对已收集的医药数据集进行存储、检索、统计、分类、传输等操作。医药科技人员最常做的医药信息处理工作就是医药数据分析，医药数据分析的核心环节是数据检索、数据统计、数据挖掘及数据的可视化表达等。

将信息正确地显示给医药科技人员是帮助其理解信息的基本条件。通常专用的医药信息处理软件能让医药科技人员以最方便和明确的方式提取相关的医药信息，例如，对医药决策人员而言，只需要那些与决策相关的信息被显示出来即可。

医药信息处理的一个重要目的是为医药数据分析做准备。例如，在临床过程中收集了一批高血压患者的血压数据，这些数据是在连续几个月中每日进行 4 次血压测量得到的，通过这些数据可判断一种抗高血压药物是否有效。在对这些数据进行分析之前，通常会要求对患者治疗前及治疗后一个月即两个月的数据进行计算，如计算出血压平均值。使用何种方式表示这些计算后的数据非常重要，为便于分析，医药科技人员通常会应用不同方式从不同角度制作图表。利用计算机，医药科技人员就能很方便地计算与筛选数据，从多方位进行考察，方便后续的分析工作。

（3）信息分析

信息分析是指从混沌的信息中提取出有用的信息，从表层信息中发现隐藏的信息，从过去和现在的信息中推演出未来的信息，从部分信息中推知总体的信息，以揭示相关信息的结构和发展规律。因此，信息分析是对各种相关信息的深加工，即深层次或高层次的信息处理，是一项具有研究性质的智能活动，它具有信息整理、信息评价、信息预测和信息反馈四项基本功能。在医药领域，信息整理可以在医药科学管理中发挥参谋和智囊作用；信息评价的结果可以辅助医药学的研究活动；信息预测可以保障医药服务领域的有序运转；信息反馈则能在医药信息的动态跟踪中起到监视和预警作用。

常规的医药信息分析方法大都是从卫生统计学中获得的。但是，随着信息技术在医疗卫生领域的深入应用，获取的医学数据量呈几何级数形式增长。面对海量的信息和数据，用常规的医药信息分析方法来处理会产生很多问题。因此，必须找到有效的分析方法，对信息进行合理组织、压缩提炼和知识提取，对数据进行科学分类、精确分析和汇总。由此产生了集统计学、数据库、机器学习等技术于一体的与医药信息相关的数据挖掘分析技术。数据挖掘和知识发现的科研活动正在医药卫生领域逐步开展。医药科技工作者在掌握了信息技术的基础知识后，应该有意识地学习人工智能、模式识别、机器学习的理论知识与相关技术工具，为从事医药信息的数据挖掘科研活动奠定基础。

（4）信息存储

信息存储是将获取和加工整理的信息按照一定的格式和顺序存储在特定的介质载体中的一种信息活动。其含义包括以下三层。

① 将所采集的信息按照一定规则记录在相应的信息载体上。

② 将这些载体按照一定的特征和内容组织成系统有序的、可供检索的集合体。

③ 应用计算机等先进的技术和手段，提高信息的存储效率和利用水平。

在医学临床、实验、教学和管理等医学实践过程中，产生了海量的、多种多样的信息。信息数据量的飞速增长已经成为当今社会的一大特点，如何正确地、完整地存储和检索医学信息已经成为医学领域的一大挑战。

（5）信息利用

信息利用，是指如何有效地利用所获得的信息来解决各种问题，不断地自我更新知识，并能利用新信息提出解决问题的新方案。在当今这个信息时代，信息量之大，增长速度之快，是有目共睹的。从海量数据中获取信息，进而将其提炼为知识，是许多医药科技工作者的愿望。要充分利用已有的信息资源，就必须注重方法学。科学而有效地利用医药信息的一种重要技术就是医药信息检索。现代的医药信息检索也是基于计算机及其网络开展工作的技术，它能更好地指导临床实践与医学研究，也是医生终身学习提高的重要途径。

医学领域的资源丰富，大量的在线数据库作为一种重要的信息资源，目前已普遍得到人们的重视，应用也越来越广泛。这些数据库有医学文献数据库、生物医学文献数据库、期刊全文数据库、电子刊物数据库等。国内数据库有学术会议论文、科技成果、公司及产品、论文文摘等数据库，还有知识产权、各种医药标准数据库。除此之外，还有医学电子刊物信息资源、数字化医学图书馆信息资源、医学网站信息资源等。通过这些医学资源，就可以找到所需的医药信息。

（6）信息的传递

信息的传递，是指从一端将信息经信道传送到另一端，并被对方所接收，其过程包括传送和接收两个部分。严格地说，所有信息活动都是信息在内部的传递，也就是信息在物理位置上的移动。

信息传递的基本要求是传输速度快，将有价值的信息及时地传递给决策者，否则，就可能造成难以弥补的损失。减少信息传递的中间环节是提高信息传输速度的有力的措施。

1.1.2 医药信息及其分类

1. 医药信息与医药信息学

医药信息涉及的学科包括基础医药学、临床医学、预防医学、临床专科与辅助学、生物医学等。每个学科的信息表达与传输处理都离不开计算机技术、数字化技术、网络技术和通信技术。这些信息与其他信息一样，需要经过计算机的加工处理、分类汇总和存储传送等操作，才能转化为有用的信息资源。

计算机科学可以分为理论计算机科学与应用计算机科学两部分。计算机医学应用属于应用计算机科学，它是医药信息学成为独立学科前的初级发展阶段。医药信息学属于医学领域的一门学科，其任务是使医疗卫生领域中的信息处理计算机化、智能化。医药信息学既是医药科技人员，也是医疗卫生领域的计算机科学工作者必须了解的知识体系，它的普及将直接推动医药学、计算机科学与技术的同步发展。

医药信息学是应用系统分析工具来研究医药学的管理、过程控制、决策和对医药知识进行科学分析的科学，是计算机科学、信息科学与医学的交叉学科，应用性强又不乏自身基础理论的研究。医药信息学研究对象的特点在于：不确定性、难以度量，以及复杂成分之间复杂的相互作用。在西方发达国家，医药信息学已经作为一个独立的学科，在医学教育、医疗实践，以及医学研究中扮演着越来越重要的角色。

医药信息学致力于研究与医学、医疗服务和公共卫生相关的数据、信息及知识的处理和利用，其精髓是数据、信息和知识以及它们在医学、医疗服务及公共卫生这 3 个领域的应用。医药信息学应用的关键是信息技术在医药卫生领域的广泛而深入的推进。图 1-2 所示为医药信息学与计算机技术关联的示意图。

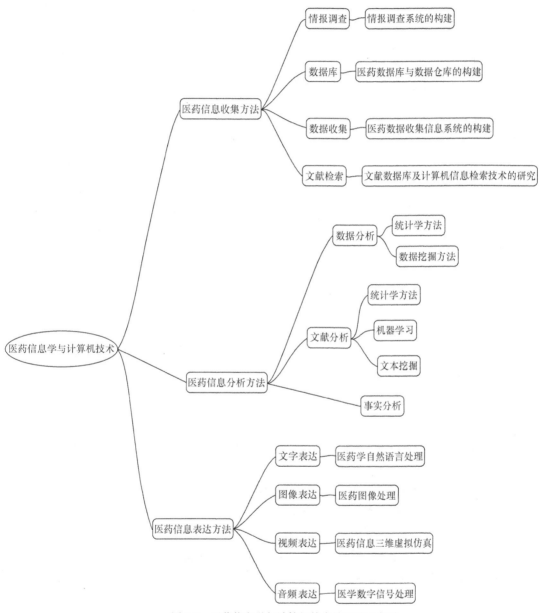

图 1-2　医药信息学与计算机技术关联的示意图

2. 医药信息的分类

医药信息大致可分为三大类：医药公用信息、医药临床信息和医药管理信息。

（1）医药公用信息一般是指不涉及患者隐私的医药信息和不属于内部管理机构的医药管理信息，包括医药学情报、书籍、期刊、医疗卫生档案、医学决策支持信息和医药卫生年鉴，以及政府公布的医药卫生统计信息（包括各种文字、图像、音频、视频等信息）。

（2）医药临床信息是以患者临床数据为核心的系列临床诊疗信息，包括临床信息（如患者信息、医嘱信息、护理信息等）、临床检验信息、临床检查信息、医学影像信息，以及与治疗有关的信息（如药品剂量、药物性质、各种与治疗方法有关的数据、营养饮食配餐信息、药物监测信息、临床监测与监护信息等）。

（3）医药管理信息包括医药卫生机构组织信息、医药技术管理信息、物资与设备管理信息（包括医学设备与仪器管理信息、消耗性物资与卫生材料管理信息、药品管理信息等）、医药卫生机构经济管理信息、教学科研管理信息、人事人才管理信息、后勤保障服务管理信息等。

1.1.3　医药信息素养

1. 信息素养

信息素养是指在信息社会中，人们所应具备的信息处理所需的实际技能和对信息进行筛选、鉴别和使用的能力。信息素养主要包括信息意识、信息知识、信息能力和信息道德这4个方面。

（1）信息意识

信息意识是作为信息社会的医药工作者所必须具有的观念和意识，包括尊重知识、全新的时空观、未来意识、创新意识等，主要体现为对信息价值的自觉认识及敏锐的判断和分析；自觉树立信息是资源、商品、财富的信息价值观，自觉培养和不断提高自身的信息意识；深刻认识信息的系统性、及时性与正确性是医疗临床及科研决策的基础，对最前沿的医学情报信息、相关技术动态具有敏锐的洞察力与持久的关注力。

（2）信息知识

信息知识是指一切与信息活动有关的基本理论、知识和方法，包括信息的本质、特性和运动规律，信息系统的构成及其规则，各种信息技术和信息方法等。医药工作者只有熟练掌握了医药学专业知识、重要的医药信息资源以及基本的信息技术和信息方法，才能对医药信息进行有效的收集与利用。

（3）信息能力

信息能力是指医药工作者收集信息、分析信息、处理信息、呈现信息以及利用信息解决实际问题的能力，主要包括以下3个方面。

① 利用主要信息工具的能力：了解和掌握主要的医药信息资源，包括国内外多种网络及电子信息资源，尤其重要的是外文医学数据库等。

② 基本信息能力：是指收集信息、分析信息、处理信息和呈现信息的能力，主要包括熟悉现代文献检索技术，能从网络中根据自身需要选择和获取信息的能力，能从特定的目的出发对信息进行整理、辨别、筛选和重组的能力，以及根据目标选择合适的信息发布工具的能力。

③ 利用信息处理问题的能力：主要是指对信息的综合运用，使用创新的方法解决实际问题的能力，核心是培养终身学习的习惯和知识创新的能力。

（4）信息道德

信息道德是指在信息活动中，医药工作者应自觉遵守的道德准则和信息法律法规。主要包括遵循信息生产加工者、传递者及使用者之间的行为规范，遵守相关的法律法规，自觉抵制违法的信息行为，尊重他人的知识产权，正确处理好信息开发、传播与使用三者之间的关系。

以上医药工作者信息素养的4个要素共同构成一个不可分割的统一整体。信息意识是先导，信息知识是基础，信息能力是核心，信息道德是保证。

2. 医药信息素养的培养

医药信息素养的培养是学生保持终身学习的基础。信息素养与运用信息技术的技能有关，信息技能使个人能够通过对计算机硬件、软件及其网络的运用，实现各种各样学术性的、工作上的或个人的目标。医学生具备的信息技能是其医药信息素养的重要体现，主要包括如下几个方面。

（1）医药信息的收集、归纳、整理与展示能力。基本的应用技术有信息检索系统、文字处理软件、报告演示软件的使用，如 Google、百度搜索引擎的使用，Office 办公软件中 Word、PowerPoint 等组件的使用。

（2）资源管理能力。涉及数据库管理技术及相关资源管理软件的使用（如各类文献管理软件）。

（3）基本的医学数据分析能力。涉及的技术有各种统计软件的使用，如 Excel、SPSS、SAS、MATLAB 等软件的使用。

（4）高级数据分析能力。涉及医学智能信息处理技术、医学数据挖掘、医学图像处理技术等。

（5）业务知识的数字化表达能力（数据建模技术）及团队合作能力。能够提出基于医疗卫生领域的数字化项目构架、设计等。

1.2　信息技术与现代医学

1.2.1　信息技术的基本概念

信息技术是有关信息的产生、采集、加工、处理、传递和存储等方面的技术。信息技术的使用具有悠久的历史。以信息的传递为例，在远古时期，人们用肢体动作进行传递；在古代，人们用烽火台或驿站进行传递；而到了现代，人们用电话、无线电波或通信卫星进行传递。当代则更多地利用计算机和通信网络进行信息的传递和处理。虽然各个时代的信息通信的功能和效率不同，但是它们的目的却是一样的，就是尽可能准确、快速地传递信息。

纵观历史，人类在信息获取、信息加工、信息存储、信息管理和信息表达方面经历了一次次的变革，推动了人类文明的进步。概括地讲，在人类社会发展历史上发生了如下五次信息技术革命。

1. 第一次信息技术革命——语言的使用

人类最初只能通过表情、肢体动作、嗓音来表达和传递信息，因此只能在人的视听所及的范围内传递信息。人类语言的产生和使用是信息表达和交流手段的一次关键性的革命。虽然人类语言受到时空的限制，但是加速了信息的分享，把众多人的认知与理解收集起来进行传播，它成为人类产生社会化信息活动的首要条件。

2. 第二次信息技术革命——文字的诞生

文字是在语言的基础上诞生的，是社会发展到一定阶段的产物。单靠人脑无法对信息进行较为精准的记忆，因此许多知识也难以传承。文字的出现，让信息可以长期地保存，并实现跨时间、跨地域地传递和交流，信息存储技术也随之产生。

3. 第三次信息技术革命——造纸术和印刷术的发明

造纸术和印刷术的发明，把信息的记录、存储、传递和使用扩大到了更加广阔的空间，使知识的传播和积累有了可靠的保障。这时信息可以大量地远距离传播，加速了文明发展的速度，发展较快的文明用更快速的传播方式向其他地方进行渗透，各种文明之间也相互交融、借鉴，共同发展。

4. 第四次信息技术革命——电信技术的发明和普及

无线电及有线通信技术的出现，使人类在信息的交流和传递跨越了时间和空间的障碍，它使得信息可以实时地远距离传播。虽然纸张和印刷术同样实现了信息的远距离传播，但其效率低、速度慢。无线电的发明，电报、广播的出现打破了时空屏障，让信息传播的效率大大提高。

电报和广播这种信息传输方式非常强大，但是它信息量小，媒体形式单一，主要以音频信息为主，文字信息比较简短。人类渴望实时多媒体的传输，于是电视、电话这类相关技术随之出现，它使人类文化传播变得更加生动形象，对社会政治、经济、文化产生了巨大的影响，改变了人们的娱乐和生活方式。

5. 第五次信息技术革命——计算机技术与现代通信技术的出现

目前，以电子计算机与现代通信技术的有机结合为标志的信息技术革命将人类社会带入了数字化的信息时代。这次技术革命影响范围之广泛、意义之深远是以往任何一次技术革命所不能比拟的。

1.2.2　信息技术对现代医学的影响

医学是人类最古老的科学。人类认识和解释疾病现象、创造治疗手段的历史可追溯到数千年前。西方医学始祖希波克拉底以及中国医学的开拓者们（神农、扁鹊、华佗等）以他们的睿智和敏锐的观察力创造了医学启蒙时期的黄金时代。然而，由于认识和技术所限，医学随后经历了漫长的摸索阶段。

直至18世纪，随着近代自然科学的跨越式发展，医学也迎来了快速发展阶段。飞速发展的现代理化学科使得医学装备大为改观，电子显微镜、纤维内窥镜、计算机断层扫描（Computed Tomography，CT）、正电子摄影（PET）、磁共振成像（Magnetic Resonance Imaging，MRI）以及超声诊断仪等，使得诊断学发生了巨大的变化；人工呼吸机、肾透析机、心肺机、ICU系统设备等，又对现代临床治疗学注入了新的理念与技术。然而，这些进步只是影响了医学发展的某个方面，真正引领医学领域发生翻天覆地的变化，则归功于信息技术。

当今世界，随着信息技术发展而出现的各种医学应用，以前所未有的力量推动了医学的发展。这种推动带来的医学进步超越了以往以理化学科为动力的进步，这种推动将影响传统医学的各个领域，使人类能从分子、DNA水平对生命进行重新阐述，改变个体医疗卫生的行为模式，进而重新构建区域乃至全球的医疗服务体系。

在信息技术的帮助下，数字显微技术让西方医学进入鼎盛时期，人类开始从分子水平上认识生命的本质。DNA双螺旋结构被发现之后，遗传学、分子生物学的研究突飞猛进，遗传监测与遗传工程取得长足的进步，遗传性疾病与疾病的遗传性成因对人类疾病谱系的贡献良多，基因治疗更是打开了一扇病因性治疗的大门。通过信息学分析，我们可以了解基因与疾病的关系，了解疾病产生的机理，为疾病的诊断和治疗提供依据。研究生物分子结构与功能的关系将是研制新药的基础，可以帮助我们确定新药作用的目标和作用的方式，为设计新药提供依据。揭示人类及重要动植物种类的基因的信息，继而开展生物大分子结构模拟和药物设计，是当今世界上正在迅速发展的自然科学领域中最重大的课题之一，这方面的研究不仅对人类认识生物的起源、遗传、发育与进化的本质具有重要意义，而且将为人类疾病的科学诊断和合理治疗开辟全新的途径。

随着人类基因组计划的推进，信息技术与医学在分子水平的结合将改变人类对生命和疾病的认识。人类基因研究的相关数据以惊人的速度累积，面对大量基因测定获得的数据和生物信息，必须借助计算机强大的计算功能，并应用物理、化学、生物学和数学等学科的知识，对研究获得的大量数据进行处理。研究者能够通过使用各种不同的计算和建模方法度量 DNA 序列的改变，研究众多生物体间的进化关系（超越了以往的基于身体和生理特征观察的研究方法）；通过整个基因组的比对，研究更为复杂的进化论课题，如基因复制，基因横向迁移等，为种群进化建立复杂的计算模型，以预测种群随时间延伸而进行的演化，保存大量物种的遗传信息等。

1. 信息技术改变传统的医疗行为模式

在各种信息技术应用的场景下，医护人员可以在需要的时间和地点获得必需的患者的最新诊疗信息，而无须中断治疗过程或者寻找折中的方案。同时通过数字医学知识库获得最新的医学诊疗技术和成熟的诊疗常规，从而针对每一位患者制订最佳治疗方案，减少医疗差错。医护人员获得的信息不仅及时、准确和适宜，还具有简单和自动化的特征。在未来，临床医护人员可以将更多的时间花费在对患者的治疗上，而非在纸制的病历中寻找医疗记录，进行重复性检查，下达不必要的医嘱，与其他医疗部门在基础数据方面进行沟通。

通过信息技术平台，各种临床数据将以更低的成本和更好的质量来支撑医疗服务的质量和效率，还可为大规模公共卫生事件的爆发检测提供数据基础，也可在接收新患者时免除对患者信息大量的查询和猜测。在实现电子个人健康档案的应用后，我们就可实现真正意义的"以患者为中心"的医疗服务。患者可以自由选择医疗服务机构，并在不同的机构就诊时随时获得自己的病历信息；患者通过使用电子个人健康档案，可以了解医疗费用，对所接收的医疗服务及其质量进行评级；患者可以对自身的诊疗习惯进行个性化定义，并且这些信息能够被授权的医护人员所了解，最大限度地扩大患者对诊疗服务的选择权，更多地参与诊疗方案的制订。

2. 卫生信息技术改变公共卫生服务体系

医疗机构通过信息技术手段，强化不同机构间的医疗服务协同。随着市级、省级乃至国家级的卫生信息网的建立，通过一个支持互联互通的数据中心让所有医疗机构实现信息共享，诊疗信息将随患者而行。患者在不同的医疗机构就诊时，其信息可以无缝地在这些机构间流转。患者能够突破地域上的限制、经济上的差异、疾病的程度和残障因素的限制而获得不同医疗机构的服务，减少医疗过程因地域或者人员的差异而产生的不同。通过鼓励在农村和偏远地区推广信息技术的应用，未来将大大减少患者因得不到及时的治疗而延误病情的情况。

在公共卫生层面，通过统一的公共卫生监督系统的技术架构，在医疗机构信息系统内被保护的个人医疗信息，在授权的情况下，可以作用于医疗服务、公共卫生和医学科研，促进医疗质量的提高、医疗服务水平的准确评估、基因研究、生化恐怖袭击的预防和公共卫生突发事件的监督，加速医学研究和新兴的医学技术与诊疗方法的推广进程。

1.2.3　信息技术在医药领域的典型应用

信息技术的迅猛发展，使其在医学科技领域得到了广泛的应用，形成了许多崭新的医学科技理念、方法、技术和手段，促进了临床医学、基础医学、预防医学、医学工程、医院和卫生管理等多方面学科知识和实际应用的质的飞跃。

1. 医疗设备数字化

医疗设备中具有代表性的数字化技术是：医学影像数字化技术、电生理参数检测与监护技术和临床检验数字化技术。

（1）医学影像数字化技术

医学影像数字化技术主要是指医学影像以数字方式输出，直接利用计算机对影像数据快速地进行加工、存储、传输和显示。目前比较成熟的医学影像数字化设备有：计算机断层扫描系统、多层螺旋 CT（MSCT）、磁共振成像、正电子发射型计算机断层显像（PECT）、计算机放射摄影（CR）、数字放射摄影（DR）、数字减影血管造影（DSA）等，为介入治疗、心脏搭桥手术等治疗手段的应用提供了良好的平台。

医学图像归档和通信系统（Picture Archiving and Communication System，PACS）是数字化医学影像系统的核心组成部分，是连接医学影像设备和医生的纽带，也是数字化医院的组成部分之一。

（2）电生理参数检测与监护技术

电生理参数检测与监护技术是指以多种形式的能量刺激生物体，测量、记录和分析生物体发生的电现象（生物电）和生物体的电特性的技术。临床检测中的脑电图（EEG）、肌电图（EMG）、脑阻抗血流图（REG）等均是电生理参数检测技术的典型应用。ICU 等监护室中常用的多导生理监护仪、24h 动态监护仪、胎儿监护仪、睡眠监护仪等仪器都是应用了电生理参数检测与监护技术的产品。

（3）临床检验数字化技术

临床检验作为临床医学的一个分支，在临床需求的推动下，是应用电子、信息、生物等学科的研究成果最多、发展最快的医学临床学科之一。应用了数字化技术的临床检验设备有血细胞分析仪、血液自动生化分析仪等。

2. 医疗机构信息化

（1）医院信息系统

医院信息系统（Hospital Information System，HIS）是采集、管理与医院相关的各类信息，实现信息共享的计算机网络系统，包括医院信息管理系统、临床信息系统、办公自动化系统、医院网站等。

医院信息系统通过网络把数字化医疗设备、数字化医学影像系统和医疗信息系统等全部临床作业过程纳入一个整体中，实现了临床作业的无纸化和无片化运行。它简化了医院工作流程，加速了临床流程，并实现了临床数据的在线共享和存储。

（2）电子病历

从技术发展和应用内容上来看，电子病历不仅仅是把纸质病历数字化，而且具备其他更深层次的内涵。电子病历应该包含患者的完整信息并能进行共享，能够提供医疗提示，能够为资料库提供支持。

发展电子病历的主要目标是方便患者信息的即时共享和获取，从而提高工作效率和医疗质量。目前，借助于计算机能够快速检索数据的功能可实现多个终端访问，在相关医学信息处理的帮助下，可以轻松地完成病历资料的分类、统计等工作，为临床、循证医学等研究提供原始资料。电子病历借助于计算机存储技术满足其长期存储的需求。电子病历技术的核心目的是实现医疗信息共享。如果医疗诊断信息能够在不同地区的医疗机构之间实现共享，这不仅对于个人的医疗有极大的帮助，还能极大地推动公共卫生和医学科研方面的发展。通过共享和分析电子病历数据还可以对某个城市或地区的常见病、流行病防治起到重要的监测作用。

（3）远程医疗

远程医疗是指利用计算网络进行远程医疗监护、远程协同会诊、远程协同手术和治疗等。远程医疗涉及的技术主要有电子病历计算机、遥感、遥测、遥控等技术。在进行远程医疗时可以使用一些便携式或家用诊断器件，测量血压、心率以及其他生命体征，以便进行跟踪。

（4）医学决策支持

医学决策支持是指将医学知识应用到某一患者的特定问题上，在管理学、运筹学、控制论和行为科学的指导下，以计算机技术、仿真技术和信息技术为手段，建立具有决策智能的人机交互系统。

医学专家系统就是一种典型的医学决策支持系统，它是人工智能和专家系统理论与技术在医学领域的重要应用，也是国内计算机医学应用最活跃的领域之一。医学专家系统可以依其功能分为诊断、治疗或监测（Monitor）之用。最早的医学诊断专家系统可追溯至 20 世纪 70 年代急性腹痛鉴别诊断系统及 MYCIN 传染性疾病的鉴别诊断系统。前者被设计用于急诊处进行急性腹痛的诊断；后者则可经由一连串的交谈式数据输入来协助诊断感染性疾病，并建议用于治疗此病的抗生素种类及剂量。

继 MYCIN 之后，许多医学诊断专家系统陆续被各研究机构开发出来，如针对青光眼的诊断及治疗而设计的 CASNET，麻省理工学院的 PIP 等。然而，这些知名的医学诊断专家系统虽多半已被证明为在某方面等效或优于人类专家，但由于其知识范围均仅限于狭小的医学领域（如青光眼的诊断），且多为研究阶段的程序，许多硬件及使用者接口的限制降低了其广泛应用的可能性。

在 20 世纪 80 年代末期，人们又推出了几个具有庞大知识库与友好的人机交互界面，并可在 PC 上运行的医学诊断专家系统，分别是犹他大学的 Iliad（1985 年）、匹兹堡大学的 QMR（Quick Medical Reference）（1986 年）及麻省综合医院与哈佛大学合作开发的 DxPlan（1987 年）。其中，QMR 及 DxPlan 由原本在大型计算机上累积了十多年经验的诊断专家系统发展而来，Iliad 则是以大型医院信息系统中的决策模块为雏形发展而来的。据估计，仅仅为了搜集及转化医学知识，研究人员在 Iliad 上已花费了约 10 000 工时，至今每天仍有 4～6 位各科的主管医生在犹他大学的知识工程室中不断地改进及扩展其知识库。

Iliad、QMR 及 DxPlan 所涵盖的知识领域包括了内科的多数疾病及临床表征。在使用者输入已知的临床表征（如病史、实验室检验及放射科或病理检查）之后，系统会根据这些数据再向使用者提问相关的问题，以得到完整而精确的信息。经过这样一段交谈式的数据输入过程，计算机会根据这些数据并使用知识库中的医学知识加以分析和推断，并将结果反馈给使用者。使用者还可依此结果输入或修改数据以得到更精确的诊断，或在病情尚未明朗的情况下，询问计算机下一步应进行何种检验或测试才能花费最少的费用得到最有效的临床信息。

（5）医学数据处理

人工处理医学数据是相当烦琐的。医学统计软件包的诞生不仅把广大医学科技工作者从烦琐的数据计算中解脱出来，同时也提高了数据处理结果的准确性、可靠性和医学科技工作者科研管理水平。传统的数据处理模式使大批量原始资料的存储、整理、汇总、分析颇为困难，极大地阻碍了医学科研工作的进展。近十余年来，随着计算机技术的飞速发展，对大信息量资料的存储、检索、整理，以及抽样模拟已成为可能。

同时，随着卫生统计学的充实与完善，应用计算机处理方法，解决了过去人工难以解决的许多统计问题，如多因素分析中的矩阵运算、求特征根等的复杂计算。在信息利用率上，计算机处理方法的应用也大大地扩展了分析容量，甚至还可从过去只作为参考保存的资料中提取到有用信息，以完成新的研究，如人口的死因分析、恶性肿瘤发病与死亡登记资料的分析等。因此，计算机技术的引入，除改变了传统的数据处理模式外，更为重要的是促进了卫生统计学的发展，进而推动了医学科研的进步。目前常用的医学数据处理软件有 SAS、SPSS、Excel 等。由于 Excel 软件应用广泛，使用方便，目前已经成为医学数据处理中最基本的应用软件。

（6）医学人工智能

人工智能（AI）是研究使计算机来模拟人的某些思维过程和智能行为（如学习、推理、规划等）的学科，它是计算机学科的一个分支，自 20 世纪 70 年代以来被称为世界三大尖端技术之一。人工智能技术能够缓解大健康产业医护资源紧缺以及漏诊和误诊的问题，提高医生工作的效率。医院可以利用人工智能技术进行范围内居民的健康管理，通过人工智能模拟医生诊疗过程并给出诊疗建议（例如，服用何种日常药物，挂什么科，或者就近联系医生等），满足常见疾病的咨询需求，可为患者和医生节省大量的时间。

（7）精准医疗

精准医疗（Precision Medicine）是以个体化医疗为基础、随着基因组测序技术快速进步以及生物信息与大数据科学的交叉应用而发展起来的新型医学概念与医疗模式。其本质是通过基因组、蛋白质组等组学技术和医学前沿技术，对于大样本人群与特定疾病类型进行生物标记物的分析与鉴定、验证与应用，从而精确地探寻疾病的原因和治疗的靶点，并对同一种疾病的不同状态和过程进行精确分类，最终实现对于疾病和特定患者进行个性化精准治疗的目的，提高疾病诊治与预防的效果。

大数据分析为精准医疗提供了有力的技术支持，实现了计算机-医疗跨界协同发展。生物大数据由患者病历、诊断信息、生活习惯等多维度生物学数据组成，具有数据量大、异构性强、价值高的特点。精准医疗是基于大规模人群的基因数据、生物样本（如蛋白质、细胞数量、代谢物、DNA、RNA 以及全基因组测序）、日常生活信息等数据的整合而发展起来的。大数据分析方法能对生物信息大数据进行有效的分析和挖掘，有助于对疾病的发病机制进行深入的研究，推动预防和治疗方案的发展。

3. 药学研究信息化

计算机辅助药物设计是一门新兴的边缘学科，它以计算机为工具，充分利用有关药物及其生物大分子靶标的知识，通过理论模拟、计算和预测，来指导和辅助新型药物分子的设计和发现，以缩短药物的开发周期。

例如，虚拟高通量筛选是通过计算机构建或利用现有生物大分子三维模型，通过超级计算机的高速运算，对结构化数据库中的上百万个甚至更多的化合物进行筛选，计算分析其与生物大分子的结合程度等相互作用信息并进行评分，选取评分较高的一定量化合物作为备选先导化合物，进行生物筛选等深入开发。虚拟筛选极大地减少了药物筛选的工作量、时间与投入，并提高了筛选的效率和准确性。虚拟筛选能完成的某些操作，如多条件、限制筛选更是传统方法无法实现的。通过计算机设计并虚拟筛选得到的化合物结构可采用常规的化学合成方法合成，或通过组合化学方法自动合成。

又如，美国千年药物公司模建了 ACE-2（血管紧张素转换酶 2）的三维结构，据此设计了 ACE-2 抑制剂，仅用不到两年的时间，就完成了一种药物的研发，进入 I 期临床研究，而用传统方法研发这样的药物一般要花费 10 年或更多的时间。在这些药物研发过程中，计算机辅助药物设计起了关键的作用。

目前，计算机辅助药物设计已经从原来的基础理论研究发展成为一门综合实用的学科，成为十分活跃的研究领域。且随着计算机辅助药物设计技术应用的深入，计算机辅助药物设计技术已应用于中药及其复方的研究。

1.3　计算机系统

20 世纪 40 年代世界上第一台电子数字计算机（Electronic Numerical Integrator and Calculator, ENIAC）由美国宾夕法尼亚大学两位年轻的工程师莫奇利（Mauchly）和埃克特（Eckert）设计制造。ENIAC 的出现标志着计算机时代的到来，它也被人们公认是电子计算机的鼻祖，计算机一经诞生就成为先进生产力的代表，它增强了人类认识世界和改造自然的能力。

在现代社会，尤其是计算机网络的普及和信息高速公路的建设，彻底改变了人们的生活、学习和工作方式。计算机技术作为信息社会的关键性技术，对整个人类社会产生了深远的影响。

1.3.1　计算机的起源与发展

科学技术的发展及社会的进步，促进了计算工具的革新，计算工具从简单到复杂、从初级到高级相继出现，从最初的珠算算盘，发展到计算尺，到机械计算机，再到电动计算机等。而电子计算机的出现，则是计算技术的革命性发展的体现。

1. 早期的计算工具

人类最早的计算是通过手指进行的，所以大部分的古代文明都采用十进制。之后人类学会了使用更加复杂的工具来弥补手指的不足（如使用小木棍、石子等）。当然，这些都还不能算是真正的计算工具。我国最古老的真正意义上的计算工具是春秋时期出现的算筹，其后是沿用至今的算盘。

2. 计算器的发明

计算机的原意是指计算器，人类发明计算机的最初目的是处理复杂的数学运算。而这种人工计算器的使用，最早可以追溯到 17 世纪的法国大思想家帕斯卡。帕斯卡的父亲曾担任税务局长，当时的币制不是十进制，在计算上非常麻烦。帕斯卡为了协助父亲，利用齿轮原理，发明了第一台可以执行加减运算的计算器。后来，德国数学家莱布尼兹对其加以改良，发明了可以做乘除运算的计算器。之后，虽然在计算器的功能上有改良与精进，但是计算工具发展的速度比较慢。

3. 布尔代数与计算机

1847年，布尔发表《逻辑的数学分析》，创立了"布尔代数"。他自创代数公式，用于表达形式逻辑中的各种概念。这些公式既满足交换律、结合律、分配律等基本代数运算规律，同时也满足形式逻辑的同一律、排中律、矛盾律、三段论推理，甚至被后人作为现代电路设计的基本法则。作为莱布尼兹的追随者，布尔创立的布尔代数实际是符号逻辑的具体代数模型。它的基本运算仍然是命题演算中的"与"（∧）、"或"（∨）、"非"（¬），布尔代数中称为"逻辑乘""逻辑加"和"逻辑非"。布尔代数的运算对象只有两个数——1和0，相当于命题演算中的"真"和"假"。

1938年，现代信息论创始人香农发表了论文《继电器与开关电路的符号分析》，该分析中用到了布尔代数。香农注意到，电话交换的开、关操作与布尔代数的0、1有相似性，于是把布尔代数的真（1）、假（0）和电路系统中的开、关对应起来，优化了开关电路。这篇论文确立了计算机运算的基础，即现代逻辑代数。逻辑代数也叫作开关代数，只有0和1两种状态。因为所有电器电路的运行，包括计算机在内，归根到底都是由开和关、通电和断电两种基本操作构成。进一步而言，利用布尔代数的"逻辑乘""逻辑加"和"逻辑非"的运算法则可以将电子元件组成三种"门电路"模块，即构成逻辑元件。利用三种最基本的逻辑元件可以组成各种复杂的逻辑关系网络，使电子器件具有演绎推理的功能。如果逻辑网络由几千万个电子元件组成，就构成了计算机的硬件基础——集成电路。因此，布尔代数的运算模式就是计算机内部进行运算的逻辑基础。

4. 图灵机

图灵机，又称图灵计算机，是由数学家艾伦·麦席森·图灵（1912～1954年）提出的一种抽象计算模型，即将人们使用纸笔进行数学运算的过程进行抽象，由一个虚拟的机器替代人脑进行数学运算。

5. 电子计算机的问世

在以机械方式运行的计算器诞生百年之后，随着电子技术的突飞猛进，计算机开始了真正意义上地由机械向电子过渡，电子器件逐渐演变成为计算机的主体结构，而机械部件则渐渐处于从属位置。二者地位发生转化的时候，计算机也开始了由量到质的转变，并最终促成了电子计算机问世。下面就是这一过渡时期发生的主要事件。

1906年，美国人Lee De Forest发明电子管，为电子计算机的发展奠定了基础。

1924年2月，IBM公司成立，从此一个具有划时代意义的公司诞生。

1935年，IBM推出IBM 601机。这是一台能在一秒内完成乘法运算的穿孔卡片计算机。这台计算机在当时无论是在自然科学上，还是在商业应用上都具有重要的地位，大约制造了1 500台。

1937年，英国剑桥大学的Alan M. Turing（1912～1954年）提出了被后人称为"图灵机"的数学模型。

1937年，Bell试验室的George Stibitz展示了用继电器表示二进制的装置。尽管该装置仅仅是个展示品，但却是第一台二进制电子计算机。

1940年1月，Bell实验室的Samuel Williams和Stibitz成功制造了一个能进行复杂运算的计算机。该计算机大量使用了继电器，并借鉴了一些电话技术，采用了先进的编码技术。

1941年夏季，Atanasoff和他的学生Berry完成了能求解线性代数方程的计算机，并将其命名叫"ABC"，即"Atanasoff-Berry Computer"。这台计算机用电容作为存储器，用穿孔卡片作为辅助存储器（那些孔实际上是"烧"上去的），时钟频率是60Hz，完成一次加法运算需用时一秒。

1943 年 1 月，Mark I 自动顺序控制计算机在美国研制成功。整个机器有 51 英尺（1 英尺=0.3048 米）长、5 吨重、75 万个零部件。该机使用了 3304 个继电器，60 个开关作为机械只读存储器。程序存储在纸带上，数据可以来自纸带或卡片阅读器。Mark I 被用来为美国海军计算弹道火力表。

1943 年 9 月，Williams 和 Stibitz 完成了"Relay Interpolator"，即后来被命名为"Model Ⅱ Re-lag Calculator"的计算机。这是一台可编程计算机，同样使用纸带输入程序和数据。它运行更可靠，每个数用 7 个继电器表示，并可进行浮点运算。

1945 年，冯·诺依曼所在的 ENIAC 研制小组发表了一个全新的存储程序通用电子计算机方案——EDVAC，在这过程中，冯·诺依曼以"关于 EDVAC 的报告草案"为题，广泛而具体地介绍了制造电子计算机和程序设计的新思想。这份报告是计算机发展史上一个划时代的文献，它向世界宣告：电子计算机的时代来临了。冯·诺依曼提出了二进制思想与程序存储思想，他的理论的要点是：数字计算机的数制采用二进制，计算机应该按照程序顺序执行。

1946 年 2 月 15 日，世界上第一台通用电子数字计算机埃尼阿克（ENIAC）在美国研制成功（见图 1-3）。它使用了 1.8 万个电子管、1500 个继电器、70 000 个电阻器、10 000 个电容器、1500 个继电器和 6000 多个开关，长 30.48 米、宽 6 米、高 2.4 米、占地面积约 170 平方米，配置了 30 个操作台，重量达 30 多吨，功率为 150 千瓦，造价为 48 万美元。它当时的运算速度为每秒可进行 5000 次加法或 400 次乘法，是使用继电器运转的机电式计算机的 1000 倍、手工计算的 20 万倍，这在当时是相当了不起的速度。

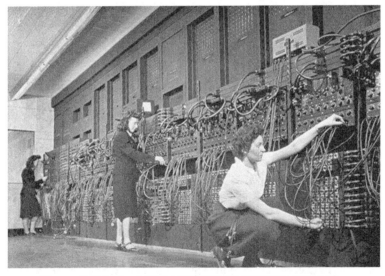

图 1-3　世界上第一台通用电子数字计算机埃尼阿克（ENIAC）

从 ENIAC 到当前最先进的计算机都采用的是冯·诺依曼体系结构，因此，冯·诺依曼也当之无愧地被人们誉为"电子计算机之父"。

1.3.2　计算机的分类

1. 从结构、用途、形体、字长四种方式分类

（1）按结构分类，可分为数字电子计算机、模拟电子计算机。

数字电子计算机：是以电脉冲的个数或电位的阶变形式来实现计算机内部的数值计算和逻辑

判断，输出量仍是数值。目前广泛应用的都是数字电子计算机。

模拟电子计算机：是对电压、电流等连续的物理量进行处理的计算机。输出量仍是连续的物理量。它的精确度较低，应用范围有限。

（2）按用途分类，可分为通用计算机和专用计算机。

通用计算机：目前广泛应用的计算机，其结构复杂，但用途广泛，可用于解决各种类型的问题。

专用计算机：为某种特定目的所设计制造的计算机，其适用范围窄，但结构简单，价格便宜，工作效率高。

（3）按形体分类，可分为巨型计算机、大型计算机、中型计算机、小型计算机、微型计算机五类。

巨型计算机：巨型计算机是指运算速度在每秒亿次以上的计算机，其运算速度快、存储量大、结构复杂、价格昂贵。

我国首台千万亿次超级计算机——"天河一号"，使用的是我国自主研发的"龙芯"芯片。该计算机位居当时公布的中国超级计算机前100强之首，中国也成为继美国之后世界上第二个能够自主研制千万亿次超级计算机的国家。2013年，由国防科学技术大学研制的"天河二号"大型超级计算机以每秒33.86千万亿次的浮点运算速度成为全球最快的超级计算机，位列国际大型超级计算机TOP500榜首。随后，"天河二号"实现了世界最快超算"六连冠"。在2016年法兰克福世界超算大会上，我国研制的"神威·太湖之光"超级计算机成为新的榜首，速度较第二名"天河二号"快出近两倍，效率提高三倍。在2018年的法兰克福世界超算大会上，美国能源部橡树岭国家实验室（ORNL）研制的新超级计算机"Summit"以每秒12.23亿亿次的浮点运算速度，接近每秒18.77亿亿次的峰值速度夺冠，"神威·太湖之光"屈居第二。

- 大、中型计算机：指用来处理大量数据的计算机。现代大型计算机并非主要通过每秒运算次数来衡量性能，而是要综合考虑可靠性、安全性、兼容性等性能，尤其是对大规模数据的输入/输出性能。

- 小型计算机：指体积小，结构简单，设计和使用周期短的计算机。小型计算机的软件开发成本低，易于操作和维护。

- 微型计算机：也称为个人计算机（PC）、微型机、微机。微型机具有体积小、价格低、功能较全、可靠性高、操作方便等突出优点，现已应用于社会生活的各个领域。

（4）按字长分类，可分为8位机、16位机、32位机、64位机。

在计算机中，字长的位数是衡量计算机性能的主要指标之一。一般巨型计算机的字长在64位以上，微型计算机的字长在16～64位。

2. 从实际应用的角度分类

（1）服务器（Server）：专指某些高性能计算机，能通过网络，对外提供服务，其高性能主要表现在高速的运算、长时间的可靠运行、强大的外部数据吞吐能力等方面。服务器是网络的节点，在网络中起到举足轻重的作用。服务器的构成与普通微机类似，也有处理器、硬盘、内存、系统总线等。由于其是针对具体的网络应用特别定制的，因此它与微机在处理能力、稳定性、可靠性、安全性、可扩展性、可管理性等方面存在较大的差异。

（2）工作站（Workstation）：它是一种以个人计算机和分布式网络计算为基础，主要面向专业应用领域，具备强大的数据运算与图形、图像处理功能，为满足工程设计、动画制作、科学研究、软件开发、金融管理、信息服务、模拟仿真等专业领域的需求而设计开发的高性能计算机。它属于高档的微机，一般配备较大屏幕的显示器和大容量的内存与硬盘，也具有较强的信息处理功能和高性能的图形、图像处理功能以及联网功能。

（3）台式机（Desktop）：也称桌面机，是非常流行的微型计算机，多数人家里和公司用的计算机都是台式机。台式机的性价比一般比笔记本电脑高。

（4）笔记本电脑（Laptop）：也称手提电脑，是一种小型、可携带的个人计算机，通常重1～3kg。它与台式机的架构类似，但是提供了更好的便携性，包括较小尺寸的液晶显示器、较轻的重量。除了键盘外，笔记本电脑一般还提供了触控板（TouchPad）或触控点（Pointing Stick），提供了更好的定位和输入功能。

（5）手持设备（Handheld）：其种类较多，如 PDA、智能手机等。它们的特点是体积小。在3G、4G 时代，手持设备得到了飞速发展，在很多场景下，已逐渐取代桌面 PC。随着 5G 时代的到来，手持设备的应用场景将得到进一步的拓展。

1.3.3　计算机系统的组成

一个完整的计算机系统由计算机硬件和计算机软件两个部分组成，二者缺一不可。如果把硬件看作是计算机运行的物质基础，那么软件则是发挥硬件功能的方法和手段。硬件性能的提高为软件提供了良好的运行与开发环境，而软件的发展又给硬件提出了新的要求。计算机系统的组成结构图如图 1-4 所示。

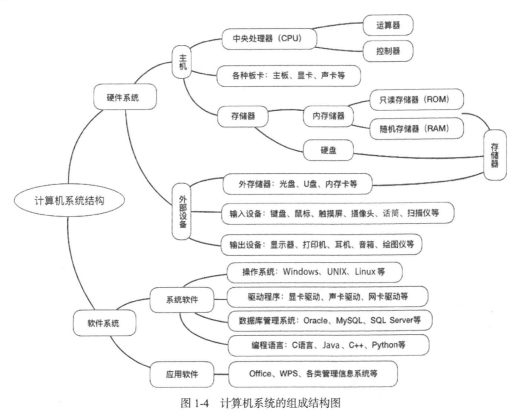

图 1-4　计算机系统的组成结构图

1．计算机硬件系统

（1）计算机硬件系统概述

计算机硬件系统是指计算机系统中由电子、机械、磁性和光电元件组成的各种计算机部件和设备。由于它们都是看得见、摸得着，实实在在存在的"硬"设备，故称为硬件（Hardware）。

（2）计算机的基本工作原理

1946 年 6 月，美籍匈牙利科学家冯·诺依曼教授发表了《电子计算机装置逻辑结构初探》的论文，并设计出了第一台"存储程序式"计算机，即电子离散变量自动计算机（EDVAC），与 ENIAC 相比有了重大改进。EDVAC 采用二进制数字 0 和 1 直接模拟开关电路连通、断开两种状态，用于表示数据和计算机指令；把指令存储在计算机内部的存储器中，能够自动地依次执行指令；EDVAC 硬件体系结构由控制器、运算器、输入设备和输出设备组成。

冯·诺依曼提出的计算机结构为人们普遍接受，此结构又称为冯·诺依曼体系结构。迄今为止的计算机系统基本上都是建立在冯·诺依曼体系结构上的。

计算机内在的基本工作原理是存储程序控制原理，其基本内容如下。

① 采用二进制形式表示数据和指令。

② 将程序（数据和指令序列）预先存放在主存储器中（程序存储），使计算机在工作时能够自动、高速地从存储器取出指令，并加以执行（程序控制）。

③ 由运算器、控制器、存储器、输入设备和输出设备五大基本部件组成了计算机硬件体系结构。计算机工作过程包含的步骤如下（见图 1-5）。

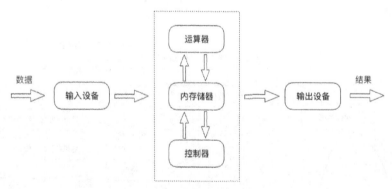

图 1-5　计算机工作原理示意图

第一步：将程序和数据通过输入设备送入存储器。

第二步：启动运行后，计算机从存储器取出程序指令送到控制器进行识别，解读该指令要做什么。

第三步：控制器根据指令的含义发出相应命令，并将存储单元中存放的操作数据取出送往运算器进行运算，再把运算结果送回存储器。

第四步：当运算任务完成后，就可以根据指令将结果通过输出设备输出。

（3）计算机的硬件系统

① 控制器

控制器是整个计算机系统的控制中心，它指挥计算机各部分协调地工作，保证计算机按照预先规定的步骤有条不紊地运行。

控制器从内存中逐条取出指令，分析每条指令规定的是什么操作（操作码），以及进行该操作的数据在存储器中的位置（地址码）。然后，根据分析结果，向计算机其他部分发出控制信号。控制过程为：根据地址码从存储器中取出数据，对这些数据进行操作码规定的操作。根据操作的结果，运算器及其他部件向控制器回报信息，以便控制器决定下一步的工作。

② 运算器

运算器是执行算术运算和逻辑运算的功能部件，算术运算包括加、减、乘、除四则运算，逻辑运算包括与、或、非等逻辑运算以及数据的传送、移位等操作。

③ 存储器

存储器的主要功能是用来存储程序和各种数据信息，并能在计算机运行中高速、自动完成指令和数据的存取。根据功能的不同，可以将其分为内存储器和外存储器两类。内存储器又称主存储器，简称内存或主存，用于存放正在运行的程序和所需的数据；外存储器又称辅助存储器，简称外存或辅存，用于存放需要长期保存的程序和数据。

④ 输入设备

输入设备用于输入程序和原始数据，它是把程序、原始数据等转换成计算机能够识别的二进制代码，并存放于内存中的部件。常见的输入设备有键盘、图形扫描仪、鼠标、摄像头以及模/数转换器等。

⑤ 输出设备

输出设备用于输出计算结果，它是把计算机处理的结果从内存中输出，并转换成人们能够识别的形式的部件。常见的输出设备有显示器、打印机、数字绘图仪等。

2. 计算机软件

（1）软件系统概述

硬件是计算机的实体，而软件是计算机的"灵魂"，计算机只有在硬件系统与软件系统密切配合的情况下才能正常地工作。软件（Software）是指为方便运行、维护、管理和使用计算机并使计算机能更有效地执行各种操作而编写的各种程序及其文档的总称。不同功能的软件由不同的程序组成，这些程序通常被存储在计算机的外部存储器中，在需要使用时再装入内存运行。软件的作用是方便用户使用计算机、更加有效地发挥计算机的功能。软件系统的好坏直接影响计算机的性能。

计算机软件通常可以分为两大类：系统软件和应用软件（见图 1-6）。

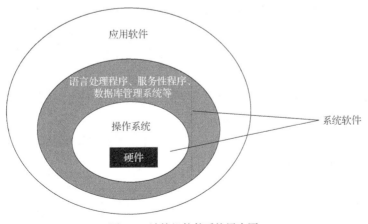

图 1-6　计算机软件系统层次图

（2）系统软件

系统软件是指管理、监控和维护计算机资源的软件，用于支持软件的开发和运行。对于计算机系统来说，如果没有安装系统软件，那么计算机硬件系统也无法正常运行。可见，系统软件是计算机系统中必不可少的组成部分，它与计算机硬件系统紧密配合，通过与硬件、用户频繁的接触以实现资源共享、进程管理、数据结构处理等任务，更好地为用户提供服务。常用的系统软件有操作系统、语言处理程序、数据库管理系统和各种服务性程序。

① 操作系统

操作系统位于硬件之上，是用于管理计算机软硬件资源的平台，它不仅是管理系统资源、控制程序执行、改善人机界面、提供各项服务的一种系统软件，而且能合理地组织计算机的工作流程，为用户使用计算机提供良好的运行环境。

② 语言处理程序

语言处理程序由汇编程序、编译程序、解释程序和相应的操作程序等组成。它是为用户设计的编程服务软件，其作用是将高级语言源程序翻译成计算机能识别的目标程序。

③ 数据库管理系统

数据是描述事物的符号记录，它可以用文字、图像、图形、声音、语言等形式表示。计算机系统中的数据数不胜数，为了便于对海量数据的集中管理，系统将数据存储在数据库中，供各用户使用。数据库是长期存储在计算机内的有组织、可共享的数据集合。数据库中的数据按规定的数学模型组织、描述和存储，具有较小的冗余度、较高的数据独立性和可扩展性，可为各种用户共享。

数据库管理系统（Database Management System，DBMS）作为数据库系统的核心软件，能操纵和管理数据库。用户通过 DBMS 访问数据库中的数据，数据库管理员通过 DBMS 对数据库进行维护。DBMS 能对数据库进行统一的管理和控制，以保证数据库的安全性和完整性。它可以使多个应用程序和用户并发地建立、修改和访问数据库，方便用户操纵数据、维护数据以及恢复数据等。

目前，数据库产品层出不穷，其中包括 Oracle、Sybase、Informix、SQL Server、Access 等产品。每个产品都有自己独特的功能，在数据库市场上占有一席之地。

④ 服务性程序

服务性程序是开发和研制各种软件的工具，它包括编辑程序、设备驱动程序、连接程序、动态调试程序和诊断程序等。这种软件为用户维护和使用计算机以及软件开发提供了方便。

a. 编辑程序。编辑程序是计算机系统中不可缺少的一种工具软件，它主要用于输入、修改、编辑程序或数据。

b. 调试程序。调试程序是程序开发者用来调试程序的重要工具，特别是大型程序。例如，DEBUG 是一般计算机系统中常见的一种调试程序。

c. 诊断程序。诊断程序也称为查错程序，它主要用来判断计算机各部件是否能正常工作，可以将它看作面向计算机维护的一款软件。

（3）应用软件

应用软件是用户为解决实际应用问题所编写的软件，它是为特定领域开发，为特定目的服务的一类软件。这种软件涉及计算机应用的所有领域，包括办公软件、行业软件、应用于科学和工程计算机的软件及软件包、管理软件、辅助设计软件和过程控制软件等。

　　办公软件是为办公自动化服务的。现代办公涉及对文字、数字、表格、图表、图形图像和语音等多媒体信息的处理，因此人们开发了不同类型的办公软件以应对不同的办公需求。办公软件一般包括字处理、桌面排版、演示文稿、电子表格等软件。为了方便用户维护大量的数据，目前推出的许多办公软件还提供了小型数据库管理系统、网页制作和电子邮件管理等功能。

　　随着计算机技术和网络技术的普及、应用，软件已经成为各个行业提高工作效率必需的工具。行业软件是针对特定行业而专门定制的，具有明显行业特性的软件。在信息化社会的工作环境下，各个行业都将产生海量的数据，因此需要通过适用于各个行业的相关软件对这些数据进行管理、分析和处理。

习　题　1

1. 查阅资料，了解计算机发展的最新动态。
2. 根据自己的专业综述计算机在本专业领域中的主要应用。
3. 请描述冯·诺依曼提出的计算机结构的原理及计算机五大组成部分分别是什么。
4. 请简要叙述微型计算机按不同方式的分类。
5. 程序和软件有什么区别？

本章参考文献

[1] 晏峻峰，李曼. 医药信息技术基础[M]. 2 版. 北京：人民邮电出版社，2014.

[2] 王文举. 信息学概论[M]. 北京：中国商业出版社，1999.

[3] 尹叶子，赵国华. 电子信息技术在医疗领域中的应用和发展[J]. 浙江医学，2010，32（7）：1126-1128.

[4] 彭曼华. 新世纪医学科研人员的信息素养培养探讨[J]. 中华医学科研管理杂志，2002，15（1）：53-54，10.

[5] 聂含伊，杨希，张文喆. 面向多领域的高性能计算机应用综述[J]. 计算机工程与科学，2018，40（z1）：145-153.

[6] 黄沙，何哲浩，王志田，等. 人工智能时代机器人外科诊疗进展及展望[J]. 中国胸心血管外科临床杂志，2019，26（3）：197-202.

第2章
信息获取与存储

信息获取与存储是信息活动的前两个子过程。信息获取是指围绕需求目标，在一定范围内，通过相关的技术手段获得原始信息的活动和过程；信息存储是将经过加工、整理、有序化后的信息按照一定的格式和顺序存储在特定载体中的一种信息活动。这两个环节直接关系到人们从外部世界准确、快速、安全、可靠地获取各类信息，并传送到计算机中存储的信息的质量。信息获取与存储是信息处理与加工的基础，也是确保有效利用信息资源的前提条件。

内容结构图

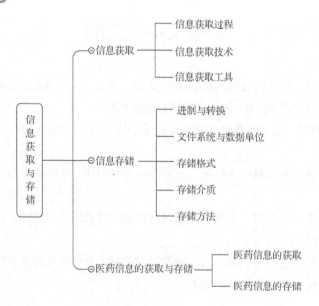

学习目标

通过对本章内容的学习，学生应该能够做到以下几点。

✓ 了解：信息获取与存储的相关概念、技术和方法。

✓ 理解：结合医药信息的基本概念、获取方法与途径、存储特点及格式标准，理解医药信息的获取与存储。

　　✓　应用：通过学习数制、文件系统、数据单位和存储格式等知识，掌握信息存储及表示的方法。

2.1　信息获取

　　信息获取是信息过程的第一个子过程，是信息科学技术研究的重要对象。信息获取的任务包括信息感知、信息识别和信息的选择。由于自然界中事物存在多样性，事物呈现的信息也会显得复杂和多样。因此，如何获取信息成为人们关注的重点。

2.1.1　信息获取过程

　　信息获取的过程包括定位信息需求、选择信息源、确定获取信息的方法和评价信息四个部分。

　　（1）定位信息需求是明确所需要的信息和要求，主要考虑信息的时间范围、地域范围和内容范围等。

　　（2）选择信息源是针对所需要完成的任务和解决的问题，从众多信息源中选择可靠的信息源。信息源主要分为文献型信息源、口头型信息源、电子型信息源和实物型信息源，不同类型的信息源各有其自身的优势。

　　（3）确定获取信息的方法是明确采用何种方法获取信息。常见的信息获取方法包括阅读法、文献法、访谈法、视听法、实验法、调查法、观察法、问卷法、网络检索法和遥感遥测法等。通常，信息源不同，采用的信息获取方法也存在差异。

　　（4）评价信息是有效获取信息的一个非常重要的步骤，它直接涉及信息获取的效益。信息评价主要考虑信息的数量、信息的适用性、信息的载体形式、信息的可信度和信息的时效性等。

2.1.2　信息获取技术

　　信息获取技术是指能够对各种信息进行测量、存储、感知和采集的技术，特别是直接获取重要信息的技术。

　　（1）信息测量包括对电信号信息与非电信号信息的测量。例如，在工业生产的自动控制系统中，要对各种电气设备实施自动控制，就一定要首先测量电气设备的电压、电流等参数，才能实施精确、可靠的控制，其中的电压、电流参数就是一种电信号信息。对于气象、水利等部门，需要掌握天气和水情的变化趋势，及时进行预报，就必须准确测量气压、温度、风速、水深、流速等参数，这些参数都属于非电信号信息。为了提高信息测量的准确度，人们在测量过程中广泛使用了电子技术，例如，电子风速表、电子流速表和电子温度表的应用已相当普遍。电信号信息可通过电路直接转换为对应的信息，对于非电量信息而言，则要采用转换器将其变换成电信号形式后才能输入到电子电路进行相应的转换。

　　（2）信息存储包括磁盘存储和光盘存储，这两者是计算机技术的重要组成部分。通过相应的驱动器可将存储在磁盘或光盘上的信息读取出来，并显示在计算机的屏幕上或打印在纸上。驱动器分为磁盘驱动器和光盘驱动器，它们都由步进马达和读写机构组成。步进马达和读写机构在计算机的控制下，按照盘上所指信息的位置，由马达带动磁盘（或光盘）旋转，由读写机构在盘上的存储轨迹上进行读或写的操作。

（3）信息感知包括对文字、图像、声音的识别以及对自然语言的理解等。信息感知的典型实例是遥感技术和智能计算机。信息采集涉及对自然信息和社会信息的采集，它需要通过普查、调研或采访等方式来进行。目前，主要的信息获取技术是传感技术、遥测技术和遥感技术。下面主要介绍遥感技术。

遥感技术使用空间运载工具和现代化的电子、光学仪器探测和识别远距离目标的特征信息，然后通过信息处理中心，达到对物体的感知认识。遥感技术由三个部分组成：第一部分是遥感仪，它是一种能够感知远处物体的设备，其作用是接收物体辐射或反射过来的电磁波；第二部分是遥感平台，它是架设遥感仪器的平台，需要与被测物体保持一定的距离和角度；第三部分是识别设备，它能处理和判读由遥感仪接收到的被测物体信息特征。目前这方面的识别设备主要有计算机、彩色合成仪、图像数字化仪等。

2.1.3 信息获取工具

信息获取能力是人类与生俱来的能力。在早期，人类不停地通过感觉器官（眼、耳、鼻、舌、皮肤等）获取外界世界信息，及时调整以适应外部环境的变化，并通过其他信息器官加以分析、归纳和处理，得到规律性的认识，才得以强化自己的生存能力。同时，人类为了不断改善生存发展的条件，还会在长期的生产实践中创造新方法、发明新技术，以此来拓展和增强自己感觉器官的能力，如利用望远镜眺望远方，使用电子显微镜观察肉眼看不到的微小物体等。

信息感知的基本机制在于要有某种组织或器官（对人工系统则是某种器件或系统）能够灵敏地感受到事物所呈现的运动状态及其变化的方式，即能够在事物所呈现的运动状态及其变化方式的刺激下产生反应。然而，人类感觉器官存在某些局限，如人眼仅能感受到波长为 380～780nm 的可见光，对波长小于 380nm 的紫外光和波长大于 780nm 的红外光就无法感知；人耳也只能感知频率在 20Hz～20kHz 范围的声音，而对次声和超声信息就束手无策。因此，人们需要根据信息感知的原理研制具有更强性能的人工感知系统，扩展和完善人类感知信息的能力，使得人们能够看得更远（人工视觉），听得更清（人工听觉），嗅得更真（人工嗅觉），尝得更准（人工味觉），摸得更精（人工触觉）。

2.2 信息存储

在信息社会，数字化是重要的技术基础。日常生活中产生的各类信息在计算机中都是以数据的形式呈现的，因此，数据是计算机中信息的表现形式和载体，包含数值、字符、图形、图像、音频、视频等类型。计算机内部均用二进制表示各种信息。二进制只有"0"或"1"两个数码，它是一种形式化表达方法，在不同的应用环境下可以给数据赋予不同的含义。计算机采用二进制表示不同类型数据时需要对它们进行相应的编码，各类数据只有在解码之后才会还原并呈现在用户眼前。各类数据在计算机中的转换过程如图 2-1 所示。

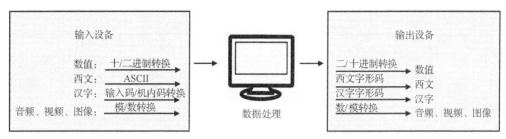

图 2-1　各类数据在计算机中的转换过程

2.2.1　进制与转换

1. 什么是进制

数制也称为"计数制"，是用一组固定的符号和统一的规则来表示数值的方法，如在计数过程中采用进位方法，则称进位计数制。进位计数制是利用数码或符号来进行计数的方法，可以用有限个数字在不同位置表示不同的数值。在日常生活中，人们经常使用数制，如表示星期的七进制，表示年份的十二进制和常用的十进制等。计算机中采用的是二进制数，任何信息必须转换成二进制数据后才能由计算机进行处理。进位计数制有三个基本要素，即数位、基数和位权。数位是指数码在某个数中所处的位置；基数是指在数制中，每个数位上能使用的数码的个数；位权是指数码在不同的数位上表示的数值大小。位权通常用指数形式表示，以基数为底，其指数是数位的序号。数位的序号以小数点为界，其左边（个位）的数位序号从 0 开始计算，向左每移一位序号加一，向右每移一位序号减一。

人们习惯使用十进制，使用 0、1、2、3、4、5、6、7、8、9 共 10 个数字的组合表示数值，进位原则是逢十进一。计算机中使用 0 和 1 两个数字的组合表示数值，即二进制，其进位原则是逢二进一。

例如，十进制数 1024，个位上的数符是 4，数位是 0（从右往左计算），位权是 1（即 10^0），表示 4 个 1；十位上的数符是 2，数位是 1，位权是 10（即 10^1），表示 2 个 10；百位上的数符是 0，数位是 2，位权是 100（即 10^2），表示 0 个 100；千位上的数符是 1，数位是 3（从右往左计算），位权是 10（即 10^3），表示 1 个 1000。

例 2-1　十进制数 $(3202.45)_{10}$ 具体的数值大小是怎么得来呢？

十进制数 $(3202.45)_{10}$ 的权重结构如表 2-1 所示。

表 2-1　　　　　　　　　　　十进制数（**3202.45**）$_{10}$ 的权重结构

数位 i	3	2	1	0	小数点	−1	−2
位权	10^3	10^2	10^1	10^0		10^{-1}	10^{-2}
	千	百	十	个		十分之一	百分之一
数符	**3**	**2**	**0**	**2**	.	**4**	**5**
数值	$(3\times10^3)+(2\times10^2)+(0\times10^1)+(2\times10^0)+(4\times10^{-1})+(5\times10^{-2})$ $=3000+200+0+2+0.4+0.05$ $=3202.45$						

例 2-2　二进制数 $(1011.01)_2$ 用十进制表示，其数值大小是多少呢？

二进制数 $(1011.01)_2$ 的权重结构如表 2-2 所示。

表 2-2   二进制数（1011.01）$_2$的权重结构

数位 i	3	2	1	0	小数点	−1	−2
位权	2^3	2^2	2^1	2^0		2^{-1}	2^{-2}
	八	四	二	一		二分之一	四分之一
数符	1	0	1	1	.	0	1
数值	$(1 \times 2^3) + (0 \times 2^2) + (1 \times 2^1) + (1 \times 2^0) + (0 \times 2^{-1}) + (1 \times 2^{-2})$ $= 8 + 0 + 2 + 1 + 0 + 0.25$ $= (11.25)_{10}$						

为了区别十进制数与二进制数，通常可以将这个数用圆括号括起来，用下标来表示这是几进制的数，如（1011.01）$_2$与（1011.01）$_{10}$看起来位数一样，数符也相同，但它们是完全不等的，前者是二进制数，其数值大小等价于十进制的 11.25，而后者是一个十进制的数，其数值大小为"一千零十一点零一"。这种下标表示法也适用于其他各进制数的表示。

除了下标表示法，还可以用字母表示法来表达各进制的数。方法是在该数后面加上其对应的进制的字母，各种进制的后缀字母分别为：B——二进制，D——十进制，O——八进制，H——十六进制。例如，二进制（1011.01）$_2$也可以表示为 1011.01B，而十进制的（1011.01）$_{10}$则可以表示为 1011.01D。由于十进制是最常用的计数制，因此在很多情况下也可以省略下标或字母，直接用数字来表示。

由于二进制书写不方便，八进制和十六进制转换成二进制很方便，有时会用八进制或者十六进制表示计算机硬件中的二进制数值。

八进制的基数是 8，其采用的数符分别是 0、1、2、3、4、5、6、7，进位原则是逢八进一。八进制的位权是基数 8 的 i 次幂，即 8^i。

十六进制的基数是 16，其采用的数码分别是 0、1、2、3、4、5、6、7、8、9、A、B、C、D、E、F，进位原则是逢十六进一。十六进制的位权是基数 16 的 i 次幂，即 16^i。

二进制第 0 位的权值是 2^0，第 3 位的权值是 2^3，第 4 位的权值是 2^4。八进制第 0 位的权值是 8^0 与二进制第 0 位的权值相同，第 1 位的权值是 8^1 与二进制的第 3 位的权值相同。十六进制第 0 位的权值是 16^0 与二进制的第 0 位的权值相同，第 1 位权值是 16^1 与二进制的第 4 位的权值相同。表 2-3 所示为十进制、二进制、八进制和十六进制的对照表。

表 2-3   十进制、二进制、八进制和十六进制对照表

十进制（D）	二进制（B）	八进制（O）	十六进制（H）
0	0	0	0
1	1	1	1
2	10	2	2
3	11	3	3
4	100	4	4
5	101	5	5
6	110	6	6
7	111	7	7

十进制（D）	二进制（B）	八进制（O）	十六进制（H）
8	1000	10	8
9	1001	11	9
10	1010	12	A
11	1011	13	B
12	1100	14	C
13	1101	15	D
14	1110	16	E
15	1111	17	F
16	10000	20	10

同一个数值用不同的进制表达并不会影响其大小。例如，某人服用的四君子汤中，白术 14 克，也可以说白术 0.28 两或者 2.8 钱（1 两=50g=10 钱）。

2．进制间的转换

（1）二进制数与八进制数之间的相互转换

因为 $2^3=8$，即 1 位八进制数与 3 位二进制数是一一对应的，所以一个二进制数要转换成八进制数时，以小数点为界分别向左向右开始，每三位转换成对应的八进制数字。若最后不足三位时，整数部分在最高位前面加 0，小数部分在最低位之后加 0 补足三位再转换。然后按原来的顺序排列就得到八进制数。八进制数与二进制数转换的对照关系如表 2-3 所示。

例 2-3 将二进制数（1011111010.01011）$_2$ 转换为八进制数。

解：　　001 ，　011 ，　111 ，　010 ．　010 ，　110

　　　　　↓　　　↓　　　↓　　　↓　　　　↓　　　↓

　　　　　1　　　3　　　7　　　2　　．　2　　　6

所以，（1011111010.01011）$_2$ =（1372.26）$_8$

如果由八进制数转换成二进制数，则只需将每位八进制数字写成对应的三位二进制数，再按原来的顺序排列起来即可。

例 2-4 将八进制（352.47）$_8$ 转换成对应的二进制数。

解：　　3　　 5　　 2　　 ．　4　　 7

　　　　　↓　　↓　　↓　　　　↓　　↓

　　　　011　101　010　．　100　111

即（352.47）$_8$ =（11101010.100111）$_2$

（2）二进制数与十六进制数之间的相互转换

因为 $2^4=16$，即 1 位十六进制数与 4 位二进制数是一一对应的，所以一个二进制数要转换成十六进制数时，以小数点为界分别向左向右开始，每四位转换成对应的十六进制数。若最后不足四位时，整数部分在最高位前面加 0 补足四位再转换；小数部分在最低位之后加 0 补足四位再转换，然后按原来的顺序排列就可得到十六进制数。十六进制数与二进制数转换的对照关系如表 2-3

所示。

例 2-5　将二进制数（1110110101.1001011101）$_2$转换成十六进制数。

解：　0011 ，　1011 ，　0101 ．　1001 ，　0111 ，　0100

$\quad\quad$ ↓ $\quad\quad\quad$ ↓ $\quad\quad\quad$ ↓ $\quad\quad\quad$ ↓ $\quad\quad\quad$ ↓ $\quad\quad\quad$ ↓

$\quad\quad$ 3 $\quad\quad\quad$ B $\quad\quad\quad$ 5 ． $\quad\quad$ 9 $\quad\quad\quad$ 7 $\quad\quad\quad$ 4

所以，（1110110101.1001011101）$_2$=（3B5.974）$_{16}$

相反，如果由十六进制数转换成二进制数，则只要将每位十六进制数字写成对应的四位二进制数，再按原来的顺序排列起来即可。

例 2-6　将十六进制数（4CE.62）$_{16}$转换成二进制数。

解：　　　4 $\quad\quad$ C $\quad\quad$ E ． $\quad\quad$ 6 $\quad\quad$ 2

$\quad\quad\quad$ ↓ $\quad\quad$ ↓ $\quad\quad$ ↓ $\quad\quad\quad$ ↓ $\quad\quad$ ↓

$\quad\quad$ 0100 $\quad$ 1100 $\quad$ 1110 ． $\quad$ 0110 $\quad$ 001

所以，（4CE.62）$_{16}$=（10011001110.0110001）$_2$

从上述的例题中可以看出，一个数值较大的十进制数用二进制数表示时，其位数会很长，而用八进制或十六进制数来表达它们则可以大大缩短位数的长度，这为程序员编程提供了书写便利，也不易出错，程序也容易将其快速转换为计算机语言。

（3）其他进制数转换为十进制数

将各进制数转换为十进制数方法很简单：按位权展开，再相加即可。这里举例用字母表示法表示进制数据。

例 2-7　$1110.011B = 2^3+2^2+2^1+2^{-2}+2^{-3} = 14.375D$

$56.1O = 5 \times 8^1 + 6 \times 8^0 + 1 \times 8^{-1} = 40 + 6 + 0.125 = 46.125D$

$A4FH = 10 \times 16^2 + 4 \times 16^1 + 15 \times 16^0 = 160 + 64 + 15 = 239D$

（4）十进制数转换为其他各进制数

将十进制数转换为其他各进制数要分两个部分进行：整数部分采用"除基取余"的方法，小数部分则采用"乘基取整"的方法。不管是整数部分还是小数部分，先得到的数放在靠近小数点的位置。

例如，十进制数转换成二进制数，先将十进制数值分成纯整数部分和纯小数部分。整数部分除以2取余数，将余数写在即将获得的二进制数的小数点左边第0位；获得的商再除以2，将再次取得的余数写在即将获得的二进制数的小数点左边第1位；再次获得的商继续除以2，获得的余数写在即将获得的二进制数的小数点左边第2位……以此类推，直到获得的商为0为止。接下来是小数部分的转换。将十进制数值纯小数部分乘以2，乘积的整数部分作为二进制数的小数点右边第0位；乘积的小数部分再次乘以2，再次获得的乘积的整数部分写在即将获得的二进制数的小数点右边第1位；乘积的小数部分乘以2……直到获得了足够精确的位数或者乘积为0。

下面通过十进制数转换为二进制数的实例来理解整数和小数两部分转换的原则。

① 整数部分的转换——除2取余，先得到的数靠近小数点。

二进制的基数是2，因此用2多次除需要转换的十进制数，直至商为0，每次相除所得余数，按照第一次除2所得余数是二进制数的最低位，最后一次相除所得余数是最高位，排列起来，便是对应的二进制数。

例 2-8　将十进制数（14）₁₀ 转换成二进制数。

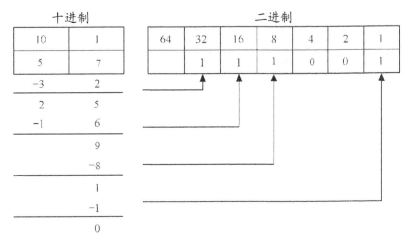

解：用"除 2 取余，先得到的数近小数点"的方法可将 14 转换成二进制形式：

$$(14)_{10} = (1110)_2$$

除此之外，还有一种简单的减幂转换法，不过仍要求我们熟悉 2 的各次幂，该方法转换过程描述如下。

不断将十进制数减去 2 的最大可能次幂，直到十进制数减小到 0，在用到的位中填入二进制 1，而没有用到的位中填入 0。为了说明转换过程的简易程度，请参考例 2-9。

例 2-9　将十进制数（57）₁₀ 转换成二进制数。

解：

十进制				二进制						
10	1			64	32	16	8	4	2	1
5	7				1	1	1	0	0	1
−3	2									
2	5									
−1	6									
	9									
	−8									
	1									
	−1									
	0									

从该例可看出，57 可减去的第一个 2 的最大次幂是 32，因此在权值 32 位填入 1，这时剩下 25；差数 25 可以减去的 2 的最大次幂是 16，因此在权值 16 位填入 1，这时剩下 9；差数 9 可以减去的 2 的最大次幂是 8，因此在权值 8 位填入 1，最后剩下 1；最后的 1 填入权值 1 位。因此十进制数 57 可以表示为二进制数 111001，这也表明 57 等于 1×32、1×16、1×8 和 1×1 的总和。

②　小数部分的转换——乘 2 取整，先得到的数靠近小数点。

由于二进制基数为 2，用 2 多次乘以被转换的十进制数的小数部分，每次相乘后，所得乘积的整数取出来变为对应的二进制数。第一次乘积所得整数就是二进制数小数部分的最高位，其次为次高位，最后一次是最低位。

例 2-10　将十进制纯小数 0.125 转换成二进制小数。

解：用"乘 2 取整，由上往下取"的方法将进制数 0.125 转换成相应的二进制小数，其中 i 为数位：

$$0.125 \times 2 = 0.25 \qquad 0 \qquad (i{-}1)$$

$$0.25 \times 2 = 0.5 \qquad 0 \qquad (i\text{-}2)$$
$$0.5 \times 2 = 1.0 \qquad 1 \qquad (i\text{-}3)$$

此时小数部分为 0，无须再乘，故转换结果为 $(0.125)_{10} = (0.001)_2$。

值得注意的是，并不是所有的小数都可以通过乘以 2 使得到的整数部分最终结果为 0，因为二进制数是由各数位上数符乘以 2……再相加而成，而有些小数很难恰好可以由它们组合得到。在这种情况下，由所需的小数位数来决定乘 2 取整的次数。

例 2-11 将十进制纯小数 0.432 转换成保留六位小数的二进制小数。

解：取整（其中，i 为数位）

$$0.432 \times 2 = 0.864 \quad 0 \qquad (i\text{-}1)$$
$$0.864 \times 2 = 1.728 \quad 1 \qquad (i\text{-}2)$$
$$0.728 \times 2 = 1.456 \quad 1 \qquad (i\text{-}3)$$
$$0.456 \times 2 = 0.912 \quad 0 \qquad (i\text{-}4)$$
$$0.912 \times 2 = 1.824 \quad 1 \qquad (i\text{-}5)$$

$$(0.432)_{10} \approx (0.01101)_2$$

任何十进制数都可以将其整数部分和纯小数部分分开，分别用"除 2 取余法"和"乘 2 取整法"转换成二进制数的形式，然后将二进制形式的整数和纯小数合并，即可得到十进制数所对应的二进制数。

2.2.2 文件系统与数据单位

文件系统即文件管理系统，它是操作系统中负责存取和管理信息的模块，能用统一的方式管理用户进行系统信息的存储、检索、更新、共享和保护等操作，并为用户提供一整套方便、有效的文件使用和操作方法。在多用户操作系统中，它可以保证用户存放文件的位置不冲突，防止用户占有空间却不使用，避免各用户文件被用户互相窃取和破坏等。在文件系统的管理下，用户可以按照文件名访问文件，不必考虑各种外存储器的差异，甚至不需要了解文件在外存储器上的具体物理位置以及存放的方式。

文件系统是实现文件统一管理的一组软件和相关数据的集合，负责管理和存取文件信息的软件机构。它包括管理文件所需的数据结构（文件控制块、存储分配表等）、相应的管理软件以及访问文件等操作。

1. 文件

文件是在逻辑上具有完整意义的一组相关信息项的有序序列，它是具有标识符（文件名）的一组信息的集合。标识符用于区分文件，不同的系统对标识符的规定存在差异。文件可以表示的范围很广，包括程序、文字、数据、图形、图像、动画、音频或视频等，它是操作系统管理信息和独立存取的最小单位。计算机中的所有数据都以文件的形式保存在存储介质上。例如，可以将一个班的学生记录作为一个文件保存在外部存储器中。文件的属性包括：文件类型、文件长度、文件的物理位置、文件的建立时间，其中，文件的物理位置是指文件存储在硬盘上的路径。

2. 文件的命名

文件是一种抽象机制，为方便读取保存在磁盘上的信息，必须在进程创建文件时命名，以便操作系统对文件进行控制和管理。文件名由主文件名和扩展名组成，主文件名和扩展名之间用英文句点（"."）分隔；扩展名由 1～4 个合法字符组成，用于表示文件的类型。

（1）文件名

不同操作系统的文件命名规则各不相同。主文件名通常是由字母或汉字组成的数字串，它的格式和长度因操作系统而异，但通常是由字母、文本或数字构成。以 Windows 为例，其文件名遵守以下四条命名规则。

① 主文件名最多可使用 255 个字符。

② 可以使用扩展名，如 test.doc.txt 是一个合法文件名，其文件类型由最后一个扩展名决定。

③ 主文件名中可以含有空格，但不允许出现表 2-4 中列举的字符（英文输入法状态下）。

表 2-4　　　　　　　　　　　　　　　　文件命名的非法字符

字符	<	>	/	\	|	:	"	*	?
字符说明	大于号	小于号	正斜杠	反斜杠	竖杠	冒号	双引号	星号	问号

④ 主文件名中的大小写在显示时有区别，但使用时不区别大小写，如在桌面上已有文件"hospital.doc"后，新建 HOSPITAL.doc 文件时，系统会提示出现文件重名。

（2）扩展名

扩展名是添加在主文件名后面的若干个附加字符，又称为后缀名。扩展名用于表示文件类型，作用是让操作系统决定使用哪种软件运行该文件。例如，文件名"中医药信息学.doc"，其主文件名为"中医药信息学"，由扩展名".doc"可知该文件属于文档文件，表示操作系统默认使用 Microsoft Word 软件打开该文件，句点"."是主文件名与扩展名的分隔符号。常用的文件类型包括以下 6 种，如表 2-5 所示。

表 2-5　　　　　　　　　　　　　　　　文件类型及其扩展名

文件类型	扩展名
程序文件	.com、.exe、.bat
文档文件	.txt、.doc、.log、.html、.rtf、.wps
图像文件	.bmp、.jpg、.gif、.tif
字体文件	.font、.tif
多媒体文件	.wav、.mid、.avi、.mp3、.wma
其他文件	.ovl、.sys、.ini、.vxd、.dll

3. 目录结构

一个磁盘上的文件成千上万，为了有效地管理和使用文件，用户通常在磁盘上创建文件夹（目录），在文件夹下再创建子文件夹（子目录），也就是将磁盘上所有文件组织成树状结构，然后将文件分门别类地存放在不同的文件夹中。这种结构类似于一颗倒置的树，树根为根文件夹（根目录），树中每一个分枝为文件夹（子目录），树叶为文件。在树状结构中，用户可以将同一个项目有关的文件放在同一个文件夹中，也可以按照文件类型或用途将文件分类存放。通常，同名文件可以存放在不同的文件夹中。

4. 文件的路径名称

文件的路径是指文件存储在计算机中的位置。当用户在磁盘上寻找文件时，所历经的文件夹线路叫路径。路径分为绝对路径和相对路径。绝对路径是指从根文件夹开始的路径，以"\"作为开始；相对路径是指从当前文件夹开始的路径。这里主要介绍文件的绝对路径。为了找到所需的文件，必须知道文件在计算机上的位置，而绝对路径名称能详细描述这个位置。在描述路径名称时，盘符要用"："分开，文件夹里包含的文件夹可以用"\"分开。例如，只要看到这个路径："D:\文档\mytext\liu.txt"，就可以知道"liu.txt"文件位于 D 盘的"文档"文件夹中的"mytext"文件夹。

5. 文件类型

为了方便管理和控制文件，可对文件进行分类。常用的文件分类方式如表 2-6 所示。

表 2-6　　　　　　　　　　　　　常用的文件分类方式

分类方式	文件类型	文件描述
用途	系统文件	由系统软件构成的文件，不能直接对用户开放，可允许用户调用
	用户文件	用户委托系统保存的文件，如源代码、目标文件等
	库文件	由标准子程序和常用的应用程序组成的文件，只允许用户调用，不允许用户修改
文件数据形式	源文件	由源程序和数据构成的文件，从终端输入或输出，通常由 ASCⅡ或汉字组成
	目标文件	相应的编译程序编译成的文件，由二进制码组成，扩展名为.obj
	可执行文件	由目标文件链接而成的文件，扩展名为.exe
操作保护方式	只读文件	仅允许文件主和被核准用户进行读操作的文件
	读/写文件	允许文件主和被核准用户进行读操作或写操作的文件
	执行文件	不允许读和写，只允许被核准用户调用执行的文件
	不保护文件	所有用户都可访问
文件保留方式	临时文件	用户暂时使用的文件，无复本
	永久文件	用户经常用到的文件，有复本
	档案文件	用于备份保存的文件，以备查证和恢复

6. 文件夹

文件夹是一个存储文件的有组织实体，计算机通过文件夹组织、管理和存放文件。通常，可将文件夹视作存放文件的容器。与文件相比，文件夹没有扩展名，主要用于存放相同类别的文件，其中还可以包含若干文件和文件夹，层层嵌套，即可有效地实现文件的分类管理。当然，文件夹的名称也具有唯一性，同一目录下任意两个文件夹的名称不能完全相同。

7. 常用文件系统

Windows 支持的常用文件系统有三种，包括 FAT32、NTFS 和 exFAT。

（1）FAT32

FAT32（又称 FAT32 文件分配表）是采用 32 位二进制数记录管理的磁盘文件管理方式，因 FAT 类文件系统的核心是文件分配表，命名由此得来。FAT32 可以支持容量达 8TB 的卷，但单个文件大小不能超过 4GB。

（2）NTFS

NTFS（New Technology File System，新技术文件系统）兼顾了磁盘空间的使用与访问效率，为人们提供了性能高、安全性好、可靠性强的文件功能，包括文件和文件夹权限设置、加密、磁盘配额和压缩等功能。单个文件大小可以超过 4GB。

（3）exFAT

exFAT（Extended File Allocation Table File System，扩展 FAT）也称为 FAT64，即扩展文件分配表。这是一种适用于闪存的文件系统，为了解决 FAT32 等不支持 4GB 及更大的文件而推出的。

8. 数据单位

日常生活中数据以不同的形式出现，包括数字、文字、图像、音频和视频等。这些数据都是以二进制编码形式存放在计算机的内存地址中的。

计算机中数据存储的最小单位为一个二进制位，叫作 1 比特（bit，简写为 b），一位可以存储一个二进制数 0 或 1。

一个字节（Byte，简写为 B）由 8 个二进制位（即 8bit）构成。通常将字节作为计算机存储容量的基本单位，采用一个字节存储一个字符，两个字节存储一个汉字，一个整数占四个字节，一个双精度实数占 11 个字节。

由于用字节表示文件大小或者存储器容量，其数值会比较大，因此人们又引入了其他数据存储单位。2^{10} 个字节表示 1KB，即 1024 个字节；2^{10}KB，即 1024KB 表示 1MB；2^{10}MB，即 1024MB 表示 1GB；2^{10}GB，即 1024GB 表示 1TB，详情见表 2-7。

在描述存储器容量时，通常使用 GB 或者 TB，例如，某硬盘的容量是 128GB。容量为 128GB，表示该硬盘能存储 128G 个字节的信息。也就是此硬盘容量有 128G×8 个比特，等于 $128×2^{10}$MB，等于 $128×2^{10}×2^{10}$KB，等于 $128×2^{10}×2^{10}×2^{10}$ 字节，等于 $128×2^{10}×2^{10}×2^{10}×8$ 比特。

表 2-7　　　　　　　　　　　　　　　存储容量单位换算

单位名称	英文名称	单位换算
字节	Byte	1B = 8b
千字节	KB，Kilobyte	1KB = 1 024B = 2^{10}B
兆字节	MB，Megabyte	1MB = 1 024KB = 2^{20}B
吉字节	GB，Gigabyte	1GB = 1 024MB = 2^{30}B
太字节	TB，Terabyte	1TB = 1 024GB = 2^{40}B
拍字节	PB，Petabyte	1PB = 1 024TB = 2^{50}B
艾字节	EB，Exabyte	1EB = 1 024PB = 2^{60}B

通常一张普通的电子照片占用的存储空间为几 MB，与一首 MP3 格式歌曲的相当。一个 GIF 动态图片占用的存储空间为几十 KB 到几百 KB。

2.2.3　存储格式

1. 数值的存储

数学上的数值计算主要分为两大类，即整数和实数。数值在计算机中以 0 和 1 的二进制形式存放。本节接下来主要介绍正、负数和浮点数在计算机中的表示方式。

（1）正、负数的存储与表示

计算机中表示数值只有"0"和"1"两种形式。为了区分正数和负数，一般会采用"0"和"1"对数的符号进行编码。通常，将一个数的最高位定义为符号位，用"0"表示正数，"1"表示负数，成为数符；其余数位仍然表示数值。例如，一个8位二进制数-0110011，它在计算机中表示为10110011，其中最高位的"1"表示负号。

（2）浮点数的存储与表示

在计算机中小数点不占位置，规定小数用小数点所在的位置来表示，因此将数分为定点整数、定点小数和两者结合而成的浮点数三种形式。

① 定点整数

定点整数指小数点隐含地固定在机器数的最右边，定点整数就是纯整数，对应于数学上的整数。

② 定点小数

定点小数约定小数点位置在符号位、有效数值部分之间。定点小数是纯小数，即所有数绝对值小于1。

③ 浮点数

浮点数包括符号、数值和小数点三部分。前面已介绍符号和数值的表示，接下来看浮点数中小数点的表示方法。定点整数和定点小数统称为定点数。定点数表示的数值范围不能满足科学计算的实际应用需要。为了能表示特大或特小的数，采用"浮点数"或"指数形式"表示。浮点数由阶码和尾数两部分组成，阶码用定点整数表示，所占的位数确定了数值的范围；尾数用定点小数表示，所占的位数确定了数的精度。为了保证浮点数在计算机中存放的唯一性，对尾数进行了规格化处理，规定尾数的最高位为1。在程序设计语言中有两种常见的浮点数，分别是单精度浮点数和双精度浮点数。其中，单精度浮点数占32位，阶码部分占7位，尾数部分占23位，阶符和数符各占1位；双精度浮点数占64位，阶码部分占10位，尾数部分占52位，阶符和数符各占1位。由此可见，与单精度浮点数相比，双精度浮点数表示数值的范围更广、精度更高。定点小数和浮点数就对应于数学上的实数。

2. 文本的存储

（1）字符编码

西文字符编码最常用的是美国信息交换标准代码（American Standard Code for Information Interchange，ASCII）。ASCII是最通用的信息交换标准，并等同于国际标准ISO/IEC 646。它用7位二进制编码表示，其排列次序为$d_6d_5d_4d_3d_2d_1d_0$，d_6为高位，d_0为低位，共定义了2^7（128）个字符，ASCII字符表如表2-8所示。

表2-8　　　　　　　　　　　　　　　7位ASCII字符表

低四位 \ 高四位	000	001	010	011	100	101	110	111
0000	NUL	DLE	SP	0	@	P	`	p
0001	SOH	DC1	!	1	A	Q	a	q
0010	STX	DC2	"	2	B	R	b	r
0011	ETX	DC3	#	3	C	S	c	s
0100	EOT	DC4	$	4	D	T	d	t

续表

高四位\低四位	000	001	010	011	100	101	110	111
0101	ENQ	NAK	%	5	E	U	e	u
0110	ACK	SYN	&	6	F	V	f	v
0111	BEL	ETB	'	7	G	W	g	w
1000	BS	CAN	(	8	H	X	h	x
1001	HT	EM	)	9	I	Y	i	y
1010	LF	SUB	*	:	J	Z	j	z
1011	VT	ESC	+	;	K	[	k	{
1100	FF	FS	,	<	L	\	l	|
1101	CR	GS	–	=	M	]	m	}
1110	SO	RS	.	>	N	^	n	~
1111	SI	US	/	?	O	_	o	DEL

ASCII 是一种包含数字、字母、通用符号、控制符号在内的字符编码集，编码范围是 0000000B～1111111B。每个字符的 ASCII 值均用 7 个二进制位表示。计算机中的每一个字符都有确定的编码，字符"A"的 ASCII 为 1000001B，为了便于记忆可以转换为 65D。用户可以通过"Alt"＋"小键盘"中的数字输出 ASCII 中的字符，如单击"Alt"＋"小键盘"中的"65"便可输出字符"A"。

计算机内部存储与操作常以字节为单位，即一个字节用 8 个二进制位表示。因此，一个字符在计算机内实际用 8 位表示，最高位一般恒置为"0"。

（2）汉字编码

对汉字进行编码是为了使计算机能够识别和处理汉字。我国的汉字超过 5 万个单字，按照这个信息容量，通常需要用两个字节表示汉字，即采用 16 位二进制编码表示汉字。

我国于 1981 年实施了 GB/T 2312—1980《信息交换用汉字编码字符集 基本集》。GB 2312—1980 编码采用两个字节表示一个汉字，共收录汉字 6763 个，其中一级汉字 3755 个，二级汉字 3008 个，全角字符 682 个。常见的汉字字符集包括 GB2312、GBK、GB18030 和 BIG5 等。

汉字处理的过程复杂，汉字编码的组成部分包括输入码、内码、汉字字形码、汉字地址码等，这些编码用于汉字处理的不同环节（见图 2-2）。

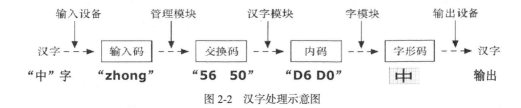

图 2-2　汉字处理示意图

① 输入码

输入码也叫作外码，是用来将汉字输入到计算机中的一组键盘符号。常用的输入码有拼音码、五笔字型码、自然码、表形码、区位码等。

② 交换码

交换码也叫作国际码。计算机处理汉字所用的编码标准是我国于 1980 年颁布的国家标准 GB/T 2312—1980，即《信息交换用汉字编码字符集》，简称国标码。一个国标码占用两个字节。国标码的主要用途是作为汉字信息交换码使用。

国标码与 ASCII 属于同一制式，可以认为它是扩展的 ASCII。7 位 ASCII 中的字符代码有 94 个，国标码就是以这 94 个字符代码为基础的，其中任何两个代码都可组成一个汉字交换码，即由两个字节表示一个汉字字符。

③ 机内码

机内码（又称内码）是指在计算机内部存储、处理加工汉字时所用的代码。输入码被键盘接受后就由汉字操作系统的"输入码转换模块"转换为机内码，每个汉字的机内码用两个字节的二进制数表示。为了与 ASCII 相区别，通常将其最高位置为 1，可表示 16 000 多个汉字。各种汉字输入码在进入计算机系统后，都被统一转换成机内码进行存储、处理。

④ 字形码

字形码又称字模点阵码，是汉字的输出码。字形码是以汉字的结构和笔画为基础编码汉字的一种方法，用于在显示器或打印机中输出。构造汉字字形有两种方法：点阵法和矢量法。目前普遍使用的汉字字形码是用点阵方式表示的，即把汉字图形置于网状方格内，每格在存储器中用一个位来表示。汉字输出时都采用图形方式，因此无论汉字的笔画为多少，每个汉字都可以写在同样大小的方块中。通常用 16×16 点阵来显示汉字，即在纵向 16 格、横向 16 格的网状方格内描绘一个汉字，有笔画的方格对应 1，无笔画的方格对应 0。

3. 声音的存储

（1）基本概念

声音是由空气中分子振动产生声波，这种波通过介质传到人耳，引起耳膜振动而形成的。通常，复杂的声波是由许多具有不同振幅和频率的正弦波组成的，在时间和幅度上都是连续变化的模拟信号，可以用模拟波形来表示，如图 2-3 所示。模拟音频信号有两个重要参数——频率和振幅。其中，振幅是波形相对基线的最大位移，声波振幅的大小体现声音强弱；波形中两个相邻波峰（波谷）之间的距离称为振动周期，周期的倒数为频率，以赫兹（Hz）为单位。周期和频率可以反映声音的音调。

正常人能听到的声波频率范围为 20Hz～20kHz，对于振动频率小于 20Hz 或大于 20kHz 的声波，人耳都无法听到。人们将频率高于 20kHz 的声波叫作超声波；频率低于 20Hz 的声波叫作次声波；20Hz～20kHz 的声波称为音频信号；300Hz～3400Hz 的声波称为语（话）音信号。

（2）声音数字化

自然界中的风声、流水声、歌声和乐器声都是声音的表现形式。若要用计算机处理自然界的各类声音，就要将其转变为二进制形式进行保存，即将表示声音的模拟信号转换为计算机能识别的数字信号（二进制数据格式）。这一转换过程称为模拟音频的数字化，数字化过程涉及声音的采样、量化和编码三个阶段（见图 2-3）。

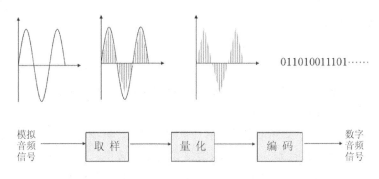

图 2-3　声音数字化过程

① 采样

采样又称抽样或取样，是把时间上连续的模拟信号转换成离散信号，相邻两个采样点的时间间隔称为采样周期。采样频率是采样周期的倒数，即每秒钟的采样次数。如 48kHz（Kilo Hertz，千赫兹）表示将时长为 1 秒的音频文件用 48 000 个采样点数据表示。从理论上来说，采样频率越高，数字化音频的质量就越好，听到的声音就越真实，但保存的数据也会更多。通常，市场上的非专业声卡最高采样率为 48kHz，专业声卡则可达到 96kHz 或更高。根据奈奎斯特采样定律，采样频率高于输入声音信号中最高频率的两倍就可以通过采样数据恢复原始波形。

② 量化

量化是将模拟信号转换为二进制数的过程，即把采样得到的离散值数据，用计算机中的二进制位表示。量化位数（可称为采样精度）表示存放采样点振幅值的二进制位数，它决定了模拟信号数字化之后的动态范围。通常，量化位数有 8bit、16bit、32bit 等，分别表示有 2^8、2^{16} 和 2^{32} 个等级的信号。在相同的采样频率下，量化位数越大，采样精度越高，音频文件的质量也越好。当然，音频文件的质量越好，所需要的存储空间就更大。

③ 编码

编码是声音数字化过程的最后一步。音频文件是以编码的形式在计算机中进行存储和处理的，即把声音采样和量化后的数字以一定格式记录下来。通常在编码时会在有用数据中加入一些可用于纠错、同步和控制的数据，每当数据回放时，就能有针对性地纠正某些错误数据。音频信号编码不仅能记录数字数据，还可以采用一定的算法压缩数据，以减少存储空间，提高传输效率。常见的音频信号的数字编码方式分为三类，包括波形编码、参数编码和混合编码。

声音的采样和量化的过程可由模数转换器（A/D 转换器）完成，每个 A/D 转换器的采样频率是固定值。通常，对模拟音频信号进行采样、量化和编码后，就能得到数字音频信号。如需播放数字音频文件，则可由数模转换器（D/A 转换器）将数字信号转换成模拟信号。

（3）数字音频信号的文件存储格式

数字音频信号在计算机中可以不同格式的文件保存。这些文件格式根据是否采用有损压缩方式可分为无损压缩格式和有损压缩格式。其中，数字音频信号无损格式压缩比大约是 2：1，解压时不会产生数据或质量上的损失，解压后的数据与未压缩的数据完全相同，无损压缩格式主要有 WAV、PCM、AIFF、TTA、FLAC、AU、APE、TAK、WavPack（WV）等；数字音频信号有损压缩格式是基于声学心理学的模型，除去了人类很难或根本听不到的声音，有损压缩格式主要有 MP3、Windows Media Audio（WMA）、OggVorbis（OGG）、AAC 等。常见的数字音频信号存储格式文件主要包括以下几类。

① CD 格式

CD 格式是音质较高的一种音频格式。通常，在播放软件的"打开文件类型"中看到的*.cda 格式，就是 CD 格式。标准 CD 格式的采样频率是 44.1KHz，量化位数是 16 位，是一种近似无损的音频。CD 格式的声音接近原声，是音乐爱好者的首选。

CD 格式文件是一个*.cda 文件，它只表示一个索引信息，并没有包含声音信息。通常，在计算机上看到的"*.cda 文件"都是 44 字节，无法直接在硬盘上播放。只有采用 Windows Media Player 或格式工厂等软件把 CD 格式文件转换成 WAV 格式文件才能正常播放。

② WAV 格式

WAV（.wav 文件）是最早的数字音频格式，是由微软公司（Microsoft）和 IBM 公司合作开发的。WAV 格式来源于对声音模拟信号的采样。用不同的采样频率对声音的模拟信号进行采样可以得到一系列离散的采样点，以不同的量化位数（8 位或 16 位）把这些采样点的值转换成二进制数，存入磁盘，就形成了 WAV 文件。WAV 文件也称为波形文件。这种格式记录了真实声音的二进制采样数据，是最接近无损的音频格式。它对存储空间需求较大，用下列公式可以简单地推算出 WAV 文件所需的存储空间。

WAV 格式声音文件的字节数=采样频率（Hz）×量化位数（位）×声道数×时长/8

如果用户对声音质量要求不高，则可以通过降低采样频率，采用较低的量化位数来录制 WAV 文件，采用这种方式可以大幅度地减少 WAV 文件的存储空间。

③ APE 格式

APE 格式是一种无损压缩音频格式。将音频文件压缩为 APE 格式文件后，文件容量要比 WAV 格式的文件少一半多，在网络上传输时可以更加节约时间。更重要的是，只需对 APE 格式文件进行解压，仍能毫无损失地还原其原有的音质。

④ AIFF 格式

AIFF（Audio Interchange File Format）格式是苹果公司开发的一种音频文件格式，被 Macintosh 平台及其应用程序所支持。AIFF 是苹果计算机上的标准音频格式，属于 QuickTime 技术的一部分。虽然 AIFF 是一种优秀的文件格式，但它在 PC 平台上并不是很流行。不过，由于苹果计算机多用于多媒体制作与出版行业，因此，几乎所有的音频编辑软件和播放软件都支持 AIFF 格式。

⑤ MP3 格式

MP3（Moving Picture Experts Group Audio Layer III，动态影像专家压缩标准音频层面 3）是一种属于 MPEG 标准的声音压缩技术。这种格式利用 MPEG Audio Layer 3 的技术，在音质损失很小的情况下，将音乐以 1∶10 甚至 1∶12 的压缩率，压缩成容量较小的文件，能基本保证低音频部分不失真，但会影响声音文件中 12kHz～16kHz 高音频部分的质量。该格式的文件具有音质高、采样率低、压缩率高等特点，且制作简单、便于交换，适合在网上传播，是被广泛使用的一种音频文件。对同一长度的音乐文件进行存储，MP3 格式文件占用的存储空间一般只有 WAV 格式文件的 1/10。MP3 格式音频文件的音质次于 CD 格式或 WAV 格式的音频文件。

⑥ ASF/ASX/WAX/WMA 格式文件

ASF/ASX/WAX/WMA 格式文件都是微软公司开发的，同时兼顾保真度和网络传输性能的新一代网上流式数字音频压缩技术。以 WMA 格式为例，它采用的压缩算法使音频文件比 MP3 文件小，而音质毫不逊色，更远胜于 RA 格式的音质。它的压缩率一般都可以达到 1∶18 左右。现有的 Windows 操作系统中的媒体播放器几乎都支持 WMA 格式，Windows Media Player 7.0 以上版本还增加了直接把 CD 格式的音频数据转换为 WMA 格式的功能。

⑦ OggVorbis 格式

OggVorbis 文件（又称 OGG 文件）的扩展名是.ogg。这是一种先进的文件格式，可以不断地进行容量和音质的改良，而不影响原有的编码器或播放器。虽然 Ogg Vorbis 采用有损压缩方式，但它可以使用更加先进的声学模型减少损失。通常，同样位速率（Bit Rate）编码的 OGG 文件与 MP3 文件相比，声音质量更好。因此，OGG 文件可以以更小的文件大小获得更好的声音质量。

⑧ MIDI 格式

MIDI（Musical Instrument Digital Interface，乐器数字接口）格式文件是编曲界广泛使用的音乐标准格式，可称为"计算机能理解的乐谱"，主要采用音符的数字控制信号记录音乐。该文件的扩展名是.mid。通常，一首完整的 MIDI 格式文件只有几十 KB，且能包含数十条音乐轨道。几乎所有的现代音乐都是用 MIDI 加上音色库制作而成的。

MIDI 文件中包含音符、定时，以及多达 16 个通道的乐器定义，每个音符包括键、通道号、持续时间、音量、力度等信息。这种文件记录的不是声波被数字化后的音频信息，而是一些描述乐曲演奏过程的指令，其占用的存储空间远远低于 WAV 格式的文件。每当需要播放一首乐曲时，可以根据记录的乐谱指令，通过声卡中的音乐合成器生成音乐声波，经放大后由扬声器播出。

4. 图像存储

（1）基本概念

图像通过扫描仪、数码相机、摄像机等输入设备导入计算机，它可以逼真地表现自然界的景物。常使用的点阵图是由许多个点组成的，这些点称为像素（Pixel）。每个像素可以用若干个二进制位记录色彩和亮度等，反映该像素属性的信息，将每个像素的内容按一定的规则排列起来就组成了点阵图文件的内容。点阵图文件在被保存时需记录每个像素的色彩，所占用的存储空间非常大，而且在缩放或旋转时会出现失真。数字图像中的重要参数如下。

① 分辨率

分辨率是图像处理中的一个非常重要的参数，它包括屏幕分辨率、图像分辨率、像素分辨率、打印机分辨率、扫描仪分辨率等。分辨率的单位是像素/英寸（pixels per inch，ppi），即每英寸（1 英寸≈2.54cm）所包含的像素数量。

● 屏幕分辨率

屏幕分辨率指屏幕上的最大显示区域，一般屏幕分辨率是由计算机的显卡决定的。例如，标准的 VGA（Video Graphics Array，视频图形阵列）显卡的分辨率是 640×480 像素，即宽为 640 点（像素），高为 480 点（像素）；目前的显卡，通常可以支持 1920×1080 像素；更高级的显卡，则可支持 2k（2040×1080 像素），甚至是 4k（4096×2160 像素）。

● 图像分辨率

图像分辨率是数字图像的实际尺寸，主要指黑色图像在每英寸所包含的像素数量。例如，若一幅图像的分辨率为 320×240，计算机屏幕的分辨率为 640×480，则该图像在屏幕上显示时只占据屏幕的 1/4。图像分辨率与屏幕分辨率相同时，所显示的图像正好占满整个屏幕区域；图像分辨率大于屏幕分辨率时，屏幕上只能显示图像的一部分，这时可以通过显示软件的滚屏功能查看图像的其他部分。

- 像素分辨率

像素分辨率是指一个像素的宽和长之比。在像素分辨率不同的机器间传输图像时会导致图像变形。例如，若捕捉图像的设备使用的长宽比为 $1:2$，而显示图像的设备使用的长宽比为 $1:1$，则该图像在显示时会发生变形。

- 打印机分辨率

打印机分辨率又称输出分辨率，主要指打印输出的分辨率极限。通常，打印机分辨率决定了输出质量，打印机分辨率升高时，可以减少打印的锯齿边缘。打印机的分辨率通常以点/英寸（dots per inch，dpi）来表示，目前市场上 24 针的针式打印机的分辨率大多为 180dpi，而喷墨或激光打印机的分辨率可达 600dpi，甚至 1200dpi。

- 扫描仪分辨率

扫描仪分辨率是扫描仪在每英寸长度上可以扫描的像素数量，单位也是 dpi。扫描仪的分辨率在纵向上由步进马达的精度决定，而横向上则由感光元件的密度决定。通常，台式扫描仪的分辨率可以分为三种，包括光学分辨率、机械分辨率和插值分辨率。

② 颜色深度

颜色深度是指图像文件中记录每个像素的颜色信息所占的二进制数位数，即位图中各像素的颜色信息用若干数据位来表示，这些数据位的个数称为图像的颜色深度（又称图像深度）。对于彩色图像来说，颜色深度决定了该图像可以使用的最多颜色数；对于灰度图像来说，颜色深度决定了该图像可以使用的亮度级别数。通常，颜色深度越高，显示的图像色彩越丰富，画面越逼真、自然，但所需的存储空间也会随之增大。根据颜色深度可以判断图像包含的颜色数，常见的颜色深度种类如下。

- 4 位：VGA 支持的颜色深度，表示 2^4（即 16）种颜色。
- 8 位：多媒体应用中的最低颜色深度，表示 2^8（即 256）种颜色。
- 16 位：在 16 位中，用其中的 15 位表示 RGB 3 种颜色，每种颜色 5 位，用剩余 1 位表示图像的其他属性，如透明度。所以 16 位的颜色深度实际可表示 2^{16}（即 32 768）种颜色。
- 24 位：用三个 8 位分别表示 RGB，表示 2^{24}（即 16 777 216）种颜色，已经超出了人眼所能识别的颜色范围，常将它称为真彩色。
- 32 位：与 24 位颜色深度一样，也是用三个 8 位分别表示 RGB 这三种颜色，剩余的 8 位用来表示图像的其他属性，如透明度等。

③ 图像文件大小

图像文件大小可用两种方法表示，第一种是图像尺寸（Image Size），是指图像在计算机中所占用的随机存储器的大小；第二种则是文件尺寸（File Size），是指图像保存在磁盘上存储整幅图像所需的字节数。通常，图像文件的字节数可用以下公式来计算：

$$图像文件的字节数=图像分辨率×颜色深度÷8$$

例如，一幅分辨率为 640×480 像素的真彩色图像，它未压缩的原始数据量为

640×480×24÷8=921 600Byte≈900KB

以一个 3 英寸×5 英寸的图像为例，如果分辨率为 200dpi，则整张图像的总点数为（3×200）×

（5×200）=600 000 点。如果分辨率提高为 400dpi，则点数增加到 2 400 000 点，为原来的 4 倍。

当图像变大之后，需要考虑计算机是否有足够大的内存来处理这个图像。另外，当图像存储在硬盘上或是在网上传输时，会消耗大量的磁盘空间及传输时间。因此，如何在图像分辨率与文件大小之间进行权衡，是在处理图像时经常遇到的现实问题。

（2）图像数字化

图像的数字化是指将一幅真实的图像转换成计算机能够处理的数字形式，主要涉及图像的采样、量化及编码等过程。

① 采样

采样是将二维空间上连续的图像转换成离散点的过程，其实质是用多少像素点描述某幅图像，又称为图像的分辨率，用"列数×行数"表示。通常，采样间隔越大，所得图像像素数越少，空间分辨率低，图像质量差，严重时还会出现马赛克效应。同理，采样间隔越小，所得图像像素数越多，空间分辨率高，图像质量好，需要占用的存储空间就更大。

② 量化

采样是将具有无穷点的物理图像用有限的点表示，而量化则是将世界上千变万化的颜色用有限的颜色种类表示，这个过程就是对颜色值进行离散化。为了在计算机中存储颜色信息，必须将图像色彩（对于黑白图像则为灰度）的取值范围分成若干个子区间。

在量化时，量化的色彩值（或亮度值）所需的二进制位数称为量化字长，也称颜色深度、像素深度或者位深度，表示每个像素颜色信息的二进制数所占用的位数。一般可用 1 bit、4 bit、8 bit、16 bit、24 bit 或更高的量化字长（32 bit）表示图像的颜色。量化字越长，所能表示的颜色范围越大，色彩过渡越平滑，就越能真实地反映原有图像的颜色，相应地，得到的数字图像文件占用的存储空间也越大。假如一幅灰度图像在计算机中灰度级以 2 的整数幂表示，即 $G=2^m$，当 $m=8$ 时，其对应的灰度等级为 256。我们们用 0～255 这 256 个数值表示这 256 个灰度等级，这就是编码。对于彩色图像，按照红（R）、绿（G）、蓝（B）分别采样和量化。若这三个颜色分量均按 8 位量化，即用三个字节表示颜色，则可以表示 256×256×256=16 777 216 种颜色。

③ 编码

编码就是将需要处理的图像源数据按照一定的规则进行变换和组合，采用尽可能少的符号来表示更多信息的方式。源图像中常会存在各种冗余，包括空间冗余、时间冗余、信息熵冗余、结构冗余、知识冗余等，可以通过编码来进行压缩。编码按照压缩效果可以分为有损编码和无损编码；按照编码原理可以分为预测编码、变换编码和统计编码等。

（3）数字图像文件格式

图像格式是指用计算机表示和存储图像信息的格式。由于历史的原因，不同厂家表示图像文件的方法不一，目前已经有上百种图像格式，常用的也有几十种。同一幅图像可以用不同的格式存储，但不同格式之间所包含的图像信息并不完全相同，因此，文件大小也有很大的差别。例如，对于截屏得到的某个界面，用 BMP 格式存储约需 400KB，用 LZW 压缩的 TIF 格式存储需 28KB，而用 GIF 格式存储只占 9KB。用户使用图像时应根据需求选用适当的格式。下面简单介绍几种最为常见的图像格式。

① PCX

PCX 格式最早是由 Zsoft 公司创建的一种专用格式。该格式只有一个颜色通道，仅支持 1～

24 位颜色深度以及 RGB、索引颜色、灰度、位图颜色模式，适用于保存索引和线画稿模式图像。

② TIFF

TIFF 格式是一种通用的图像格式，几乎所有的扫描仪和多数图像软件都支持这种格式。该格式支持 RGB、CMYK、Lab、索引颜色、位图和灰度颜色模式，有非压缩方式和 LZW 压缩方式之分。与 EPS 和 BMP 等格式相比，其图像信息最为紧凑。

③ BMP

BMP 格式是标准的 Windows 图像文件格式，是微软公司专门为 Windows 的"画笔"或"画图"软件建立的格式。该格式支持 1～24 位颜色深度，可以使用 RGB、索引颜色、灰度、位图等颜色模式，是一种与设备无关的图像格式。

④ TGA

TGA 格式由 True Vision 公司开发，支持带一个单独 Alpha 通道的 32 位 RGB 文件和不带 Alpha 通道的索引颜色模式、灰度模式、16 位和 24 位 RGB 文件。以该格式保存文件时，可选择颜色深度。

⑤ EPS

EPS 格式为压缩的 PostScript 格式，是为在 PostScript 打印机上输出图像而开发的。其最大优点是可以在排版软件中以低分辨率预览，而在打印时以高分辨率输出。EPS 格式支持 Photoshop 的所有颜色模式，但不支持 Alpha 通道。用户在将图像以 EPS 格式存储时，可以选择图像预览的数据格式、图像编码格式等。

⑥ GIF

GIF 格式是由美国联机服务商 CompuSewe 针对网络传输带宽的限制所开发的一种图像格式。这种格式压缩比高、磁盘空间占用较少，通常存储不能超过 256 色的图像，是 Internet 中的重要文件格式之一。

⑦ JPEG

JPEG 格式是一种带压缩的文件格式，其压缩率是目前各种图像格式中最高的。它支持 RGB/CMYK 和灰度颜色模式。同一图像的 BMP 格式大小是 JPEG 格式大小的 5～10 倍。该格式主要用于图像预览和 HTML 网页的制作。

⑧ RAW

RAW 格式支持带 Alpha 通道的 RGB/CMYK 和灰度颜色模式，以及不带 Alpha 通道的多通道、Lab、索引颜色、双色调模式。

⑨ PSD

PSD 格式是 Photoshop 生成的图像格式，可包括层、通道、颜色模式等信息，并且是唯一支持全部颜色模式的图像格式。由于 PSD 格式的图像保存的信息较多，因此其文件非常庞大。

⑩ PICT

PICT 格式的特点是能够对大块具有相同颜色的图像进行有效压缩。该格式支持 RGB、索引颜色、灰度、位图模式，在 RGB 模式下还支持 Alpha 通道。

⑪ PDF

PDF 格式是由 Adobe 公司推出的专为线上出版而制定，由 Adobe Acrobat 软件生成的文件格式。该格式可以保存多页信息，包含图形和文本。由于该格式支持超链接，因此是网络下载经常使用的文件格式。PDF 格式支持 RGB、索引颜色、CMYK、灰度、位图、Lab 颜色模式，但不支持 Alpha 通道。

2.2.4　存储介质

1. 软盘

软盘（Floppy Disk）是计算机中最早使用的可移动的外部存储设备。软盘的读写是通过软盘驱动器完成的，常用的容量为 1.44MB 的 3.5 英寸软盘。

软盘存取速度慢，容量也小，但可装可卸、携带方便。

软盘驱动器曾经是计算机一个不可缺少的部件。随着优盘的风靡、网络应用的普及，曾经应用广泛的软盘驱动器已淡出人们的视线，但软盘驱动器与软盘为计算机的发展所做出的卓著贡献将永载史册。

2. 优盘

优盘也称为 U 盘（USB Flash Disk，USB 闪存盘），是一种 Flash 存储设备，如图 2-4 所示。它是使用 Flash 闪存芯片（Flash RAM，电可擦写存储器）为存储介质制作的移动存储器，采用 USB（Universal Serial Bus，通用串行总线）接口，可反复擦写。与软盘相比，U 盘具有占用空间小，性能可靠，操作速度快，数据存储容量大等优点，使用极为方便，无须外接电源，支持即插即用和热插拔。只要计算机的主板上有 USB 接口，就可以使用 U 盘。常使用的操作系统，如 Linux、Mac OS X、UNIX 与 Windows 7、Windows 8 和 Windows 10 等，皆支持 U 盘。现在 U 盘的容量有 8GB、16GB、32GB 等。

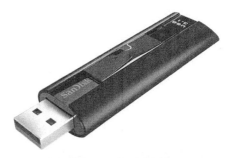

图 2-4　U 盘示意图

3. 硬盘

硬盘（Hard Disk，HD）是计算机最主要的存储设备，由一个或者多个铝制或者玻璃制的碟片组成，碟片外覆盖有铁磁性材料。大部分计算机上安装的硬盘因采用的是温切斯特（Winchester）技术而被称之为"温切斯特硬盘"，或简称"温盘"。

（1）硬盘的类型

硬盘主要包括 HDD（Hard Disk Drive，机械硬盘）、SSD（Solid State Disk，固态硬盘）和 HHD（Hybrid Hard Disk，混合硬盘）三种类型。

① HDD 是日常生活中最常见的硬盘，如图 2-5 所示，其价格便宜且容量较大。缺点是数据存取速度较慢。由于采用了机械结构，因此怕震、怕摔。

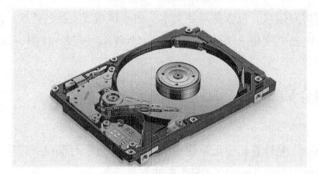

图 2-5　HDD 示意图

② SSD（见图 2-6）具有速度快、功耗小、重量轻等诸多优点。由于采用了闪存颗粒作为存储介质，所以 SSD 也摆脱了传统硬盘机械结构的限制，抗震、抗摔性能极佳。缺点是有寿命限制，但一般消费者无须考虑这种限制（在平均每天写入 50GB 文件的情况下，一个 128GB 容量的 SSD 的寿命为 20 年左右）。SSD 的价格相比传统 HDD 的价格要更高一些。

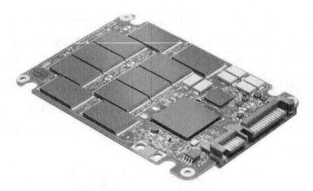

图 2-6　SSD 示意图

③ HHD 可以视为 SSD 和 HDD 的混合体，如图 2-7 所示。它既有 SSD 的闪存模块，又有传统 HHD 中的磁碟。笼统地说，就是在读取常用数据的时候基本与 SSD 速度相当，但是在写入和读取大量数据的时候（如 Windows Update）其弊端就会显现，由于硬盘中数据的寻址时间更长，所以在进行大量数据写入/读取的时候，速度甚至不如 HDD。

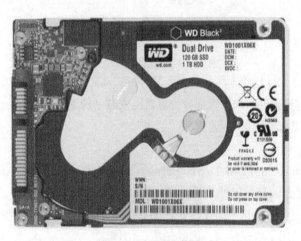

图 2-7　HHD 示意图

（2）机械硬盘的结构

机械硬盘的物理结构包括磁头、磁道、扇区和柱面。其中，磁头是最关键的部分，是机械硬盘进行读写的"笔尖"，每个盘面（若将磁头视作"笔"的话，那盘面就是"笔"下的"纸"）都有自己的一个磁头。磁道是指磁盘旋转时，由于磁头始终保持在一个位置上而在磁盘表面划出的圆形轨迹。这些磁道是肉眼看不到的，它们只是磁盘面上的一些磁化区，信息沿这种轨道存放。扇区是指磁道被等分为的若干弧段，是磁盘驱动器向磁盘读写数据的基本单位，其中每个扇区可以存放 512 字节的信息。柱面，顾名思义，为一个圆柱形面，由于磁盘是由一组重叠的盘片组成的，每个盘面都被划分为等量的磁道并由外到里依此编号，具有相同编号的磁道形成的便是柱面，因此磁盘的柱面数与其一盘面的磁道数是相等的，如图 2-8 所示。

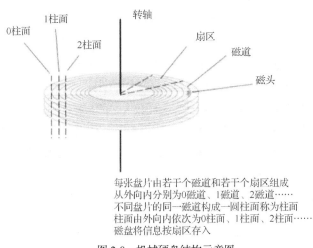

图 2-8　机械硬盘结构示意图

（3）机械硬盘的工作原理

当读取机械硬盘中的数据时，盘面高速旋转，使得磁头处于"飞行状态"，并未与盘面发生接触，在这种状态下，磁头既不会与盘面发生磨损，又可以达到读取数据的目的。由于盘体高速旋转，产生很明显的陀螺效应，因此硬盘在工作时不宜挪动，否则会加重轴承的工作负荷；而硬盘磁头的寻道伺服电机在伺服跟踪调节下可以精确地跟踪磁道，因此机械硬盘在工作时不要有冲击碰撞，搬动时要小心轻放。

4. 磁盘阵列

独立硬盘冗余阵列（Redundant Array of Independent Disks，RAID）又称磁盘阵列，其基本思想就是把多个相对便宜的硬盘组合起来，构成一个硬盘阵列组，使性能达到甚至超过一个价格昂贵、容量巨大的硬盘。由于 RAID 是由多个独立的高性能磁盘驱动器组成的磁盘子系统，从而提供比单个磁盘更高的存储性能，除此之外，RAID 还具备容错处理的功能。若磁盘阵列中有单块硬盘出错，不会影响整个磁盘阵列的继续使用，高级 RAID 甚至还具有拯救数据功能。

RAID 技术作为性能高、可靠性好的存储技术，其两个关键目标是提高数据可靠性和 I/O 性能。大多数 RAID 通过数据检验、纠正措施、镜像方式等提高系统的可靠性，即当单块磁盘出现故障时不会造成数据的丢失，甚至允许多个磁盘同时发生故障。另外，RAID 的数据分散保存在磁盘阵列中的多个不同磁盘上，并发数据读写性能大大优于单个磁盘，因此可以获得更高的聚合 I/O 带宽。当然，RAID 会减少全体磁盘的总可用存储空间，通过牺牲一定的空间换取更高的可靠性和其他性能。

（1）RAID 涉及的关键技术。

① 镜像

镜像（Mirroring）是一种冗余技术，能防止磁盘发生故障而造成数据丢失。采用镜像技术的RAID 将同时在阵列中产生多个完全相同的数据副本，并将其分布在不同的磁盘驱动器组上。一方面，镜像技术提高了系统的稳定性，当一个数据副本不可用时，外部系统可访问另一副本。而且，镜像不需要额外的计算和校验，故障修复非常快，直接复制即可。另一方面，通过镜像技术可以同时从多个副本读取数据，从而提供更高的读性能，但确保将数据正确地写入多个磁盘则需要消耗更多的时间，因此会降低镜像的写性能。

② 数据条带

磁盘存储的性能瓶颈在于磁头寻道定位，它是一种慢速机械运动，无法与高速的 CPU 匹配。再者，单个磁盘驱动器性能存在物理极限，I/O 性能非常有限。将数据按顺序存储在磁盘阵列的磁盘上，需要时再按顺序读取，这种操作的时间消耗较大。在 RAID 中，数据条带（Data Stripping）技术将数据以块的方式分布存储在多个磁盘中，这样一来，写入和读取数据就可以在多个磁盘上同时进行，通过对数据进行并发处理，可有效地提高整体的 I/O 性能，而且具有良好的线性扩展性，这对大容量数据尤其明显。

在数据条带技术中，数据块的大小非常关键。条带粒度可以是一个字节至几 KB 大小，分块越小，并行处理能力就越强，数据存取速度就越高，但同时也会增加块存取的随机性和块寻址的时间消耗。在实际应用中，要根据数据特征和具体需求来选择分块大小，在数据存取随机性和并发处理能力之间进行平衡，以争取尽可能高的整体性能。

数据条带技术是针对提高 I/O 性能而提出的，它对数据的可靠性、可用性没有任何改善。数据条带技术的缺点在于，其中任何一个数据条带损坏都会导致整个数据不可用，会增加数据丢失发生的概率。

③ 数据校验

数据校验（Data Parity）技术是利用冗余数据进行错误数据的检测和修复，甚至进行数据重构。与镜像相比，其大幅缩减了冗余开销，用较小的代价换取了较高的数据安全性和可靠性。数据校验与数据条带技术相结合，可在保证数据的安全性的同时，提高系统的 I/O 性能。

在 RAID 中使用数据校验技术，则会在写入数据的同时进行校验计算，并存储得到的校验数据。校验数据可以集中存储在某个磁盘上，也可以分布于多个磁盘中，甚至可以分块。当某部分数据出错或丢失，则可以通过反校验计算剩余的数据，实现丢失数据的恢复。数据校验算法常用海明校验码和异或校验。但由于每次数据读写要进行大量的校验计算，对计算机的运算速度要求很高，必须使用硬件 RAID 控制器。并且在数据重构过程中，也需要进行大量的校验计算，耗时较长。

不同等级的磁盘阵列常常采用以上三种技术中的一种或多种，来获取相应的数据可靠性、可用性和 I/O 性能。

（2）RAID 的主要优势

RAID 技术从提出后就广泛被业界所采纳，业界投入了大量的精力来研究和开发相关产品。而且，随着处理器、内存、计算机接口等技术的不断发展，RAID 不断地发展和革新，在计算机存储领域得到了广泛的应用，从高端系统逐渐延伸到普通的中低端系统。RAID 技术得以流行，源于其具有显著的特征和优势，基本可以满足大部分的数据存储需求。总之，RAID 主要优势有如下几点。

① 大容量

这是 RAID 的一个显然优势，它扩大了磁盘的容量，由多个磁盘（TB 级别）组成的 RAID 系统具有海量的存储空间（可达到 PB 级别）。不同等级的 RAID 算法需要一定的冗余开销，具体容量开销与采用的算法相关。通常，RAID 容量利用率为 50%~90%。

② 高性能

RAID 的高性能受益于数据条带技术。单个磁盘的 I/O 性能受到接口、带宽等技术的限制，性能往往有限，容易成为系统性能的瓶颈。通过数据条带，RAID 将数据分块，并同时分散到各个成员磁盘中，从而获得比单个磁盘更佳的 I/O 性能。

③ 可靠性

可靠性是 RAID 的另一个重要特征。RAID 采用镜像和数据校验等数据冗余技术，使其在可靠性方面优于单个磁盘。镜像是最为原始的冗余技术，把数据完全复制到另一组或多组磁盘驱动器上，保证在该数据不可用时，可使用可用的数据副本。数据校验的冗余开销比镜像技术要小很多，它利用校验冗余信息对数据进行校验和纠错。RAID 冗余技术可大幅提高数据的可靠性，保证即使若干磁盘出现故障，不影响系统的连续运行。

④ 可管理性

实际上，RAID 是一种虚拟化技术，它将多个物理磁盘驱动器虚拟成一个大容量的逻辑驱动器。对于外部主机系统来说，RAID 是一个单一的、快速可靠的大容量磁盘驱动器。这样一来，用户就可以在这个虚拟驱动器上组织和存储应用系统数据。从用户应用的角度来看，可使存储系统简单易用，管理也很便利。由于 RAID 内部承担了大量的存储管理工作，管理员只需要管理单个虚拟驱动器，因此可以节省大量的时间。RAID 可以动态地增减磁盘驱动器，也可自动进行数据校验和数据重建，这些都可以大大简化管理工作。

2.2.5 存储方法

根据目前服务器类型的不同，存储可分为封闭系统的存储和开放系统的存储。封闭系统的存储主要使用大型机、AS400 服务器等；开放系统的存储是指利用网络，把多台作为存储节点的服务器连接起来，形成一个开放系统。开放系统的存储又分为内置存储和外挂存储。外挂存储根据连接的方式可分为直连式存储（Direct-Attached Storage，DAS）和网络存储（Fabric-Attached Storage，FAS），如图 2-9 所示。其中，网络存储技术是基于数据存储的一种通用网络术语，是以互联网为载体实现数据的传输与存储，即可以通过服务器来存储数据。网络存储又分为网络接入存储（Network Attached Storage，NAS）和存储区域网络（Storage Area Network，SAN）两种。目前主要的存储方案包括 DAS、NAS、SAN。基于这些专业的存储方案，再结合 RAID 技术即可提供高效、安全的存储空间。

1. DAS

DAS 是指将外置存储设备通过 SCSI 或 FC 接口直接连接到应用服务器的一种存储方式，因此，每一台服务器都有独立的存储设备，其架构图如图 2-10 所示。DAS 的投入成本低，实施简单，其对服务器的要求是只需提供一个外接接口即可，这种架构适用于小型企业。但 DAS 也存在不足，如服务器之间的存储设备无法连通，需要从多服务器存取数据时，操作比较复杂，或主机服务器属于不同的操作系统，有些系统甚至无法存取。这样就增加了数据处理的复杂度，随着服务器数量的增加，网络系统效率也会急剧下降。另外，存储设备是整个服务器结构的一部分，即数据和操作系统没有实现分离。在这种情况下，当服务器发生故障时，就无法存取数据。

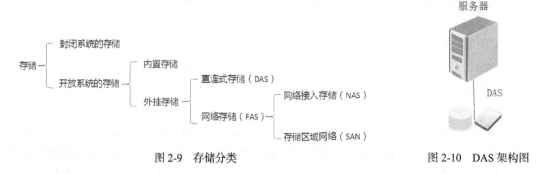

图 2-9　存储分类　　　　　　　　　　　　　　　　图 2-10　DAS 架构图

2. NAS

NAS 将直连在各个服务器上的硬盘以及硬盘的文件系统分割、独立出来，并将它们集中到一台连接在网络上、具备数据存储功能的存储服务器上（这种服务器是一种专用数据存储服务器）。NAS 的存储端主要由虚拟化的存储资源池、控制器和接口组成，NAS 的架构图如图 2-11 所示。存储资源池的具体实现一般是采用 RAID。控制器的功能比较强大，拥有独立的处理器单元、内存、I/O 处理模块和文件系统管理功能，负责将 RAID 的虚拟磁盘挂载到自己的文件系统上。存储端的接口负责将内部的文件 I/O 与网络 I/O 连接起来，并且通过以太网卡将该文件系统提供给外界使用通过这个文件系统，NAS 存储端就可以很好地管理数据共享，避免读写的不一致。它以数据为中心，将存储设备与服务器彻底分离，集中管理数据，从而释放带宽、提高性能、降低成本。其成本远远低于使用服务器进行存储，而效率却远远高于后者。

NAS 最基本的应用是文件共享（即文件服务器）。此外，部分 NAS 也内置了文件服务器功能，可以通过浏览器访问和管理 NAS 中的文件，并以 HTTP 方式上传和下载文件。目前国际著名的提供 NAS 的企业有 NetApp、EMC、OUO 等。

3. SAN

SAN 通过特定的互连方式连接了若干台存储服务器，组成一个单独的数据网络，提供企业级的数据存储服务。SAN 是一种特殊的高速网络，能连接网络服务器和诸如大型磁盘阵列或备份磁带库的存储设备。它使用局域网（LAN）和广域网（WAN）中类似的单元，实现存储设备和服务器之间的互连，其架构图如图 2-12 所示。通过 SAN，不仅可以提供大容量的数据存储服务，而且在地域上可以分散布局，在一定程度上缓解大量数据传输对局域网的不良影响。SAN 的结构允许任何服务器连接到任何存储阵列，不管数据放在哪个位置，服务器都可直接存取所需的数据。

SAN 早期采用了光纤通道（Fiber Channel，FC）技术，所以，早期的 SAN 也被称为 FCSAN，之后人们又开发了 IPSAN。

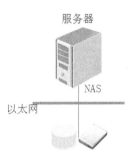

图 2-11　NAS 架构图

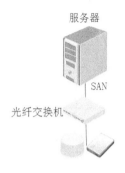

图 2-12　SAN 架构图

（1）FCSAN

FCSAN 是通过光纤通道交换机连接专业服务器主机，建立专用于数据存储的区域网络。FCSAN 通常适用于对网络速度要求高，对数据的可靠性和安全性要求高，并且对数据共享性要求高的环境。通常，FCSAN 传输带宽较高，包括 1Gbit/s、2Gbit/s、4Gbit/s 和 8Gbit/s 四种标准。主流的是 4Gbit/s 和 8Gbit/s，性能稳定可靠，技术成熟，常被用于关键应用领域和大规模存储网络。当然，这种技术成本较高，需要使用光纤交换机和大量的光纤布线，维护及配置工作复杂。

（2）IPSAN

IPSAN 是在 FCSAN 之后产生的，主要以 IP 网络构建存储网络。因为 FCSAN 成本高昂，许多中小企业无法承受，因此开始考虑构建基于以太网技术的存储网络。但是在 IPSAN 中，传输的指令是 SCSI 的读写指令，而不是 IP 数据包。IPSAN 基于十分成熟的以太网技术，由于其配置简单、成本低，而且普通服务器或 PC 只需要具备网卡，即可共享和使用大容量的存储空间。由于其是基于 IP 的，能容纳几乎所有 IP 网络中的部件，因此，用户可以在任何需要的地方创建实际的 SAN 网络，而不需要使用专门的光纤通道网络在服务器和存储设备之间传输数据。同时，因为没有光纤通道对传输距离的限制，IPSAN 使用标准的 TCP/IP 协议簇，数据即可在以太网上进行传输。

DAN、NAS 和 SAN 这三种网络存储方案各有优劣。对于小型且服务较为集中的商业企业，可采用简单的 DAS 方案；对于中小型企业，服务器数量比较少，有一定的数据集中管理要求并且没有大型数据库需求，可采用 NAS 方案；对于大中型商业企业，SAN 方案是较好的选择。具体比较可见表 2-9。

表 2-9　　　　　　　　　　　　　　DAS、NAS 和 SAN 三种技术的比较

存储系统架构	DAS	NAS	SAN
安装难易度	不一定	简单	困难
数据传输协议	SCSI/FC/ATA	TCP/IP	FC
传输对象	数据块	文件	数据块
使用标准文件共享协议	否	是（NFS/CIFS…）	否
异种操作系统文件共享	否	是	需要转换设备
集中式管理	不一定	是	需要管理工具

续表

存储系统架构	DAS	NAS	SAN
管理难易度	不一定	以网络为基础，容易	不一定，但通常很难
提高服务器效率	否	是	是
灾难恢复能力	低	高	高，专有方案
适合对象	小型企业	中小型企业	大型企业、数据中心
应用环境	局域网，文档共享程度低，独立操作平台，服务器数量少	局域网文件共享程度高，异质格式存储需求高	光纤通道区域网，网络环境复杂，文件共享程序高，异质操作系统平台，服务器数量多
业务模式	一般服务器	Web 服务器，多媒体资料存储，文件资料共享	大型资料库，数据库等
档案格式复杂度	低	中	高
容量扩充能力	低	中	高

2.3　医药信息的获取与存储

医药信息是信息的一种类型，是指在医学研究、临床实践和医学管理等过程中所产生的信息以及从其他各种医药信息载体中获取的各种形式的信息。医药信息的获取与存储是医药信息加工、处理和利用的基础。

2.3.1　医药信息的获取

人们在信息获取过程中，会根据实际需求使用不同的方式获取医药信息，并将其用一种直观或非直观的形式表示出来。常见的医药信息表示形式为数字、文字、图表、影像和音频等。无论采用哪种方式获取医药信息，都必须满足信息感知这个基本条件。任何类型的信息只有先被感知、洞察或识别，才能被成功地获取。在信息世界里，人们每时每刻都在接受信息的刺激，通过人体的感觉器官来获取信息。例如，人的视觉器官通过人眼视网膜的感光细胞实现对外部世界所投射的光强度（亮度）和波长（颜色）的变化产生反应，并转化为神经生理信号；声波的振动能引起人耳鼓膜和听骨的振动，进而引起耳蜗管内淋巴液的振动，冲击纤细的毛细胞使之发生弯曲变形，并最终转化为神经生理电信号。然而，人体的感觉器官只能感知一定范围内的信息，人体无法直接感知的红外光信息、紫外光信息、远距离信息、次声领域信息和超声领域信息等只能通过其他技术或设备获取。

1. 医药信息的来源

医药信息主要包括生物医学和卫生健康领域的各类消息、信号、指令、数据、情报、知识等客观信息。例如，医学书刊、医学报告、临床档案、病历、处方、医嘱等文字；实验数据、临床观察数据、公共卫生调查数据等数据；医学统计表格、临床检查单、化验单和护理单等表单；心电图、脑电图等影像；X 射线、CT、MRI、PET、超声图像等影像和听诊、扣诊或检测中所产生的心音、肺音等类型的音频。人们获取医药信息的来源主要包括以下四个方面。

（1）实体型信息源

实体型信息源又称为现场信息源，是指在不同的医学领域进行各种医学实践和研究中，通过观察、分析对象存在和运动过程而直接产生的有关信息。主要包括医学领域各种对象本身属性和运动状态、各种实践发生和发展的现场等，属于最直接、最有价值的信息源。

（2）文献型信息源

文献型信息源主要是指承载着各种医学知识信息的医学图书、报纸、医学期刊、医学论文、医学报告和公文等。这类信息源获取方便，便于长期保持。

（3）电子型信息源

电子型信息源主要指通过电子技术实现医学信息传播的信息源，包括涉及各种医药信息的电话、传真、电子刊物、广播、电视等。

（4）网络型信息源

网络型信息源是一种非常重要的信息源，主要指蕴藏在各种有线或无线计算机网络中的医药信息资源。

2. 医药信息获取的方法

凡能够采用某种方法得到所需要医药信息的过程都称为医药信息获取。医药信息的获取方法可分为两类，即传统方法和网上搜索方法。

（1）传统方法

医药信息获取的传统方法是指文档查阅法、实验研究法和现场调查法。

① 文档查阅法

这种方法相对比较简单，指直接从医学书籍、医学报刊或医学报告等相关文档中查阅所需的医药信息。

② 实验研究法

实验研究法通常包括临床试验和实验两个方面。前者主要针对临床医生在临床实践中，用临床观察的方法不断地记录患者在治疗过程中的各种临床信息；后者是针对各类医学科研人员在科学研究中，采用实验设计的方法从不同实验中获取所需数据。这种方法是非常重要的一种方法，能让医疗工作者在临床实践和科学研究中得到最珍贵的"第一手资料"。

③ 现场调查法

现场调查法主要针对预防医学和社会医学工作者在人口普查、环境监测、流行病调查和疾病预防中，在一个较大的区域或范围开展走访、问卷、采样等操作而获取所需的数据。这种方法通常会耗费大量的人力、物力和财力，一般是组织、行业或政府实施的群体行为。

（2）网上搜索方法

网上搜索方法主要包括从光盘数据库系统获取、从门户网站上获取、利用搜索引擎获取和利用网络搜索软件获取。

① 从光盘数据库系统获取

光盘数据库系统是光盘和数据库相结合的产物。各种光盘数据库系统都带有自身的检索系统，使用起来非常方便，且能通过互联网直接进行检索。较早的光盘数据库系统包括美国国立医学图书馆的医学文献数据库系统（MEDLINE）、美国国家肿瘤研究所的肿瘤文献数据库（CancerLit）、美国药剂师协会的国际药学文摘数据库（International Pharmaceutical Abstracts）、中国医学科学院的中国医学生物文献数据库（CBMdisc）、解放军医学图书馆的中文生物医学期刊数据库（CMCC）等。

② 从门户网站上获取

目前，人们通过计算机或智能手机在网络上获取信息已经成为一种常态。互联网上分布着成千上万的综合性或专业性门户网站。常见获取医药信息的综合性门户网站包括新浪、搜狐、网易和腾讯等；获取医药信息的专业性门户网站包括丁香园、爱爱医、万方医学网和 PubMed 等。

③ 利用搜索引擎获取

通常，用户可以采用百度学术和 Google 学术等综合性搜索引擎从互联网获取各个医药网站的信息（以网页文字为主），建立数据库，并检索与用户查询条件相匹配的记录，按一定的排列顺序返回结果。除此之外，还可以通过一些专业的医药搜索引擎获取医药信息，如 PubMed HighWire Press、BioMed Central 和 Medscape 等。常见的医药搜索引擎如下。

• 百度学术搜索

百度搜索引擎是全球最大的中文搜索引擎之一，百度学术搜索是百度旗下的提供海量中英文文献检索的学术资源搜索平台。百度学术搜索涵盖了各类学术期刊、会议论文等资源，可根据用户搜索的学术内容，检索到收费和免费的学术论文，并通过时间筛选、标题、关键字、摘要、作者、出版物、文献类型、被引用次数等细化指标提高检索的精准性。此外，用户还可以在百度学术中的页面发表自己的想法，参与讨论，与其他人进行文献互助。

• Google 学术搜索

Google 搜索引擎是目前互联网上最大的搜索引擎。Google 学术搜索是 Google 公司推出的一个免费学术搜索引擎，其资料来源主要包括以下几个方面：一是网络免费的学术资源，如论文预印本、会议论文、调研报告等；二是开放存取的期刊网站；三是付费电子资源；四是图书馆链接。

• PubMed

PubMed 是生物医学领域最权威的数据库之一，由美国国立医学图书馆下属的国家生物技术信息中心建立，可通过互联网免费访问。PubMed 收录了来自全世界 80 多个国家和地区的 5600 余种生物医学期刊及部分在线图书摘要信息。

• HighWire Press

HighWire Press 是全球最大的学术文献出版商之一，覆盖生命科学、医学、物理学、社会科学等学科，可免费获得超过 103 万篇论文。HighWire 网站上凡名称后有 Free ISSUES 标识的期刊，都可以看到免费的卷期。

• BioMed Central

BioMed Central 免费提供经过同行评议的 140 种生物医学期刊全文。利用向作者收取的费用和机构会员费，为开放获取的期刊提供资助，在 BMC 期刊上发表文章的作者拥有版权。用户可以通过浏览或检索的方式从 BMC 获取原文。

• Medscape

Medscape 收集了心脏病、危重医学、皮肤科、糖尿病、内分泌、家庭医学、胃肠、血液/肿瘤、艾滋病、传染病、内科、神经内外科、眼科、儿科、放射学、呼吸、风湿、外科、移植、泌尿、分子医学等临床专业学科的文献。

④ 利用网络搜索软件获取

网络搜索软件主要是指安装和运行在客户端的搜索软件程序。主要包括搜索工具条、集成搜索软件和专用搜索软件。其中搜索工具条是一种嵌入在浏览器内的免费软件，每次只需要打开浏览器就可显示相应的工具条，如百度和谷歌都有这种搜索工具条；集成搜索软件能使用多个搜索引擎同时对某种搜索类型进行同步搜索；专用搜索软件则是一些具有专门用途的搜索软件，如 FTP 搜索软件等。

3. 医药信息获取的途径

由于医疗领域各种信息的信息源和载体不同，医药信息获取的途径存在极大差别。对于医疗决策、医学管理、疾病普查和环境因素中与人类健康相关的常规信息，一般采用现场调查、实验研究等方法获取；对于人体内的各种生理信息和图像信息等，则需要借助特定的设备才能获得。医药信息获取的途径主要分为以下几类。

（1）医学常规信息获取

医学常规信息是指在医学临床、医学实验、医学教学、医学预防及医学管理等一般性的实践和实验中，所获取的各种常规医学信息。通常，这类信息会以数据形式或文本形式直观地呈现，具有明显的可测量性。例如，各种临床体征信息、诊疗观测信息、医学实验结果等。上述这些医学常规信息均可以用计量指标和计数指标表示。其中，计量指标指医学领域中的各种物理和化学指标，如身高、体重、体温、血压、脉搏等人体的物理测量结果，体液酸碱度、血清中各种微量元素含量等化学检验结果；计数指标指不能用数量描述的文本信息，如医学对象的性质和功能说明，包括性别、职业、药品产地、药品质量等级描述等信息。

（2）医学生理信息获取

由于人体生理信息存在特殊性，一般很难通过人们的感觉器官直接感知，只能借助一定的技术或设备获取。

① 获取的过程

人体生理信息获取一般包含两个过程：一是信号感知与拾取过程，二是信号转换过程。前者通过医用传感器将人体的各种生理信号转换为模拟电信号；后者通过模数转换器（A/D 转换器）将模拟电信号转换成数字信号，再送入计算机分析处理系统。

② 获取的方法

目前，医学领域各种人体生理信息的获取都集成在临床专用的生理信号分析系统和设备中。下面主要介绍心电信号和脑电信号的获取。

● 心电信号的获取

心电图（Electrocardiogram，ECG）是利用心电图机从体表记录心脏每一心动周期所产生的电活动变化图形。心电信号能反映人体心脏周期活动的情况。自从 1924 年诺贝尔奖获得者荷兰生理学家 W.Einthoven 于 1903 年首次提出心电图概念后，心电图就一直作为临床诊断心脏疾病的重要依据。心电图机获取的心电信号不仅能显示健康人心脏的正常信息，也能显示心脏病患者心脏的病理信息。常见的心电信号数字化采集和分析的应用系统包括检测心率失常的心电信号采集和分析系统、动态心电信号采集和分析系统、用于心率变异分析的心电信号采集和分析系统。

● 脑电信号的获取

脑电信号也是人体重要的生理信息，它是大脑神经活动在头皮上产生的电位分布。在临床上获取的脑电信号是诊断癫痫病、脑血管疾病和脑肿瘤等脑部疾病的重要手段和技术依据。脑电图机不仅能描述脑电图，而且能对信号进行数字化采集、分析和检测，通过无线蓝牙技术实现脑电信号向脑电分析系统离线传输。临床中常见的用于脑电信号分析和检测的数字化脑电图设备包括脑电功率谱分析设备、动态脑电图机和脑电地形图仪等。

（3）医学图像信息的获取

医学图像是一种采用图像表示医药信息的信息源。它与心电、脑电等信息源一样，是医学诊断的重要依据。常见的医学图像包括 X 射线图像、超声图像、磁共振图像、同位素图像和显微图像等。

① 获取的过程

医学图像信息获取的方法与医学生理信号获取方法类似，也分为两个阶段：第一个阶段是光电转化，第二阶段是模数转化。第一个阶段是将反映不同光强度的医学图像信息转换为模拟电信号。光电转换设备即图像传感器，目前主要有电荷耦合器和互补型金属氧化物半导体两种形式。第二个阶段将模拟图像信号转换为数字图像信号，即实现图像的采样和量化两个功能。

② 获取的方法

医学图像的获取中最重要的方法是医学图像的成像操作。从临床应用来看，医学图像获取是利用一定技术和成像设备将人体内部的生理信息直观地用数字图像表示。常见的数字成像系统都是通过光子、电磁波、能量波和粒子束等信息载体，携带人体的生理信息，通过物理成像系统和计算机系统形成相应的数字图像。从成像原理来看，目前临床应用中能获取数字图像的成像系统，除了光学成像系统之外，主要有 X 射线成像系统、超声成像系统、磁共振成像系统、核医学成像系统四类。下面分别介绍这几种系统主要使用的技术

● X 射线成像技术

X 射线之所以能使人体组织在荧屏上或胶片上形成影像，一方面是基于 X 射线的穿透性、荧光效应和感光效应；另一方面是基于人体组织之间有密度和厚度的差别。当 X 射线透过人体的不同组织结构时，被吸收的程度不同，因此到达荧屏或胶片上的 X 射线的量就存在差异。这样一来，在荧屏或 X 射线片上就形成黑白对比并且具有一定层次的影像。

随着电子和计算机技术的发展，计算机 X 射线摄影（CR）、数字 X 射线摄影（DR）、数字减影血管造影（DSA）等数字化 X 射线成像技术应运而生。与常规的 X 射线成像技术相比，数字 X 射线成像技术具有密度分辨率高、可进行图像后期处理以改善图像质量等优势，还可以高保真地进行图像存储与传输，实现医学影像存储与传输、远程医疗等。

计算机 X 射线摄影是使用可记录并由激光读出 X 射线成像信息的成像板（Imaging Plate，IP）作为载体，经 X 射线曝光及信息读出处理，形成数字式屏片图像。

数字 X 射线摄影是指在具有图像处理功能的计算机控制下，采用一维或二维的 X 射线探测器，直接把 X 射线影像信息转换为数字图像信号的技术。

数字减影血管造影是利用数字图像处理技术中的图像几何运算功能，将造影剂（如各种钡剂、碘剂等）注入前后的数字化 X 射线图像相减，就可以消除图像中相同结构的部分，而突出注入造影剂的血管部分。

- 超声成像技术

超声成像就是利用超声波在人体内部传播时因组织密度的不连续性形成的回波进行成像的技术。超声设备有 A 型、B 型、C 型、M 型、彩超等几种。超声诊断的优点在于成本较低，可获得器官的任意断面图像，还可观察运动器官的活动情况，成像快，诊断及时，无痛苦与危险，属于非损伤性检查，临床应用已普及，尤其对心、腹部和盆部器官包括妊娠的检查应用较多。其不足之处在于图像的对比分辨力和空间分辨力不如 CT 和 MRI 高；另外，由于超声的物理性质，使超声对骨骼、肺和胃肠的检查受到限制。

- 磁共振成像技术

磁共振成像是利用原子核在磁场内共振所产生的信号经重建后成像的一种成像技术。含单数质子的原子核，如人体内广泛存在的氢原子核，其质子有自旋运动，就如同一个小磁体放在均强的外磁场中，用特定频率的射频脉冲进行激发，作为小磁体的氢原子核吸收一定的能量而产生共振，即发生了磁共振现象。

停止发射射频脉冲，则被激发的氢原子核就会把所吸收的能量逐步释放出来，使其相位和能级都恢复到激发前的状态。这一恢复过程称为弛豫过程，而恢复到原来平衡状态所需的时间则称为弛豫时间。

组织间弛豫时间上的差别，是磁共振成像技术的成像基础。医学实验表明，不同的组织与器官的弛豫时间有显著的不同，这一特点使磁共振成像技术对软组织及器官有特殊的分辨能力；同一组织、器官的不同病理阶段上的弛豫时间也有显著不同，为使用磁共振成像技术进行病理分期成为可能。

磁共振成像的优点是对人体无创伤、无电离辐射，可以对人体组织做出形态与功能两方面的诊断，图像分辨率高，比较容易获取人体的三维图像。

- 核医学成像技术

核医学成像又称放射性核素成像，是把某种放射性同位素标记在药物上形成放射性药物并引入体内，当它被人体的脏器和组织吸收后，就在体内形成了辐射源。放射性同位素在衰变过程中释放出 γ 射线，用核子探测装置就可以从体外检测这些放射性同位素在体内分布密度的图像。

发射型计算机断层成像技术（Emission Computed Tomography，ECT）可分为单光子发射计算机断层成像技术（SPECT）和正电子发射断层成像技术（PET）两类。

SPECT 的成像过程类似于 CT 技术。它用一台 γ 相机围绕着被探查者做旋转运动，在不同的角度上检测人体发射出的 γ 射线光子并计数，然后采用图像重建方法，得到人体在某一截面上放射性药物浓度的分布。

PET 是在被检测部位注入经放射性核素标记的生物活性示踪剂，核衰变过程中产生的正电子与人体内的负电子结合，正、负电子对湮灭时产生两个传播方向几乎完全相反的 γ 射线光子。为此，可以在探查对象的周围安放环形排列的探测器，若某一对检测器在此时同时获得信号，则认为在这两个检测器空间的连线上有一次核素衰变。不同方向多个探测器的计数可以反映示踪剂的空间分布位置和浓度。再使用计算机对原始数据重建处理，即可得到高分辨率、高清晰度的活体断层图像。

4. 医用传感器

医用传感器是一种用于感知生物的各种信息并将之转换成容易处理的电信号的器件，在医学仪器的研制和医学实验中占有重要地位。作为获取生命体征信息的"感官"，医用传感器扩展和延伸了人体的感觉器官，能获取人体无法直接感知的医药信号，把定性的感觉扩展为定量的检测，是医用仪器、设备的关键器件。

（1）医用传感器的作用

医用传感器是医学仪器与人体直接耦合的关键环节。使用医用传感器不仅能连续记录患者的体温、脉搏、动脉压、静脉压、呼吸和心电等一系列的参数并监测这些生理指标是否处于正常范围，还能采集临床上的各类检验信息，如从各种体液（血液、尿液、唾液等）样品中获取生化检验所需的信息，利用这些生理参数获知人体的生理过程。

由此可见，医疗活动过程中采用医用传感器能采集人体的心电、血压、脉搏、血氧、呼吸、血糖（GLU）、血总胆固醇（TC）、血甘油三酯（TG）等生理生化参数，并可通过无线网络技术将这些参数传送到医疗监测数据中心。同时，还可以利用心电、血压、血糖等智能辅助自动分析软件对医疗监测数据进行建模与分析，结合专家知识库系统和病例特征库系统构建疾病实时风险预警平台，及时发现早期疾病，预测健康风险，为终端用户提供个性化的医疗和护理方案。

（2）医用传感器的分类

① 医用传感器按照工作原理可分为物理传感器、化学传感器、生物传感器等。

· 物理传感器

物理传感器是指利用材料的物理变化和物理性质制成的传感器。如电阻式传感器、电容式传感器、电感式传感器、压电（效应）传感器、光电（效应）传感器、磁电（效应）传感器和热电（效应）传感器等，可用于测量人体信息中的物理量，如血压、血流、心电、脉搏、血黏度、生物磁场等信息。

· 化学传感器

化学传感器是指利用化学性质和化学效应制成的传感器。它通过离子选择性敏感膜将某些化学成分、含量、浓度等非电量转换成电信号，主要包括不同种类离子敏感电极、离子敏感效应管等。可用于测量人体信息中的化学量，包括人体体液中的离子成分或浓度、pH、氧分压和葡萄糖含量等信息。

· 生物传感器

生物传感器是指利用生物活性物质的选择性识别来测定生化物质的传感器。一般是利用酶催化某种生化反应或者通过某种特异性的结合，检测大分子有机物的种类及含量，主要包括酶生物传感器、微生物传感器、免疫传感器、组织传感器、基因传感器等。这类传感器可以测量人体信息中的生物化学量，包括酶、抗体、抗原、受体、激素、DNA 和 RNA 等信息。

② 医用传感器按照检测种类可分为位移传感器、流量传感器、温度传感器、速度传感器、压力传感器等。压力传感器包括金属应变片压力传感器、半导体压力传感器、电容压力传感器等；温度传感器包括热敏电阻、热电偶、PN 结温度传感器等。

③ 根据传感器所能替代的人体感官分类，医用传感器可分为视觉传感器、听觉传感器和嗅觉传感器等。视觉传感器包括各种光学传感器以及其他能够替代视觉功能的传感器；听觉传感器包括各种拾音器、压电传感器、电容传感器以及其他能够替代听觉功能的传感器；嗅觉传感器包括各种气体敏感传感器以及其他能够替代嗅觉功能的传感器。

2.3.2　医药信息的存储

随着现代医学技术的发展,医疗机构的诊疗工作越来越多地依赖医学影像的检查(如 X 射线、CT、MRI、超声、窥镜、血管造影等)。传统的医学影像管理方法(胶片、图片、资料)存在很多问题,已无法适应现代医院中对医学影像的管理要求。例如,大规模影像资料的保存需要耗费大量的空间、人力和财力;手工管理效率低,资料的查找、调阅速度慢,不能满足临床需要;传统的 X 射线摄影胶片不便于存储和传输,无法实现实时的异地会诊,有时甚至会造成影片和资料的丢失。医学图像信息数字化从根本上改变了传统医学图像的采集、显示、存储和传输的模式,为逐步实现胶片数字化,建立无胶片医学图像系统创造了条件。

1. 医学图像存储

医学图像信息是指借助于某种介质(X 射线、电磁波、超声波等),把人体内部组织器官的结构、密度以影像的方式表现出来的信息,它主要为医师诊断人体健康状况提供参考和依据。由于医学成像模式不同,所产生图像的空间分辨率、图像大小及数据都会不同。在临床诊断过程中,除了需要分析像 X 射线成像这种单一图像外,还需要分析序列图像,如 CT 或 MRI,对多个断面进行观察;或是连贯的动态图像,如超声,进行实时观察。

通过不同模式产生的图像所需存储空间存在一定的差异。一张典型的 CT 图像是 512×512 像素,每次检查需要 40~60 张横断面图像,若每个像素用 12 位表示,需要两个字节存储,则每次检查产生的图像为 20~30MB;每张磁共振图像为 256×256 像素,每个像素用 10 个二位进制位表示,每次检查需要 80 幅图像,产生的文件大小大约是 10MB;实时超声每秒产生 30 帧图像,医生通常会选择 30~40 个关键帧进行分析,每幅图像大小是 512×512 像素,每个像素需要 8 位存储,共需存储空间为 8~10MB;核医学影像分辨率较低,每幅图像为 128×128 像素,每个像素需要 8 位存储,每次检查所需的 30 幅图像的存储空间约为 0.5MB。

伴随医院信息化的快速发展,医学图像数据的数据量呈指数型增长,医疗领域对存储技术和存储体系结构提出了新要求。

2. 医学图像标准

随着数字化医学成像设备被广泛应用于各医院,对医学图像及相关数据的存档管理以及在不同科室之间的数据共享的要求也越来越迫切。由于医疗设备生产厂商不同,与各种设备有关的医学图像存储格式、传输方式千差万别,阻碍了医学图像及其相关信息在不同系统、不同应用之间的信息交换。美国放射学会(American College of Radiology,ACR)和美国国家电器制造协会(National Electrical Manufacturers Association,NEMA)在参考了其他相关国际标准(HL7、IEEE、ANSI 等)的基础上,联合推出了医学数字图像通信标准。

DICOM 标准中详细定义了医学图像及其相关信息的组成格式和交换方法。任何医疗设备,只要遵照 DICOM 标准,就可以方便地与其他设备和系统进行通信并交换产生的图像。这个标准涵盖了医学数字图像的采集、归档、通信、显示及查询等几乎所有信息交换的协议,以开放互连的架构和面向对象的方法定义了一套包含各种类型的医学诊断图像及其相关的分析、报告等信息的对象集,包括对患者、检查、设备、影像的基本描述。定义了用于信息传递、交换的服务类与命令集,以及消息的标准响应。它描述了唯一标识各类信息对象的技术,提供了应用于网络环境(OSI 或 TCP/IP)的服务支持。对于影像数据部分,DICOM 允许使用无损压缩和有损压缩等多种图像格式标准，包括 JPEG、JPEG 无损压缩、RLE 等。DICOM 的应用范围不仅包括放射医疗、心血管成像以及放射诊疗诊断设备（X 射线、CT、核磁共振等），还包括内镜图像、病理性图像、耳科图像、皮肤图像及中医舌苔图像等方面。

随着技术和应用的发展，DICOM 标准也在不断扩充和更新。DICOM 3.0 版不仅适用于网络环境，而且克服了前两个版本只能传输数据，不能传输命令等缺陷。DICOM 标准主要内容包括以下几部分。

① 第一部分，给出了标准的设计原则，定义了标准中使用的一些术语，对标准的其他部分做了简要概述。

② 第二部分，给出了 DICOM 的兼容性定义和方法。由于 DICOM 标准内容繁多，功能复杂，包含面广，因此，到目前为止，还没有设备能够涵盖所有的 DICOM 功能。标准要求设备制造商必须给出本设备所支持的 DICOM 功能的说明及兼容性声明。因此，用户在采购设备时，应注意设备支持的 DICOM 功能的兼容性水平是否一致，否则设备在互连时会出现问题。

③ 第三部分，信息对象定义，即对医学数字图像存储和通信方面的信息对象提供了抽象的定义。DICOM 标准定义了普通型和复合型两大类信息对象类。普通型信息对象类仅包含实体中固有的那些属性，复合型信息对象类则可以附加属性。

④ 第四部分，服务类说明。服务类可简单地理解为 DICOM 标准提供的命令或提供给应用程序使用的内部调用函数。

⑤ 第五部分，数据结构和语意，用于描述怎样对信息对象和服务类进行构造和编码。

⑥ 第六部分，数据字典，是 DICOM 标准中所有数据元素定义的集合。这样一来，在 DICOM 设备之间进行消息交换时，消息中的内容具有明确的无歧义的编号和意义，可以相互理解和解释。

⑦ 第七部分，消息交换。消息是符合 DICOM 标准的应用实体之间进行通信的基本单元，阐述了应用实体用于交换消息的服务和协议。

⑧ 第八部分，消息交换的网络支持。说明了 DICOM 实体之间在网络环境中通信服务和必要的上层协议的支持。这些服务和协议保证了应用实体之间有效地和正确地通过网络进行通信。

⑨ 第九部分，消息交换的点对点通信支持，说明了与 ACR-NEMA 2.0 相兼容的点对点通信环境下的服务和协议。

⑩ 第十部分，用于介质交换的介质存储和文件格式，说明了一个在可移动存储介质上医学图像信息存储的通用模型。

⑪ 第十一部分，介质存储应用卷宗，用于医学图像及相关设备信息交换的兼容性声明。给出了心血管造影、超声、CT、核磁共振等图像的应用说明和 CD-R 格式文件交换的说明。

⑫ 第十二部分，用于介质交换的物理介质和介质格式。它提供了在医学环境中数字图像计算机系统之间信息交换的功能。这种交换功能将增强诊断图像和其他潜在的临床应用。

⑬ 第十三部分，点对点通信支持的打印管理。定义了在打印用户和打印提供方之间点对点连接时，支持 DICOM 打印管理应用实体通信的必要的服务和协议。

⑭ 第十四部分，说明了灰度图像的标准显示功能。

DICOM 标准的推广与实现，大大简化了医学影像信息交换的流程，推动了远程医疗放射学系统和医学影像存储与传输系统（Picture Archiving and Communication System，PACS）的研究与发展，使医学影像及相关信息实现了网络模式的资源共享和远程传输，为全面实现医疗信息化奠定了基础。

习　题　2

一、单项选择题

1. 十进制数 76 转换成二进制数为＿＿＿＿＿。
   （A）1001100　　　　（B）1001101　　　　（C）1001110　　　　（D）1001000

2. 二进制数 110011.11 转换成十进制数为＿＿＿＿＿。
   （A）51.375　　　　（B）51.75　　　　（C）52.75　　　　（D）52.375

3. 二进制数 11001101 转换成十六进制数为＿＿＿＿＿。
   （A）CD　　　　（B）DD　　　　（C）CC　　　　（D）DF

4. 八进制数 73 转换成二进制数为＿＿＿＿＿。
   （A）111011　　　　（B）111001　　　　（C）111000　　　　（D）110001

5. 已知字符 "A" 的 ASCII 的二进制数是 1000001，字符 "c" 对应的 ASCII 的八进制为＿＿＿＿＿。
   （A）143　　　　（B）63　　　　（C）103　　　　（D）142

二、简答题

1. 信息获取的一般过程包括哪几个部分？

2. 什么是进位计数制？

3. 文件由哪几部分组成？

4. 医药信息的获取主要有哪几种方法？

5. 医用传感器按照工作原理可分为哪几种类型，请举例说明。

本章参考文献

[1] 晏峻峰，李曼. 医药信息技术基础[M]. 2 版. 北京：人民邮电出版社，2014.

[2] 杨名经. 医学信息学概论[M]. 北京：科学出版社，2015.

[3] 赵越，等. 医学信息学[M]. 北京：清华大学出版社，2016.

[4] 战德臣. 大学计算机：理解和运用计算思维（慕课版）[M]. 北京：人民邮电出版社，2018.

[5] 杨兆辉，明丽宏. 信息检索教程[M]. 北京：电子工业出版社，2018.

[6] 晏峻峰，占艳，等. 医药信息处理与分析[M]. 北京：人民邮电出版社，2018.

[7] 罗爱静，于双成. 医学文献信息检索[M]. 3 版. 北京：人民卫生出版社，2018.

[8] 曾一. 大学计算机基础[M]. 北京：高等教育出版社，2015.

[9] 韩晓军. 数字图像处理技术与应用[M]. 2 版. 北京：电子工业出版社，2017.

[10] 朱立才，黄津津. 大学计算机信息技术[M]. 北京：人民邮电出版社，2018.

[11] 龚沛曾，杨志强. 大学计算机[M]. 北京：高等教育出版社，2013.

[12] 杨清梅，孙建民. 传感技术及应用[M]. 北京：清华大学出版社，2014.

第3章

多媒体信息加工与表达

 引言

　　随着计算机和互联网的广泛应用，人类各种活动产生、创造的数据量呈爆炸式增长。多媒体信息是计算机技术与互联网发展之下海量信息的不同数据表示方式。大数据背景下多媒体信息的加工与表达，不能仅从技术角度学习，还要从思维与策略的层面去掌握，只有这样才能更有效地将多媒体信息进行综合的处理与运用，从而更直观而清晰、深刻而生动地表达观点、交流思想。

　　无论是从医药信息处理的专业角度，还是着眼于更广泛的办公应用层面，文档编排、数据加工与演示文稿制作，甚至简单的音、视频处理等都逐渐成为现代职场的必备技能。办公类多媒体信息加工与处理的多终端应用蓬勃发展，促使我们从更高、更广、更全面的视角，去了解和学习多媒体信息加工与表达的对象与元素、概念与范畴、方法与工具、应用与发展。有侧重地把握医药领域相关范畴的多媒体信息加工与处理，将有利于提高医药领域人才的综合信息素养，有利于拓展医药领域人才的信息化思维。在大数据时代，单纯的技术学习固然重要，但更重要的是要培养多元思维与格局。

内容结构图

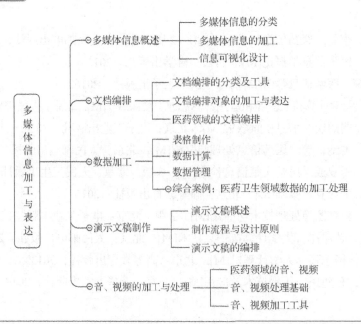

学习目标

通过本章内容的学习，学生应该能够做到如下几点。

✓ 了解：常见的六种多媒体信息的概念及特点；办公类多媒体信息处理的软件；医药领域的文档编排、数据加工及演示文稿制作的特点；医药领域的音、视频。

✓ 理解：多媒体信息加工的概念；信息可视化设计的概念；文档编排对象的概念与特点；医药领域文档编排的流程与技巧；医药信息中的数据加工与处理；演示文稿的设计原则；音、视频处理的基础。

✓ 应用：掌握多媒体信息加工与表达的综合思维、统筹策略与设计流程，学会在实践中用 Word 编辑与调整论文格式、制作卡片、设计报刊等；掌握电子表格的使用方法，学会在实践中用 Excel 进行数学问题求解、绘制曲线图、进行数据分析与统计等；掌握使用 PowerPoint 制作图文并茂的演示文稿的方法；掌握基本的音、视频处理技术。

3.1　多媒体信息概述

多媒体信息是指以文字、图像、影像、音频和动画等为表现形式的媒体信息，一般是指运用存储与获取技术得到的相关信息，尤其是计算机中的数字信息。

3.1.1　多媒体信息的分类

常见的多媒体信息主要有六类：文本、图形、图像、音频、动画、视频等。

1. 文本

文本（Text）是最常见的一种媒体形式，也是人与计算机进行交互的主要形式之一。各种书籍、文档、信函、新闻等都以文本数据为主构成。文本主要包括各种语言的文字符号、数字、字母、特殊符号等。以文本数据为主的常见文档格式有：文本文档（.txt）、Word 文档（.docx）、电子文档（.pdf）、WPS 文档（.wps）。

2. 图形

图形（Graphic）指矢量图，通常由点、线、面、体等几何元素和灰度、色彩、线型、线宽等非几何属性构成。矢量图只能靠软件生成，根据几何特性来绘制。图形的构成元素，如点、线、矩形、圆形、弧等均基于数学公式的计算来获得。矢量图可以无限放大，不变色、不模糊，常用于设计图案、标志、Logo、文字等。矢量图的格式有 Adobe Illustrator 的.ai、.eps 和.svg，AutoCAD 的.dwg 和.dxf，CorelDRAW 的.cdr 等。

3. 图像

图像（Image）指位图，也称为点阵图像，由像素（Pixel）组成。像素是构成位图的一个个的小点，每个像素点都被分配一个特定的位置和颜色值。每个像素点记录颜色所采用的二进制数的位数称为量化位数，它决定了彩色图像中可出现的最多颜色数。

表 3-1 说明了量化位数与颜色总数的关系，量化位数越大，则图像颜色越丰富，越接近真实

色彩。水平方向×垂直方向的像素个数称为图像分辨率，分辨率越高，图像就越细腻、越清晰。位图图像的文件格式有.bmp、.pcx、.gif、.jpg、.tif 以及 Photoshop 的.psd 等。

表 3-1　　　　　　　　　　　　　量化位数与颜色总数的关系

量化位数（颜色位数）	颜色总数	图像名称
1	$2^1=2$	单色图像
4	$2^4=16$	索引 16 色图像
8	$2^8=256$	索引 256 色图像
16	$2^{16}=65\ 536$	Hi-Color 图像
24	$2^{24}=16\ 672\ 216$	真彩色图像

图形（矢量图）与图像（位图）的主要区别为：矢量图与分辨率无关，可以缩放到任意大小和以任意分辨率在输出设备上打印出来都不会影响清晰度；而位图则由一个个像素点构成，当位图放大时，像素点也随之放大，但每个像素点表示的颜色是单一的，所以位图放大后会呈现出马赛克状。矢量图色彩不丰富，无法表现逼真的实物；而位图则可以表现出色彩丰富的图像。

4. 音频

音频（Audio）是人类用来传递信息、交流情感最方便、最熟悉的方式之一。使用计算机描述音频时，需要将连续的模拟音频信号转换为离散的数字音频信号，主要包括信号采样、量化和编码三个过程。常见的音频格式有：.cda、.wave、.mp3、.midi、.wma、.ape 等。音频及其处理将在3.5 节中详细介绍。

5. 动画

动画（Animation）是利用人的视觉暂留特性，通过快速播放一系列由人工或计算机绘制的连续变化的图形或图像，形成缩放、旋转、变换、淡入、淡出等效果的动态画面，包括帧动画和造型动画。

帧动画是一幅幅连续的图像或图形序列，其中需要将动作分解，绘制出微小的变化。

造型动画是一种矢量动画，由计算机实时生成并演播。它对每一个活动的对象分别进行设计，最后在演播时，将这些对象通过设计进行叠加组合，实时组成完整的画面，并可实时变换，从而实时生成视觉动画。

Flash 是最为常见的动画处理软件，其能生成与处理的动画格式有.gif、.flic、.swf 等。GIF 格式的动画可以同时存储若干幅静止图像并形成连续的动画，是目前 Internet 上广泛应用的彩色动画文件格式。FLIC 是 FLC 和 FLI 的统称：其中，FLI 是最初的基于 320×200 像素的动画文件格式；而 FLC 则是 FLI 的扩展格式，采用了更高效的数据压缩技术，其分辨率也不再局限于 320×200 像素。SWF 是 Flash 的矢量动画格式，它采用曲线方程而不是点阵描述其内容，因此这种格式的动画在缩放时不会失真，非常适合描述由几何图形组成的动画。

6. 视频

视频（Video）的每帧图像都是通过实时拍摄的自然景象或者活动对象获得的。视频信号可以通过摄像机、录像机等连续图像信号输入设备产生。常见的视频文件格式有.mpeg、.avi、.flv、.mp4等。视频及其处理将在 3.5 节中详细介绍。

3.1.2　多媒体信息的加工

六类多媒体信息的加工各有其专业的处理软件。例如，图形图像处理软件有 PhotoShop、CorelDraw、Freehand 等；动画制作软件有 AutoDesk Animator Pro、3ds Max、Maya、Flash 等；音频处理软件有 Ulead Media Studio、Sound Forge、Audition（Cool Edit）、Wave Edit 等；视频处理软件有 Ulead Media Studio、Adobe Premiere、After Effects 等。

多媒体信息处理在医药领域的应用集中在论文撰写、手册整编、电子病历及医案记录、药物或医学研究的数据统计与分析、新药研发的发布与宣讲等方面。除了医药领域，在更广泛的办公应用领域，也离不开多媒体信息的综合处理。多媒体信息处理基本可分为文档编排、电子表格类的数据处理及演示文稿制作三类典型的加工与表达方式。本章将更多地从思维方式、处理对象及相关概念与加工处理的设计原则等角度进行综合阐述。

3.1.3　信息可视化设计

随着生活节奏的不断加快，人们不仅希望快速获取对自身有价值的信息，还希望能高效地把握信息的核心内容。用视觉化、直观化的方式综合处理丰富的多媒体信息，帮助人们快速解决隐含在信息中的核心问题或挖掘出更多有价值的信息，这就是信息可视化。

1. 信息可视化的概念

20 世纪 70 年代，英国平面设计师特格拉姆第一次使用了"信息设计（Information Design）"这一术语，主旨是"进行有效能的信息传递"。1982 年，耶鲁大学教授爱德华·塔夫特（Edward Tufte）出版了第一本信息设计专业书籍《定量信息的视觉展示》（*The Visual Display of Quantitative Information*），书中指出，好的信息设计是"将清晰的思想可视化"。

信息可视化（Information Visualization）的定义最早是在 1989 年，由斯图尔特·卡德（Stuart K. Card）、约克·麦金利（Jock D. Mackinlay）和乔治·罗伯逊（George G. Robertson）提出：利用计算机辅助与交互的方式对抽象数据进行视觉表现，以增强人们对抽象信息的认知。信息可视化设计是信息设计学科的一个分支。信息设计涉及数据可视化、科学可视化、知识可视化等领域。

2. 分层次的可视化

可视化技术的研究和应用已从根本上改变了人们表示和理解大型复杂数据的方式。可视化技术最早用于处理科学计算和工程测量数据，随着技术发展而逐渐扩展到其他应用领域。可视化技术依处理数据的抽象层次衍化的历程为：科学计算—数据—信息—知识的可视化。莫永华教授以整合角度提出了"分层次的可视化方法理论"，将目前的信息可视化划分为：数据—信息—知识—智慧的可视化这四个层次，如图 3-1 所示。

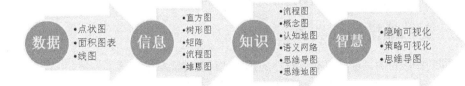

图 3-1　分层次的可视化

（1）数据可视化。它是基于计算机图形学原理和图像处理技术，将数据转换为图形或图像在屏幕上显示出来，并进行交互处理。数据可视化的理论、方法和技术涉及计算机图形学、图像处理、计算机辅助设计、计算机视觉及人机交互技术等多个领域。数据可视化的表现形式主要有：点状图、面积图表或线图。

（2）信息可视化。它指人们在进行信息交流时，利用计算机技术，以抽象数据的可视化形式，来增强人们对非物理抽象信息的认知。信息可视化的表现形式有：直方图、树形图、矩阵、流程图、维恩图等。

（3）知识可视化。它指所有可以用来构建和传达复杂知识的图解手段。知识可视化是在数据可视化、信息可视化的基础上发展而来的新兴研究领域，它应用视觉描述的方法促进群体知识的传播和创新。知识可视化的表现形式主要有流程图、概念图、认知地图、语义网络、思维导图、思维地图等。

（4）智慧可视化。它指将人们的思维过程、思维方式、策略方法等以图解的手段表示出来，使思维更清晰并能促进人们的反思，进而改进学习方式与效果。典型的智慧可视化方法包括隐喻可视化（故事板、视觉隐喻等）、策略可视化（流程图、卡通图、漫画图等）、思维导图及其他（启发式草图、因果图等）。

3. 医药信息可视化

科学计算可视化与数据可视化是对空间的数据进行可视化，其在医疗领域的应用较广，例如，计算机断层扫描、磁共振成像、人体数据三维可视化结构等。

信息可视化、知识可视化及智慧可视化是对非空间数据的可视化，这是当前分析复杂数据、进行数据挖掘、传播知识与启迪智慧的重要工具。在复杂的医疗信息及背景下，这类可视化技术具有辅助医学诊疗的优势，从而为决策提供依据。数据挖掘中的可视化处理不仅可以对各类医疗信息进行视觉上的直观数字化整合，还可以为各类相关医疗信息数据的智能化应用提供开放的平台。

值得一提的是，可视化技术在中医药领域的研究应用也已展开，目前已有中医脉诊信息可视化识别技术、中医数字舌象的可视化识别技术、红外热成像中医可视化技术、基于3D人体模型的中医经络可视化展示系统、中药及方剂寒热属性可视化分析平台、中医药知识图谱及思维导图等技术和系统被成功地应用。

3.2　文档编排

文档排版工具根据其应用领域的不同可分为具备通用功能的文档排版办公应用软件和具有针对性特点的专业排版软件。下面分别对这两类软件进行介绍。

3.2.1　文档编排的分类及工具

基于不同的排版目的，选择更有针对性的排版软件往往能事半功倍。

早期的文档排版常用于商务办公及制作期刊、报纸等印刷品，在移动互联网技术的推动下，"万物皆媒"的新媒体环境孕育出基于移动终端的博文、自媒体资讯、公众号文章等各种文档，从而衍生出了更丰富的新媒体排版应用软件。基于新媒体环境，文档排版软件按照应用目标大致可以分为五类：商务办公、期刊论文、报纸杂志、博客文章、手机图文等。这五大分类及其对应的常见排版工具如图 3-2 所示。

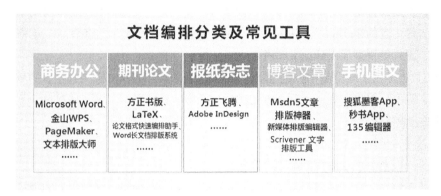

图 3-2　文档编排分类及常见工具

1．商务办公排版

商务文档既有单页或较短篇幅文档，如会议通知、商务信函、工作计划、产品说明等，也有中等或较长篇幅文档，如商务洽谈、合同标书、员工手册。商务文档通常讲求风格简洁、格式规范、内容专业、排版正式，相应的排版工具通常讲求操作便捷、功能强大、排版高效。商务办公领域应用最为广泛的软件莫过于 Microsoft Word 和金山 WPS，此外，业内较为出名的软件还有 PageMaker 及文本排版大师。

作为微软公司 Office 套件的核心程序，Microsoft Word 提供了许多易于使用的文档创建工具，同时也提供了丰富的功能集供人们创建复杂的文档时使用。哪怕只用 Word 进行简单的文本格式化或图片处理，也能使文档变得比纯文本更具吸引力。

WPS Office 是由金山公司推出的一款办公软件套装，具有内存占用少、运行速度快、体积小巧的特点，此外还有强大的插件平台支持、免费提供海量在线存储空间及文档模板、支持阅读和输出 PDF 文件、全面兼容微软 Office 格式等优势。其版本覆盖 Windows、Linux、Android、iOS 等多个平台。

PageMaker 可以用于创建高品质的出版物，如小册子和新闻简报。其最大的优点是可以同时处理海量长篇内容，非常适合个人或企业等使用。

文本排版大师集中文文本编辑与排版、文本表格生成与制作的功能于一体，具有自动智能文本段落重排功能，以及强大的文本转换功能。例如，它能将普通排版的文本转换为古文竖排方式、稿纸格式、信笺格式，也可将古文竖排方式文本恢复为横排文本，还具有文本块的左右互换、上下互换、横排转列排、列排转横排等文本转换功能。

2．期刊论文排版

发表在期刊中的论文通常篇幅较短，而学位论文则篇幅较长。不同的期刊或不同类型的论文对格式的排版要求不尽相同，但基本都离不开对标题、各级目录、公式、图片、表格和参考文献等的设置。

方正书版是北大方正开发的专业排版软件，它采用批处理的排版方式，具有强大的文字处理功能。其排版速度快、版式多样，适用于期刊、辞书、典籍、科技类和文艺类等书刊的编辑和排版，广泛应用于电子图书、因特网上浏览传递、电子政务等领域。

LaTeX 是一种基于 TeX 的排版系统，它非常适用于生成印刷质量高的科技类和数学类文档，尤其适用于生成复杂的表格和数学公式。

论文格式快速编排助手（Word 版）是一款十分专业的论文排版软件，它主要用于学位学术论文、科技报告等内容的格式排版。其主要特点在于排版快速，同时兼容各种 Word 格式，支持将表格、公式、图片等快速插入到论文中进行排版。

Word 长文档排版系统，是一款专门针对长篇幅 Word 文档自动处理格式排版的软件，特别适合处理论文、标书、报告、规范、公文等格式要求严格的长文档。

3. 报纸杂志排版

报纸杂志通常更注重文档布局的美感以及广告图文的视觉冲击，因而其文档排版软件需要强大的图文混排、段落分栏、图片艺术字等功能。

飞腾排版系统作为方正桌面出版系统的重要组成部分，已经被许多国内外的报社、杂志社、出版社、印刷厂和广告公司等印刷出版单位广泛使用。

Adobe InDesign 是一款专业的桌面出版（Desktop Publication，DTP）应用软件，主要用于各种印刷品的排版编辑，已成为期刊、报纸和其他出版环境中的重要排版软件。Adobe InDesign 与 Adobe Illustrator CS6、Adobe Photoshop CS6 等软件能完美兼容，并且具有风格一致的界面。

4. 博客等网络文章排版

新媒体环境下的博客等网络文章特别注重时效性，因而在排版工具的选择上用户更倾向于选择简洁实用、方便快速的排版软件，以提高编写网络文章的效率。

Msdn5 文章排版神器是一款针对论坛用户开发的文章排版软件，提供了手动排版和自动排版两种排版方式。该软件能帮助用户在论坛发帖之前对文章快速排版，并提供字数统计、拼音检查、一键清除 Word 格式等便捷功能，适合经常在论坛发帖子的用户使用。

新媒体排版编辑器是一款界面简洁、方便实用的文字编辑软件，可以帮助用户轻松处理文字格式。

Scrivener 文字排版工具是一款非常优秀的写作软件，提供了各种写作辅助功能，如标注多个文档、概述介绍、全屏幕编辑、快照等，能辅助作者轻松便捷地完成整个写作流程（从作品构思、搜集资料、组织结构、增删修改到排版输出等）中所需的排版编辑工作。

5. 手机图文排版

在手机端查看公众号文章或进行自媒体写作往往受到屏幕尺寸的局限，因此一批专门针对手机图文排版的 App（Application Software，应用软件）应运而生。

搜狐墨客 App 是搜狐旗下的一款优质图文排版工具，其扁平化的功能设计、模块化的编辑拖动技术以及图片自动美化功能可以帮助每一位用户快速生成图片。其优点在于设计简洁、页面清爽、操作简单，用户可以使用它随时随地记录生活、分享灵感。

秒书 App 是专为深度内容创作者打造的一款低门槛的高效写作与智能排版工具。支持手机写作、图文排版、一键排版、大纲写作等编辑排版功能；自带海量排版模板和正版图片，是一款免费的自媒体写作编辑器。

135 编辑器是一款专业的微信公众号文章在线图文排版工具，具有丰富的排版样式、模板、图片素材，并提供秒刷、一键排版、全文配色、云端草稿、企业定制等强大功能。

3.2.2　文档编排对象的加工与表达

文档编排要处理的对象主要是文档结构中的不同元素，如字符、段落、图片等。文档结构的最小元素是字符，而由字符构成的段落则是文档结构的基本元素。此外，长文档（如论文、书籍等）的结构元素还包括表格、公式、组织结构图、页眉和页脚等。文档结构元素综合构成文档的结构，即页面或版面。本小节主要介绍文档编排对象的概念及加工表达，包括字符、段落与页面等。

1. 字符及其格式化

字符是指文档中输入的汉字、字母、数字、标点符号和各种符号。文档排版中对字符的操作主要是指字符格式化。字符格式化主要包括设置字符的字体、字号、字形、特殊效果、字符位置等。

（1）字体

字体是指同一种字符在屏幕或纸张上呈现出的不同书写形体。字体包括中文字体（如宋体、黑体、楷体、仿宋、华文彩云等）和西文字体（如 Times New Roman、Arial、Candara 等）。西文字体只对西文字符起作用，而中文字体则对汉字和西文字符都起作用。若文档中的文本既有中文又有西文，通常可以分别设置中、西文的字体，从而获得更好的视觉效果。

字体数量的多少取决于计算机或手机中安装的字库数量。字库是西文、中文以及相关字符的电子文字字体集合库。随着排版软件的不断升级，软件中自带的字库也在逐渐增多。如果想让字体更有特色或个性，则可以从网络上寻找各种字体下载安装到计算机或手机中。为了省去用户查找、下载、安装不同字体的麻烦，一些 PC（个人计算机）版和手机版的字体管理 App 应运而生。字体管家就是一款专业的字体管理工具，有 PC 版字体管家和安卓版字体管家两个版本。它具有字体下载安装、字体备份、字体恢复、字体预览等功能。PC 版字体管家拥有的海量字库，包含多达 14 000 种中文字体。例如，通过安装字库设置的华康少女文字和毛笔行书文字，效果如图 3-3 所示。值得一提的是，如果要在其他计算机中也显示自己设置的字体，则也需要安装相应的字库；或者，在排版软件中将文档另存为图片或 PDF（Portable Document Format，便携式文档格式）文档。

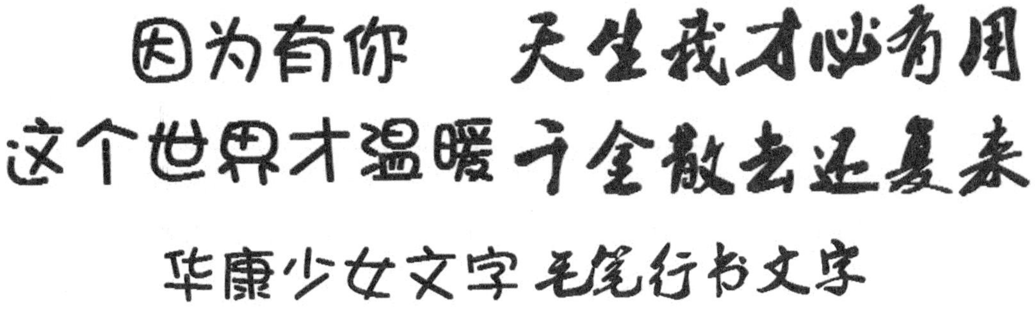

图 3-3　两种不同字体的显示效果

在 iOS 平台上则有一款名为"Fan·繁"的文本工具 App，它不仅可以帮助用户进行简繁转换、大写数字转换、长微博发送等日常操作，还可以将输入的文字以最大字号在屏幕上滚动播放——适用于机场接人或会议现场提问。

拓展资源　在信息时代的今天，一款字库的诞生通常要经过字体设计师的创意设计，字体制作人员一笔一画地制作、修改，技术开发人员对字符进行编码、添加程序指令、装库、开发安装程序，测试人员对字库进行校对、软件测试、兼容性测试，生产部门对字库进行最终产品化和包装上市等几个环节。对字体厂商而言，推出一款字体，需要经历市场调研、专家研讨等环节，以保证推出的字库具有市场竞争力。同时，字体的字形以及编码，也要遵循国家语言文字的相关规定，保证字库产品符合标准。开发一款精品字库，往往需要付出2～3年的艰苦努力，是一项需要投入人力、物力、财力，充满激情和创造性的工作。

（2）字号

字号是指文字的大小，通常是以字符在一行中垂直方向上所占用的点数（磅值）来表示。字号以 pt（磅）为单位，1pt（磅）约为 1/72in（英寸）或 0.353mm（毫米）。字号有"汉字数码字号"和"阿拉伯数字磅值"两种表示方法。中文字符通常用汉字数码来设置其大小，汉字数码越小则表示的字号越大。例如，二号字（常作为标题字号）要大于五号字（常作为正文字号）。阿拉伯数字磅值的大小则正比于字号大小，即阿拉伯数字越大，则字符的字号就越大。例如：

一号字、二号字、三号字、四号字、五号字、六号字、七号字、八号字。

26 磅、22 磅、16 磅、14 磅、10.5 磅、7.5 磅、5.5 磅、5 磅。

阿拉伯数字能表示的字号更多（可设置1～1638之间的数字字号），而且更精准（可设置带一位小数点的数字字号）。此外要设置比"初号"更大或比"八号"更小的字号，则只能使用阿拉伯数字磅值进行修改。"汉字数码字号"与"阿拉伯数字磅值"的对应关系如表 3-2 所示。

表 3-2　　　　　　　　　　"汉字数码字号"与"阿拉伯数字磅值"的对应关系

汉字字号	阿拉伯数字磅值/pt	对应毫米值/mm	汉字字号	阿拉伯数字磅值/pt	对应毫米值/mm
初号	42	14.28	四号	14	4.94
小初	36	12.70	小四	12	4.32
一号	26	9.17	五号	10.5	3.70
小一	24	8.47	小五	9	3.18
二号	22	7.76	六号	7.5	2.65
小二	18	6.35	小六	6.5	2.29
三号	16	5.64	七号	5.5	1.94
小三	15	5.29	八号	5	1.76

（3）字符特效

为了提升文档的可读性及针对性，文档作者可以在设置好字体及字号的基础上，为字符增加一些特殊效果。在交互式、沉浸式的阅读与学习模式下，文档的读者也能通过自主添加字符特效以获得更好的学习体验。

字形：字形通常指对字符设置常规、倾斜、加粗以及加粗倾斜等字符形态。同样的文字可以通过字形的变化产生不同的效果，从而让文字变得更加醒目。例如：

常规宋体、**加粗宋体**、*倾斜宋体*、***加粗倾斜宋体***。

字符颜色：字符颜色通常可分为标准颜色和自定义颜色。为字符设置颜色应注意使字符与文档显示背景或打印纸的颜色更好地融合。商务办公类的排版软件通常还为用户提供了主题颜色，可使字符颜色设置与文档整体更加协调。

下画线和删除线：下画线通常添加在重点词句的下方以示强调，下画线的线形及颜色均可设置，例如，<u>红色波浪线</u>、<u>蓝色双实线</u>。删除线则常用于答题示范。

上标和下标：常用于数学表达式中，例如，X_1、R^2。

字符边框和字符底纹：边框与底纹的设置既可以应用于文字，也可以应用于表格、段落及页面。为字符或句子添加边框与底纹可以突出显示相应的内容。

（4）字符版式

字符缩放：指对字符的横向尺寸进行缩放，以改变字符横向和纵向的比例。例如，对加粗字符分别缩放 200% 及 80% 后的效果为：**重如泰山**、**轻如鸿毛**。

字符间距：指两个字符之间的间隔距离，标准的字符间距为 0。当规定了一行的字符数后，可通过加宽或紧缩字符间距来进行调整，以保证一行能够容纳规定的字符数。

字符位置：指字符在垂直方向上的位置，包括字符提升和降低。例如，将加粗字符设置提升 5 磅和降低 5 磅后的效果为：**飞天**、**遁地**。

带圈字符：在字符周围添加圆圈或边框加以强调，如图 3-4 所示。

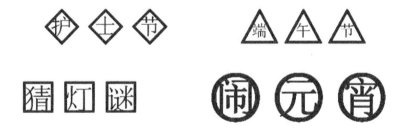

图 3-4　带圈字符

拼音指南：显示拼音字符以明确发音。例如，对《生僻字》中的几句歌词标注拼音：

duō jiē dié xiè mào dié tāo tiè líng yǔ yīng yù jì yú jū yǔ
咄 嗟 蹀 躞 耄 耋 饕 餮 囹 圄 蘡 薁 觊 觎 龃 龉

2. 段落及其设置

段落属于文档结构的基本元素，是独立的信息单位，具有自身的格式特征。段落排列太紧密容易让用户在查阅文档时产生视觉疲劳，而段落排列太松散，则可能造成浪费版面。为段落设置合适的对齐方式、缩进及行间距等格式，能使文档结构更清晰、层次更分明。此外，一些专业的手机图文排版工具或公众号文章在线排版编辑器，还提供了丰富的段落样式，能使段落排版操作更快捷、呈现效果更美观和多样。

无论是在何种文档排版软件的工作环境下，每一个段落最后都有一个段落标记（即回车符）。段落标记不仅标识一个段落的结束，还存储了该段落的格式信息。删除段落标记也就删除了段落格式。

（1）对齐方式与段落缩进

对齐方式是指段落在文档中的相对位置。段落对齐方式通常有左对齐、居中、右对齐、两端对齐和分散对齐。有时一些简短的词句会独立成段，根据其格式规范可为它们设置不同的对齐方式。例如，标题设为居中，信函中的称呼设为左对齐，落款或日期设为右对齐。不同段落对齐方式的效果如图3-5所示（注意：段落中设置了首行缩进两个字符）。

两端对齐：默认情况下，段落为两端对齐，即该段落中各行文字左右两端均向左右页边距线对整齐。

左对齐：段落文字向左边距线对整齐，右边文字会出现凹凸不平的空。

右对齐：段落文字向右边距线对整齐，左边文字会出现凹凸不平的空。

居中对齐：段落文字在各行向中间对齐，若段落最后一行文字不满一行时，其左右两端起始字符距离左右页边距线距离相等。

分散对齐：段落文字左右两端均对齐，若段落最后一行文字不满一行时，将拉大字符间距使该行文字均匀分布。

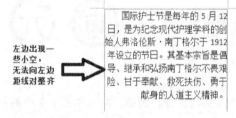

图3-5 段落的五种对齐方式

段落缩进是指段落中各行相对于页面左右边距线的距离。对段落设置恰当的缩进可以增强文档的层次感。

左缩进：段落各行左边距离页面左边距线的缩进量。

右缩进：段落各行右边距离页面右边距线的缩进量。

首行缩进：段落第一行第一个字符的起始位置距离该段落左边界的缩进量。

悬挂缩进：段落中除首行以外的其他行距离页面左边距线的缩进量。

中文文档语法规定每个自然段需要首行缩进两个字符，英文文档则无必需的要求。图 3-6 所示为中文段落已经首行缩进两个字符的前提下（（d）除外）再设置的不同缩进效果。

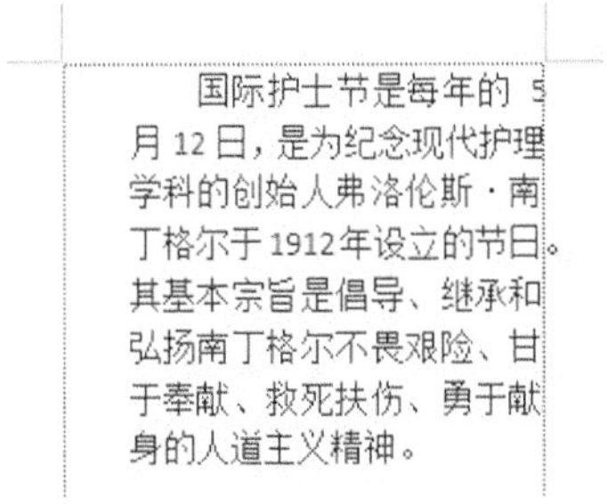

（a）首行缩进两个字符+左缩进两个字符 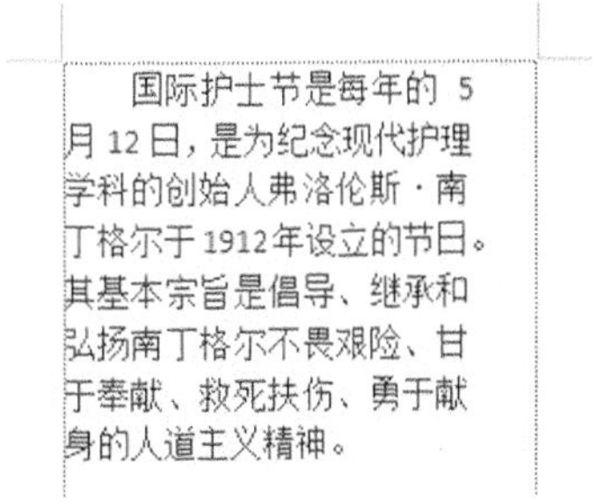　　　　（b）首行缩进两个字符+右缩进两个字符

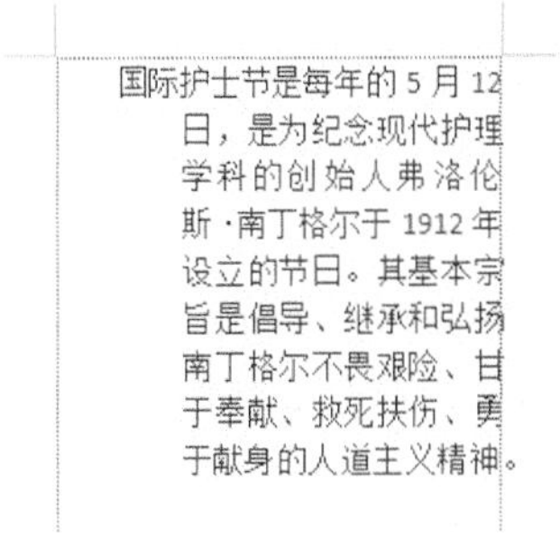

（c）首行缩进两个字符+悬挂缩进四个字符 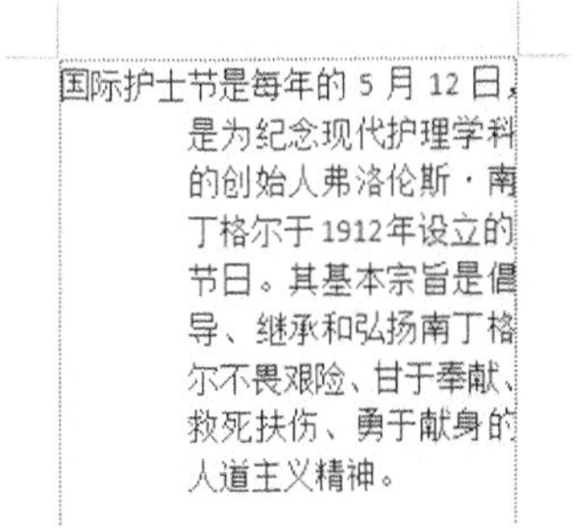　　　　（d）悬挂缩进四个字符

图 3-6　段落的四种缩进效果

（2）段落的间距与行距

段落行间距的设置最直观的效果是使文档看起来疏密有致。间距是指两个相邻段之间的空隙量，即上一个段落最后一行与下一个段落首行之间的空白距离。行距则是指段落中上一行底部与下一行底部之间的距离。

段落的间距与行距的单位有（若干倍）行、厘米、磅值、英寸等。需要注意的是，段落中文字的大小和字间距，需要与段落行间距整体协调。例如，五号字（转换为磅值为 10.5 磅）的正文段落，如果设置为 8 磅行距，则会造成文字显示不完全的情况，如图 3-7 所示。此外，在图 3-7 中段落默认均为单倍行距，图 3-8 所示为 1.5 倍行距。

（3）段落边框与底纹

为段落添加边框与底纹可以使文档更美观，提高文档的可读性。图 3-9 所示为在 135 编辑器中为段落添加了两种不同边框和底纹后的效果。

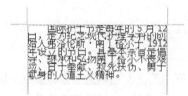

图 3-7　五号字段落设置 8 磅行间距

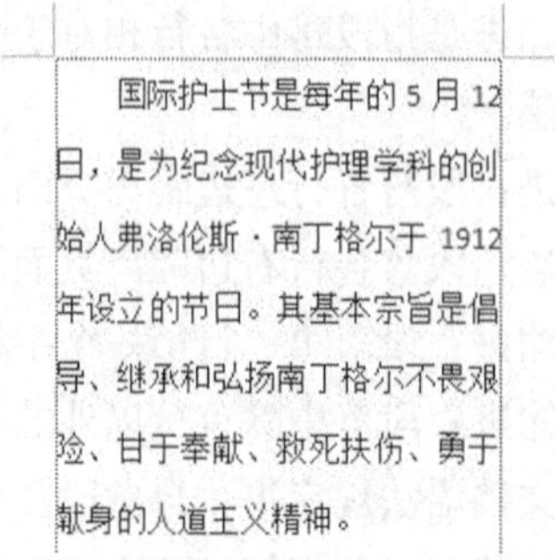

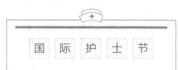

图 3-8　五号字段落设置 1.5 倍行间距

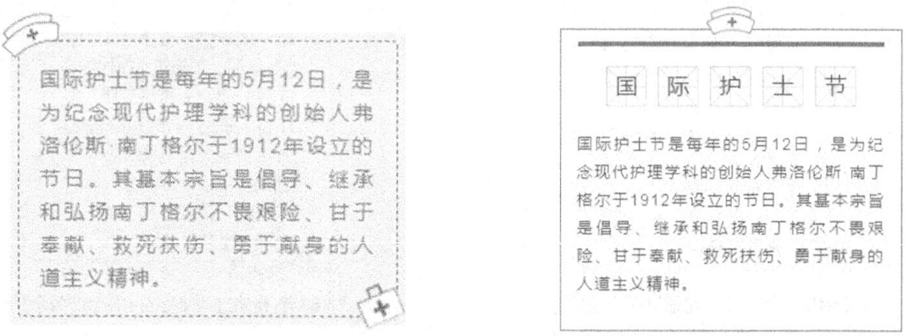

图 3-9　为段落添加边框和底纹

（4）样式

样式是格式的集合，是应用于文档中的字符、段落、表格或列表的一套格式特征，它能迅速改变文档的外观。格式是单一固定的，如为一个段落设置首行缩进两个字符、红色虚线边框、粉色底纹，则需要进行缩进、边框与底纹共三种格式的设置。而样式则是多种格式的集合，例如，可将上述的三种格式的段落新建为一种样式。当其他段落应用该样式时，无须反复采用三种格式设置的步骤，只需一步操作即可统一多个段落的格式。

用户可以创建或应用下列类型的样式。

- 段落样式控制段落外观的所有方面，如文本对齐、制表位、行间距和边框等，也可能包括字符格式。
- 字符样式影响段落内选定文字的外观，如文字的字体、字号、加粗及倾斜格式。
- 表格样式可为表格的边框、阴影、对齐方式和字体提供一致的外观。
- 列表样式可为列表应用相似的对齐方式、编号或项目符号、编号字符以及字体。

在文档排版软件中，针对新媒体的手机图文排版软件或在线排版编辑器提供了较丰富的样式供用户直接使用，很多样式还具有动态效果。图 3-10 所示为 135 编辑器中提供的三种标题样式。

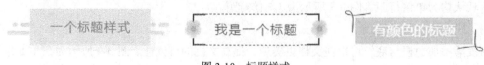

图 3-10　标题样式

3. 页面及其排版

版面是文档在报刊等出版物上编排布局的整体产物，往往是读者的目光最先注意到的全局对象。页面从属于版面，多指文档中独立的一页；延伸到互联网世界，页面也指计算机中网页浏览器显示的某一个独立页面，或手机端联网后点击某一篇公众号文章显示出的需要多次滑动下拉显示的页面。从商务文档排版的角度来看，在很多情况下需要考虑页面布局。以通用的商务办公排版软件为例，页面排版的功能通常分为页面设置、页面背景及稿纸设置。

（1）页面设置

不同文档对页面的要求有所不同。页面设置通常包括对文档页面或纸张大小、方向、页边距等进行设置。通常用户都会优先考虑对文档中字符、段落、图表等进行格式设置。实际上，无论使用何种软件创建文档，都应当在文档创建后首先对页面进行设置。特别是博客文章或手机图文，首先是要定义好页面尺寸，然后再进行文字编辑及文档排版。而商务办公文档，例如，在创建好 Word 文档后也应当首先确定文档纸张大小、页面方向、纸张边距、文字方向等页面设置，避免后期因页面设置的更改导致文档结构中各种元素或对象的位置发生改变。

页面大小：商务办公文档的纸张大小常用的有 A4、A3、法律专用纸等，升级后的商务办公排版软件提供了非常多的纸张大小供人们选择，人们也可以直接自定义纸张大小。博客文章的页面文档的设计稿尺寸通常是宽度 1920px（像素），高度最小是 1080px，主体内容为 1000～1200px。

纸张和文字方向：商务办公文档的纸张方向有纵向和横向两种；而文字方向则除了水平与垂直设置外，还能在水平或垂直的位置上改变文字的朝向。

页边距：页边距是指页面编辑区上下左右的边界线与纸张边缘之间的距离。页边距的调整不仅能改变页面整体分布的宽、窄视觉，还能影响整篇文档的页面数。此外还要注意设置装订线的距离。

分栏：分栏是将一页纸的版面分为几栏，可使页面更生动、文档更具有可读性。这种排版方式在报纸、杂志中经常用到。

（2）页面背景

页面背景是指文档页面的底部效果，如页面背景颜色、有无图片底纹、为页面设计边框或加载水印等效果。

水印：是置于文档背景中的一种文本或图片。为文档添加水印是一种标识文档和防止盗版的方法。其中，文字水印通常赋予文档通知、机密保护、产权证明等不同属性，例如，"机密文件""样本""请勿转载"等字样；而图片水印一般有机构徽章、特殊 Logo 等，可以增加文档的辨识度。

颜色图案：在商务办公软件，如 Word 中，设置页面颜色所对应的功能并不只有设置某种单一色彩，还包括渐变、纹理、图案、图片等填充效果。商务办公文档有时会通过设置背景渐变色或填充纹理背景来提高文档的美观度；而为页面背景添加颜色、图案，甚至动态效果背景图则更常见于博客文章及手机图文，以此来吸引读者注意。图 3-11～图 3-13 所示分别为在网页文档、Word 文档、135 编辑器文档中设置页面背景的图案、纹理、颜色等填充效果。

页面边框：主要用于在文档中设置页面周围的边框，在 Word 中可以设置普通的线型页面边框和各种图标样式的艺术型页面边框，从而使文档更富有表现力。

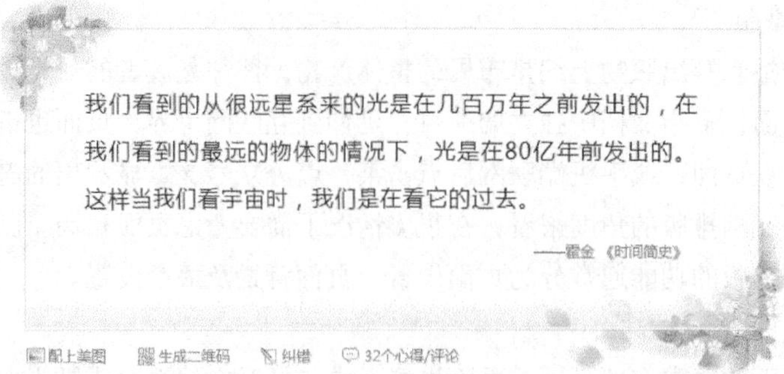

我们看到的从很远星系来的光是在几百万年之前发出的，在
我们看到的最远的物体的情况下，光是在80亿年前发出的。
这样当我们看宇宙时，我们是在看它的过去。
——霍金 《时间简史》
配上美图
生成二维码
纠错
32个心得/评论

图 3-11　在“句子迷”网页中带背景图片的霍金金句摘抄效果

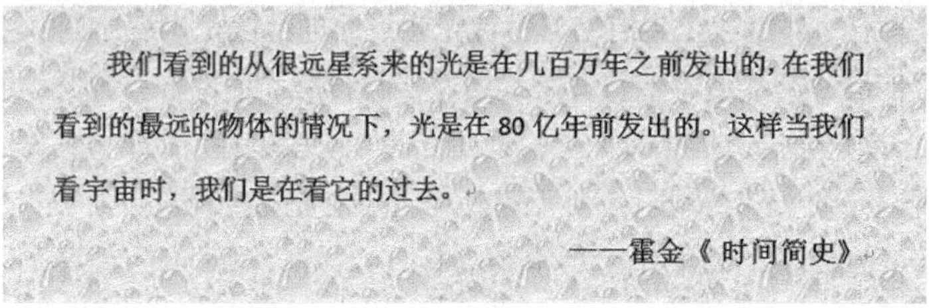

我们看到的从很远星系来的光是在几百万年之前发出的，在我们
看到的最远的物体的情况下，光是在 80 亿年前发出的。这样当我们
看宇宙时，我们是在看它的过去。
——霍金《时间简史》

图 3-12　在 Word 文档页面颜色设置“水滴”纹理的霍金金句摘抄效果

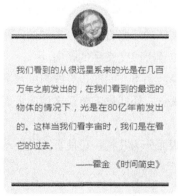

我们看到的从很远星系来的光是在几百
万年之前发出的，在我们看到的最远的
物体的情况下，光是在80亿年前发出
的。这样当我们看宇宙时，我们是在看
它的过去。
——霍金 《时间简史》

图 3-13　在 135 编辑器中设置背景颜色及图片的手机图文效果

（3）稿纸设置

稿纸样式与实际生活中使用的稿纸样式一致，图 3-14 所示的（a）、（b）、（c）分别为在 A4 纸张中设置 20×20 的方格式稿纸、行线式稿纸、外框式稿纸的样式效果。在方格式稿纸中输入的文字会自填充动到格子内，如图 3-15 所示。

20 × 20
20 × 20
20 × 20

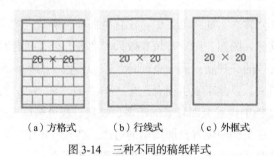

（a）方格式　　（b）行线式　　（c）外框式

图 3-14　三种不同的稿纸样式

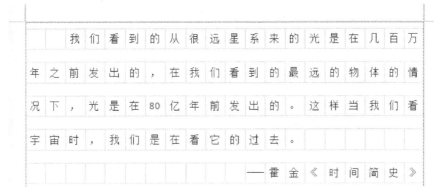

图 3-15　在 A4 页面中设置 20×20 的方格式稿纸效果

3.2.3　医药领域的文档编排

在医药领域的学习研究或临床工作等场合中，文档编排涉及病历记录、医案整理、论文撰写等。以下将对医药领域的文档分类以及长文档编排的流程与技巧等进行综合阐述。

长文档通常指文字内容较多、篇幅相对较长、层次结构较为复杂的文档，例如，毕业论文、科技图书、医学手册、正规商业报告、软件使用说明书等都是典型的长文档。

1. 医药领域的文档分类

医药领域的文档按内容的不同可大致分为：学术论文、医学手册、电子病历、功能规范、医案汇编以及图书等，长文档占比较高。以下将着重介绍学术论文和医学手册两类文档的结构。

（1）学术论文

学术论文是某一学术课题在实验性、理论性或预测性上具有的新的科学研究成果或创新见解和知识的科学记录，或是某种已知原理应用于实际上取得新进展的科学总结，是可在学术会议上宣读、交流、讨论，或学术刊物上发表，或用于其他用途的书面文件。期刊是发表学术论文的主要渠道之一，但并非所有期刊都是刊登学术论文的，有些期刊主要刊登新闻报道、故事、科普文章等。学术论文除期刊论文外，还有学位论文、会议论文等。

学位论文是指学生为申请某种学位而向论文答辩委员会提交的论文，如学士学位论文、硕士学位论文、博士学位论文等。学位论文是学生对某个专题或领域展现自己的学术水平和学术成果，具有一定的价值，能反映与学位相称的能力、学识，是审查者对学生学业及能力水平的全面检阅。例如，学生在完成学士学位论文的过程中，应受到有关科学研究选题，查阅、评述文献，制订研究方案，设计进行科学实验或社会调查，处理数据或整理调查结果，对结果进行分析、论证并得出结论，撰写论文等初步训练。

按内容性质和研究方法的不同可以把学位论文分为理论型、实验型、描述型和设计型论文；而医药学领域的学位论文按常见的医药领域研究方法可分为：实验型、理论型、观察型、综合型论文。

* 实验型：医学论文中最为常见的就是实验型论文，研究方法为假设、实验、论证，撰写方法主要为描述性说明与论证。
* 理论型：研究方法是理论推理、证明分析，撰写手法主要是论证。

- 观察型：研究方法是观察、记录、解释，撰写手法主要是描述性说明。
- 综合型：运用各种医学研究方法或医药学相关学科的多种研究方法来进行研究及撰写论文。

不同学校，甚至同一学校不同专业对毕业论文的格式要求都不尽相同，但大致结构基本由图 3-16 所示的八个部分组成。

① 封面：提供学位论文相关基本信息，图 3-17 所示为湖南中医药大学学士学位论文封面，包含学校名称、论文题目、学生学号、姓名、专业、所在学院、指导教师及论文提交时间等信息。

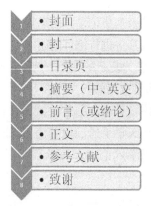

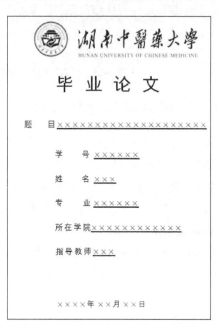

图 3-16　毕业论文的结构组成　　　图 3-17　湖南中医药大学本科毕业论文封面

② 封二：大部分学校要求在此处提供学位论文作者声明，需要作者签名确保杜绝论文造假或查重率过高等学术不端行为。

③ 目录页：按论文内容，由篇、章、节、目、条、款及附录等序号、标题和页码编排而成，排在题名页或扉页后，通常列出三级标题即可。

④ 摘要：是全文内容的缩影。以精简的笔墨，勾画出全文的整体面目；提出主要论点、揭示论文的研究成果、简要叙述全文的框架结构。摘要下方通常需附关键词。关键词是从论文标题和正文中选取出来的表现论文主要内容、核心观点和关键技术的规范化单词或术语，单独标写在摘要之后、正文之前，便于文献资料和情报信息检索系统将其存入存储器，以供检索。一篇论文可选取 3～8 个词作为关键词。

⑤ 前言（或绪论）：对课题选择及其依据做简要的论证，对实验的设计、研究工作的范围和内容做必要的说明。通常包含三个方面的内容：课题的选题依据及拟解决的关键问题；通过何种途径，在什么层次上开展研究；课题研究在该学科领域的学术、理论或工作生活中的意义。

⑥ 正文：正文是论文的主体，正文应包括论点、论据、论证过程和结论。医药学领域论文的正文部分通常包含实验材料或研究对象及采用的主要技术方法的介绍；通过图表等统计、对比与汇总的数据分析，得出课题研究结果；讨论结果反映出的某种规律；总结与展望课题的主要内容、观点及改进方向。

⑦ 参考文献：一篇论文的参考文献是将论文在研究和写作过程中参考或引证的主要文献资料，按文中出现的先后顺序列于论文的末尾。参考文献应另起一页，标注方法参照 GB/T 7714—2015《信息与文献　参考文献著录规则》。

⑧ 致谢：主要对论文完成期间获得的帮助表示感谢，这是学术界谦逊有礼的一种表现。一项科研成果或技术创新，往往需要借助团队的力量，在各方面的人力、物力、财力（科研项目基金）等支持和帮助下才能完成。

期刊论文的发表可以使人们在学习研究、科研工作中的新发现、新观点、新创造形成固化成果，进而被社会承认。而医药学领域的论文撰写是一项严肃、意义重大的工作，是交流经验、传播成果，不断提高临床研究、病理研究、药物研发等科研水平的重要环节。

医学期刊论文的内容可涉及根底医学、临床医学和预防医学等，包括调查研讨、实验研讨、防治经历、技术改造、科研静态、学术争鸣、书刊评价等。论文体裁可以是调查报告、临床报道、病历讨论、综述、讲座、译文、技术引荐、病历报告等。临床报道类论文的正文部分通常为四段式：临床资料（一般资料与诊断标准）、治疗方法、治疗结果（疗效判定标准、结果）和讨论；实验型论文正文则包含：实验材料、实验方法、实验结果和讨论等。

期刊学术论文的内容要求客观、真实地反映事物的本质及规律。论文结构是论文内部的组织和构造，是论文作者思路的反映。期刊发表对论文格式要求比较严格，论文格式直接影响编辑的审稿印象，因此格外重要。不同期刊对论文格式的要求不尽相同，但大体规范一致。与学位论文相比，期刊论文无须封面、封二及目录页。具体的格式要求，可依据不同期刊的官方网站所提供的征稿启事中提供的论文格式的要求而定。

（2）医学手册

手册是汇集某一学科或某一主题等需要经常查阅的资料，供读者随时翻阅的工具书。手册主要为人们提供某一学科或某一方面的基本知识，方便日常生活或学习。其作用是：手册中所收录的知识偏重于介绍基本情况和提供基本材料，如各种事实、数据、图表等。通常按类进行编排，便于查找。英文中，常用 Handbook 和 Manual 表示，前者侧重"何物"（what）一类的信息，如数据、事实等；后者则偏重"如何做"（how-to）之类的问题。

由于医药学领域涉及的内容宽泛而又复杂，临床实践等工作中值得提炼与总结的经验众多，因而手册在医药学领域的日常学习及实际工作中有着广泛的应用。它能帮助人们培养记录、比较、总结、提炼等工作习惯及思维方式。根据用途的不同，手册一般可分为：工作手册、员工手册、实用手册；根据记载形式的不同，又可分为：数据手册、条目手册、图表手册、综合手册等。而医药学领域的手册主要有：病症诊断、常见病治疗、中医疾病病症处方、护理、家庭医学、临床医学检验手册等。

医学手册类似一本书籍，而结构与书籍相比，不一定包含扉页、前言；内容上通常需要交代手册对应的医护工作背景相关工作条例、管理制度等；操作类工具手册还会介绍手册使用方法。图 3-18 和图 3-19 所示分别为《临床检验标本采集送检手册》第 1 节 绪言及第 5 节 微生物检验部分的目录。手册的编写更注重结构上的条理清晰与内容查找上的快捷方便，因而与结构相呼应的目录页编排格外重要。撰写手册往往应针对主题进行分类，在各类中再进行细分，各小节内容不宜过长，但各节标题的提炼应简明准确、一目了然。手册中知识点的记录更多地以丰富的表格、精练的文字、配以适量的图片（例如，人体器官、急救姿势、推拿手法等）进行说明。图 3-20 所示为《小宝宝护理完全手册》的内容编排示例。

目　录

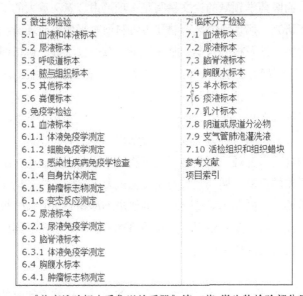

图 3-18 《临床检验标本采集送检手册》第 1 节 绪言部分目录

图 3-19 《临床检验标本采集送检手册》第 5 节 微生物检验部分目录

第 1 门课 哺喂母奶或配方奶

小叮咛

新生儿在喂食完后，拍打嗝的动作相当重要，可以有效地降低新生宝宝吐奶与溢奶的发生率。

“吸吮”是宝宝具备的基本能力之一，通过吸吮，宝宝即可获取成长所需的营养。无论是哺喂母乳或是配方奶的新手父母，都应该有基本的哺喂观念，才能让你的宝贝吃得顺利又健康。

Tips：

哺喂母乳：约每 2 个小时哺喂 1 次。
哺喂配方奶：约每 4 个小时哺喂 1 次。

4 姿势正确喂母乳

妈妈在哺喂母乳时，可尝试不同的姿势让宝宝吸奶。

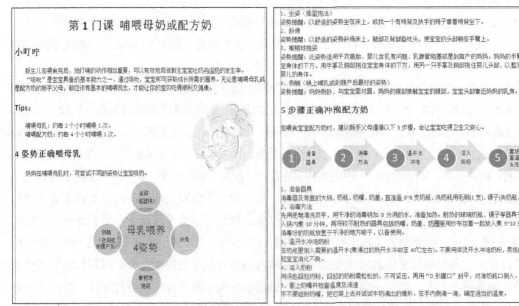

（a）《第 1 门课　哺喂母乳或配方奶》第 1 页内容编排

1、坐姿（摇篮抱法）
姿势提醒：以舒适的姿势坐在床上，或找一个有椅背及扶手的椅子靠着椅背坐下。
2、斜倚
姿势提醒：以舒适的姿势斜倚床上，腿部及背部垫枕头，使宝宝的头部躺在手臂上。
3、橄榄球抱姿
姿势提醒：此姿势适用于双胞胎、婴儿含乳有问题、乳腺管阻塞或是剖宫产的妈妈。妈妈的手臂环绕在宝宝身体的下方，用手掌及腕部托住宝宝身体的下方，用另一只手掌及腕部托住婴儿头部，以整双手臂支撑婴儿的身体。
4、侧躺（晚上哺乳或剖腹产后最好的姿势）
姿势提醒：妈妈侧卧，与宝宝面对面，妈妈的腹部接触宝宝的腹部，宝宝头部靠近妈妈的乳房。

5 步骤正确冲泡配方奶

在喂食宝宝配方奶时，建议新手父母遵循以下 5 步骤，会让宝宝吃得卫生又安心。

1、准备器具
消毒器及有盖的大锅、奶瓶、奶嘴、奶盖，宜准备 6~8 支奶瓶、洗奶瓶用毛刷(1 支)、镊子(夹奶瓶、奶嘴用)。
2、消毒方法
先用肥皂清洗双手，用干净的消毒锅加 8 分满的水，准备加热。耐热的玻璃奶瓶、镊子等器具于冷水时放入锅内煮 10 分钟，再将较不耐热的器具包括奶嘴、奶盖、奶圈等用纱布包着一起放入煮 5~10 分钟。再将消毒好的奶瓶放置于干净的地方晾干，以备使用。
3、温开水冲泡奶粉
在奶瓶里倒入需要的温开水(煮沸过的热开水冷却至 40℃左右)。不要用滚烫开水冲泡奶粉，易结成凝块，引起宝宝消化不良。
4、溶入奶粉
用汤匙舀起奶粉，舀起的奶粉需松松的，不可紧压，再用“D 形罐口”刮平，对准奶瓶口倒入。
5、套上奶嘴并检查温度及流速
手不要碰到奶嘴，把它装上去并试试牛奶滴出的情形。在手内侧滴一滴，确定适当的温度。

（b）《第 1 门课　哺喂母乳或配方奶》第 2 页内容编排

图 3-20 《小宝宝护理完全手册》的内容编排

2. 医药领域长文档的编排

长文档的编排往往有大量重复性的文档格式设置。把握长文档格式要求，遵循科学的长文档编排流程，了解医药领域长文档排版的常见问题，掌握长文档编排对象方法的巧妙运用，有助于更高效地完成长文档的编排工作。

（1）长文档编排的流程

长文档的编排不宜在未做任何格式规划的前提下进行文档录入，否则，容易导致内容写好后再修改格式时，各种图与表的位置错乱；也不应在录入部分文字后进行碎片化的文字、段落格式设置，容易造成大量费时又烦琐的冗余重复格式化操作。长文档编排应以医药领域相关机构提供的格式要求文件为依据，按照科学合理的编排流程逐步对文档进行格式设置。例如，毕业论文应以学校的格式要求文档为依据，期刊论文应以投稿的期刊杂志社提供的格式要求为依据，图书以合作的出版社提供的格式要求为依据。

长文档撰写流程通常为：首先拟定文档提纲，然后确定文档结构，最后填写文档内容，如图3-21 所示。

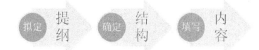

图 3-21　长文档撰写流程

长文档章节多、内容多、排版要求多，如果在编排时没有提前规划，往往容易出现因文档结构调整（例如，删除原来的第 2 章，则第 3 章需更新为第 2 章，同时对应章节的图表标题也需要更新）、参考文献顺序调整（例如，对文档结构修改时引发参考文献顺序发生改变）、图表或公式的新增或删除，引起的章节标题改动、文献引用的标注更新、图表或公式的题注变动等问题。科学的编排流程通常强调宏观思维布局、分模块思维的格式设置。长文档格式编排流程如图 3-22 所示。以下的流程及技巧等相关操作主要基于 Microsoft Word 软件进行介绍。

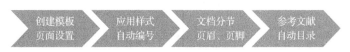

图 3-22　长文档格式编排流程

（2）创建模板与页面设置

Word 模板（.docx 文件）是指 Microsoft Word 中内置的包含固定格式设置和版式设置的模板文件，用于帮助用户快速生成特定类型的 Word 文档。例如，在 Word 中除了通用型的空白文档模板之外，还内置了多种文档模板，如博客文章模板、书法模板等。另外，Office 网站还提供了证书、奖状、名片、简历等特定功能模板。借助这些模板，用户就可以创建比较专业的 Word 文档。

除了内置及网站提供的模板之外，用户还可自定义模板文件。例如，创建一个毕业论文格式模板，可以简化长文档的多章节排版，避免重复性的设置。

长文档的模板创建通常需要先进行页面设置，再新建字符和段落样式以及创建自动编号，最后插入文档分节与页眉、页脚等。由于先编辑内容再调整格式容易引起长文档因内容过长、章节过多而导致的版面混乱，因此，模板创建完成之后，通常直接打开模板进行文档内容的编辑和填充。

无论是否新建及使用模板文件，对于长文档的格式排版，首先应进行页面设置。Word 文档通常具有默认的页边距、纸型、纸张方向等页面属性，在填写内容之前就应根据长文档的格式要求对页面属性进行设置；否则，待内容填充甚至排好版面再去调整页面属性，将引起版面格式的大幅度变化，例如，表格、图片发生位移，页数增加或减少等。

（3）应用样式与自动编号

前面提到，样式是格式的集合，是应用于文档中的字符、段落、表格或列表的一套格式特征，它能迅速改变文档的外观。格式是单一、固定的，例如，小二号、加粗、黑体分别对应了三种字符格式，如果使用这三种格式新建一种字符样式取名为"毕设章大标题"，即可直接应用于所有需设置这三种格式的标题。样式还关联着多级列表编号及各类目录的自动生成。对字符样式的取名可体现出标题的不同级别，以更好地呈现长文档的层次关系，如"章内1级标题""章内2级标题"等；对段落的样式取名则可体现出不同的段落属性，如"摘要段""正文段""致谢段"等。应用样式的好处是：定义方便、复制快捷、一改全改。

例如，在图3-23所示一篇医学文档中，可以通过新建"黑体、小三、加粗"的样式，快速设置文档中的各个一级标题。此外，通过修改该样式，可以快速地将所有一级标题中的"黑体"自动更新为"楷体"。

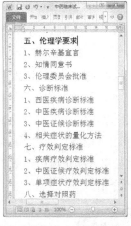 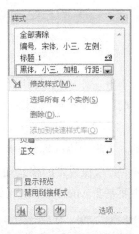 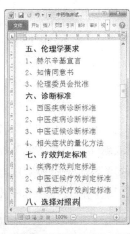

（a）设置一级标题为"黑体、小三、加粗"　（b）将此一级标题新建为样式　（c）应用样式快速设置其他一级标题

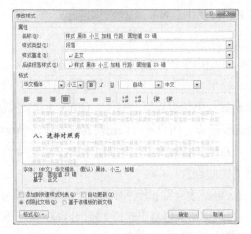 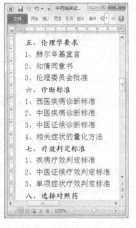

（d）"修改样式"对话框，将"黑体"更改为"华文楷体"　（e）"修改样式"后自动更新一级标题

图3-23　使用"样式"完成快速设置医学文档中的一级标题

在长文档中，各章节标题顺序应尽量采用 Word 的自动编号，同时在各章节内部，常用多级列表标题编号，例如，第 1 章、1.1、1.1.1 等。如果是手动设置的章节编号，一旦章节出现增删或移动，则同步需要手动修改章节内对应的编号。而自动编号既能保证编号数据不发生错误，也能使章节顺序变更后编号数值可自动调整。

若要使标题自动编号，则首先要确保各级标题应用了内置的标题样式（"标题 1"～"标题 9"），然后在"多级列表"中选择并弹出"定义新的多级列表"对话框：在对话框中选定需要修改的编号级别，设置编号格式，最后选择每级别的标题链接到对应的标题样式。

（4）文档分节与页眉、页脚

Word 默认将整篇文档视为一节，故对文档的页面设置或页眉、页脚设置都是应用于整篇文档的。因此在长文档编排中，如需在一页内或多页面间需采用不同版面布局时，则可通过插入"分节符"将文档分成几"节"来处理。"节"是一个独立的排版单位，Word 将每一节视作一个独立文档。将长文档分成多节进行排版是用模块化思维解决复杂问题的具体体现。例如，长文档中不同章节需要设置不同的页眉、页脚；纵向排版的文档中插入了一个较大的流程图或较多字段（项目）的表格需横向排版；出版物或毕业论文需要设置封面、扉页、目录，且需要设置独立的内置页码时，均可通过插入"分节符"进行处理。

分节符代表着节的起点，插入时需将插入点置于新节的起始处。Word 文档中有以下四种不同的参数代表不同的起始点。

- 下一页：强制分页分节符，新节从下一页开始。
- 连续：不强制分页的连续分节符，新节从下一行开始。
- 偶数页：强制分页偶数页起始分节符，新节从偶数页开始。若该分节符已在偶数页上，则其下一页的奇数页为空白页。
- 奇数页：强制分页奇数页起始分节符，新节从奇数页开始。若该分节符已在奇数页上，则其下一页的偶数页为空白页。

图 3-24 所示为在封面、扉页及目录后插入分节符的效果，图 3-25 所示为插入分节符后实现的页面纵横混排。

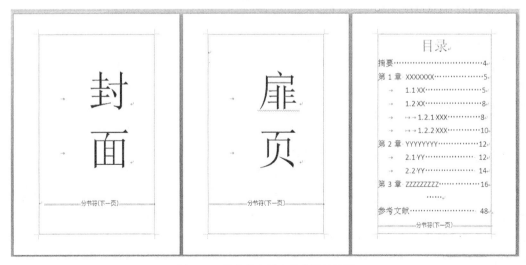

图 3-24　长文档中插入分节符的效果

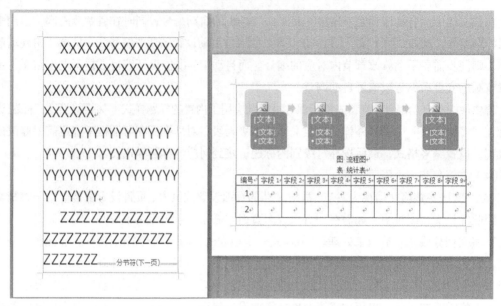

图 3-25　使用分节符实现纵横混排的效果

（5）参考文献与自动目录

参考文献通常位于长文档的末尾，数量常多达几十篇。为了使插入到正文中的参考文献的标注能够自动排序，可利用 Word 中的插入尾注的功能。首先设置好尾注格式，然后在正文中插入参考文献的地方插入尾注。

　在 Word 长文档中，如果参考文献之后还有其他内容（例如，毕业论文的参考文献之后有致谢或附录部分），参考文献与其后的部分之间应插入分节符，并在"脚注和尾注"对话框中"将更改应用于"设置为"本节"。

目录是文档中各级标题的列表。目录不仅能让长文档的结构清晰明了，同时也能让阅读者快速定位到想了解的内容。常见的商务办公软件，如 Word、WPS，均提供了自动生成目录的功能。长文档可根据文章的章节标题自动生成目录，而关键前提是要确保文档中的各级标题应用了不同级别的标题样式（毕业论文目录通常到三级标题）。

3. 其他编排对象与技巧

医药领域的文档编排中通常要以表格或图表形式呈现相关的数据统计信息，有时还需插入一些公式。人体或器官结构、药品成分原材料产地地图分布、针灸操作手法或穴位说明等，在文档中常以图文并茂的方式编排。

（1）表格与公式

表格（或称为"表"）既是一种可视化交流方式，又是一种组织整理数据的手段。它将数据或资料经过分类与编排后，以行或列的方式条理化呈现。表格的优点是可以很方便地列举大量精确数据或资料，被人们广泛使用在通信交流、科学研究以及数据分析活动中。一般地，随着上下文的不同，用于确切描述表格的惯例和术语也会有所变化。此外，不同的表格在结构、灵活性、标注法、表达方法以及用途方面也迥然不同。在各种书籍和技术文章中，表格通常放在带有编号和标题的浮动区域内，以此区别于文章的正文部分。

　　较为复杂的数据表格通常会使用专门处理电子表格的软件来制作，如 Microsoft Excel 等，这种专业软件可以对表格中的数据进行更专业的分类汇总、高级筛选等数据处理。在文档编排软件中绘制的表格，更多的是从表格的外观上通过采用系统内置的表格样式进行美化布局，也可以进行简单的数据排序，例如，插入函数求和、求平均值、用表格中的数据来创建图表等。常见的表格编辑操作有：增加或删除行、列，绘制斜线表头，调整表格行高、列宽，设置表格边框、底纹等。创建一个规范的表格需要对表格的布局进行整体规划，简洁、清晰、准确地设置表格的字段名。

　　Microsoft Word 将不同菜单下的命令以直观的小图标形式呈现于各选项卡下方的带状功能区之中，同时，伴随不同的对象插入文档，就会随之将对象对应的工具增加于选项卡和功能区右侧。例如，插入表格或将光标定位于表格内，会增加【表格工具】，内置【设计】与【布局】选项卡；插入公式或将光标定位于公式中，会增加【公式工具】，内置【设计】选项卡；插入图片或剪贴画，会增加【图片工具】，内置【格式】选项卡；插入 SmartArt 图形，会增加【SmartArt 工具】，内置【设计】与【格式】选项卡。这些不同对象对应工具的内置选项卡往往能为用户提供更方便、快捷的排版布局、格式设置等操作。

　　公式通常指在数学、物理学、化学、生物学等自然科学中用数学符号表示几个量之间关系的算式。科技论文和理工科教材等书籍的撰写离不开公式的创建与编辑。期刊论文排版中的 LaTeX 软件具有非常专业强大的公式编辑功能。而随着商务办公软件的更新升级，Microsoft Word 2007 及之后的版本均提供了方便、实用的公式工具，该工具可为用户提供直接插入内置的公式，包括二次公式、二项式定理、和的展开式、傅里叶级数、勾股定理、三角恒等式、泰勒展开式、圆的面积等（选中公式之后直接插入文档中即可）；当内置公式无法满足需求时，还可选择"插入公式"或直接单击"公式"按钮，即可在光标处载入一个"在此处键入公式"的编辑区，同时【公式工具】的【设计】选项卡也加载到标题栏选项卡右侧。编辑完的公式如果后续还需多次调用，则可保存到公式库。公式的排版有"专业型"和"线性"两种。图 3-26 所示的专业型公式适合用于教材或论文中，图 3-27 所示的线性公式则可以方便地在文本文档中正常显示。

$$f(x) = a_0 + \sum_{n=1}^{\infty} \left(a_n \cos \frac{n\pi x}{L} + b_n \sin \frac{n\pi x}{L} \right)$$

图 3-26　傅里叶级数公式的专业型格式

$$f(x) = a\_0 + \sum\_(n=1)^\wedge \infty \equiv \left(a\_n \cos \llbracket n\pi x / L \rrbracket + b\_n \sin \llbracket n\pi x / L \rrbracket \right)$$

图 3-27　傅里叶级数公式的线性格式

（2）图片与 SmartArt

　　图文结合可以令文档更加直观生动。Word 中的图片是指来自文件或从剪贴画中选取插入的图片对象。医药领域文档中插入的图片更多地来自外部文件，即将从生活中积累或从网络中下载获得的图片素材保存于计算机中，作为外部文件插入文档。图形是指通过插入形状在文档中绘制的流程图或文档说明用例图，例如，外敷用药的流程图或某种针灸手法中需强调的穴位说明图等。图表则是将表格中的数据经过筛选与提炼后，以点、线、面、体等几何图形的方式形象化呈现，例如，绘制一个某一时期内流行性疾病感染人群的年龄分布饼状图等。

Word 中图文结合的基本排版方式有五种：嵌入型、四周型环绕、紧密型环绕、衬于文字下方、浮于文字上方；扩展排版方式有三种：上下行环绕、穿越型环绕、编辑环绕顶点。在介绍各排版方式的特点及区别之前先阐释两个概念——调整框和外轮廓。

在 Word 里的任何一个图都有两个外围框。一个是调整框。以插入自选图形"五角星"为例，调整框就是插入图后在图四周看到的图 3-28 所示的八个圆形控制点（顶端的实心圆点是用于调整自选图形方向的旋转轴点）。另一个是图案自身的外轮廓。图 3-28 中五角星形黑色实线即为该五角星的外轮廓。但是需要注意，除了自选图形外的其他图片和艺术字的外轮廓基本都是矩形。

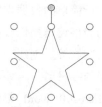

图 3-28　五角星的调整框和外轮廓

- 嵌入型环绕。嵌入型环绕是把插入的图片当作一个字符插入到文本中，在与其他文字或图片一起排版时它被当成了文字对象，可以像改变文字位置一样使用空格键来改变其位置。所有图文混排方式中只有嵌入型环绕方式在排版时能将图片作为文字对象来处理，如图 3-29（a）所示。

- 四周型环绕。设置成四周型环绕时，文字会环绕图片的调整框来排列环绕，如图 3-29（b）所示。

- 紧密型环绕。设置成紧密型环绕时，文字会环绕图片的外轮廓来排列环绕，如图 3-29（c）所示，文字围绕五角星的外轮廓来排列。

- 衬于文字下方。该方式将文字和图片分为两层，图片作为背景显示于文字下方，如图 3-29（d）所示。

- 浮于文字上方。同样地，该方式也将文字和图片分为两层处理，只是由于图片处于上层，因此，显示时会将其下层的文字遮住，如图 3-29（e）所示。

- 上下型环绕。该方式使得文字只排列在图片的上下方，而左右方则没有文字，如图 3-29（f）所示。

- 穿越型环绕。编辑图片环绕顶点时移动顶部或底部的编辑点，当中间的编辑点低于两边时，文字会进入图片的边框，如图 3-29（g）所示。

- 编辑环绕顶点。当选择该命令时，图片周围会出现许多顶点，拖动它们可以调整文字环绕的位置，按住【Ctrl】键再单击顶点间的连线（或顶点），可以增加（或删除）顶点，如图 3-29（h）所示。

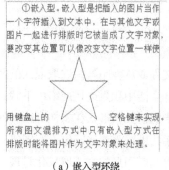

（a）嵌入型环绕

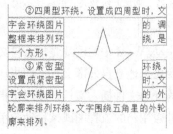

（b）四周型环绕　　　　　（c）紧密型环绕

图 3-29　不同的图文混排方式

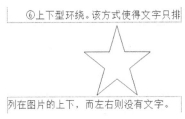

（d）衬于文字下方

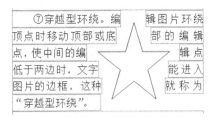

（e）浮于文字上方

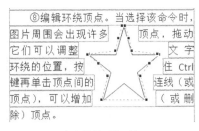

（f）上下型环绕　　　　　　　　　　（g）穿越型环绕

（h）编辑环绕顶点

图 3-29　不同的图文混排方式（续）

SmartArt 图形是信息和观点的视觉表现形式，适用于多种不同的布局类型，可以快速、轻松、有效地传达信息。

- 列表型：显示非有序信息或分组信息，主要用于强调信息的重要性。
- 流程型：表示任务流程的顺序或步骤。
- 循环型：表示阶段、任务或时间的连续序列，主要用于强调重复过程。
- 层次结构型：用于显示组织中的分层信息或上下级关系，被广泛应用于组织结构图。
- 关系型：用于表示两个或多个项目之间的关系，或者多个信息集合之间的关系。
- 矩阵型：以象限的方式显示部分与整体的关系。
- 棱锥图形：用于显示比例关系、互连关系或层次关系，最大部分置于底部，自下向上逐渐收窄。
- 图片型：主要应用于包含图片的信息列表。

SmartArt 具有智能添加和删除图形元素、快速配色、智能调整大小、批量设置艺术质感的优势。

（3）题注与书签

题注是指对图片、表格、公式等项目添加的名称和编号。例如，在本书的图片中，就在图片下面输入了图编号和图题，方便读者查找和阅读。长文档中的图、表数量较多时，如果手动创建编号则既烦琐又容易出错，而使用题注功能可以保证长文档中图片、表格或图表等项目能够按顺序自动编号。当移动、插入或删除带题注的项目时，Word 还能自动更新题注的编号。

Word 也提供了书签功能，书签主要用于帮助用户在长文档中快速定位至特定位置，或者引用同一文档（也可以是不同文档）中的特定文字。在 Word 文档中，文本、段落、图形、图片、标题等都可以添加书签。

3.3　数据加工

数据处理与分析的目的是在对收集和存储的大量数据进行加工与提炼后，找出研究对象的内在规律，使之成为有价值的信息，帮助人们做出判断。对数据进行加工，需要使用数据分析软件工具，如 SPSS、SAS、Excel、Python、Markway 等，它们分别在不同的应用领域得到了广泛应用。本节内容将主要基于 Excel 进行阐述。

3.3.1　表格制作

1. 数据的类型

计算机中存储和处理的数据有多种类型，数据类型决定了数据的取值范围和存储结构。根据数据特征，数据可分为数字、文本、逻辑、日期、时间、货币等类型，常见的数据类型如表 3-3 所示。

表 3-3　　　　　　　　　　　　　　常见的数据类型

数据类型	说明	长度
数值型（数字型）	存储进行算术运算的数字数据	—
字符型（文本型）	存储符号或数字的组合，如地址；也可以是不必计算的数字，如电话号码等	—
逻辑型（是/否型、位型）	存储逻辑性数据，只有两种不同取值的数据（True/False、Yes/No）	1 字节
日期/时间型	存储日期、时间或日期时间的组合	8 字节
货币型	特殊的数值类型，存储一般的货币数值，系统自动添加和存储货币符号、千位分隔符并保留小数点	8 字节

其中，数值型数据是指可进行算术运算的数字数据。数值型数据一般可以分为字节型、整数型、长整数型、单精度浮点数型和双精度浮点数型等几种常见的类型。

2. 表的概念

表（Table）是计算机存储和管理数据的基本形态。数据的加工是一个逐步转化的过程，表是由简单行列关系约束的一种组织和展现数据的二维结构，是数据最基本的形态。表 3-4 描述了一组相互之间有关联关系的数据。

表 3-4　　　　　　　　　　　　　　门诊收费表

病人序号	病人姓名	医生工号	医生姓名	执行科室	项目名称	计费类型	数量	单价	总价	日期
7	黄爱生	N24	邯学民	内科	检查费1	医保	1	￥420	￥420	2019-8-14

续表

病人序号	病人姓名	医生工号	医生姓名	执行科室	项目名称	计费类型	数量	单价	总价	日期
1	李力	Z01	汪元西	中医科	检查费2	自费	1	￥88	￥88	2019-4-16
6	李立军	X11	尹婷婷	心血管科	检查费3	自费	1	￥788.7	￥788.7	2019-7-8
5	刘鹏	Z02	吴宛英	中医科	中成药	自费	10	￥18	￥180	2019-5-28
3	王芳	F01	韩剑豪	妇产科	中药1	自费	5	￥46.8	￥234	2019-5-10
4	曾爱爱	E06	邹小玲	儿科	中药2	医保	3	￥12	￥36	2019-5-23
2	周平都	G03	王瑶红	骨外科	续骨膏	新农合	2	￥23.5	￥47	2019-4-15

（1）列

列（Column）由列名和列值组成的，是表中垂直方向的一组数据。表的一列通常描述同一类型的信息，通过列名指出该列信息的含义。例如，在表中，"总价"是一个列名，而"￥420""￥36"等则是列值，列名"总价"指明该列所有列值的含义是收费项目的总价。

（2）行

行（Row）是表中水平方向的一组数据。表的一行通常由若干个列值组成，用以描述一个客观事物的不同特征。例如，在表中，"总价"是一个列名，而"￥420""￥36"等则是列值，列名"总价"指明该列所有列值的含义是收费项目的总价。例如，"4，曾爱爱，E06，邹小玲，儿科，中药2，医保，3，￥12，￥36，2019-5-23"一行描述了序号为4的患者在"中药2"项目治疗收费的相关信息，即这行数据是通过围绕某个对象关联在一起的。

3. 表的使用

表是按行与按列描述客观事物及其关系的数据存储的逻辑结构，表结构确定了数据的存储结构。使用表进行数据处理与加工时需要设计表结构、编辑和处理表内容、对表内容进行检查和维护，确保数据的准确性以满足建表的实际需求。

（1）表的建立与设计

利用表格存储和处理数据以描述客观事物及其关系，需要明确表的组成和结构。表结构是表的框架，表中的每一列描述客观事物的某个特征，每一行就是包含所有特征项的一个客观事物。设计表的结构包括设计列名以及确定每一列的数据类型。

例 3-1　分别建立和设计如表 3-5、表 3-6 所示的学生表。

表 3-5　　　　　　　　　　　　　　　　学生表的建立

学号	姓名	性别	出生年月	学院	专业	班级	修读学分	获得学分
201701020109	熊尹丹	女	2000/2/20	信息科学与工程学院	计算机科学与技术	2017 计算机科学与技术 1 班	60.5	43.5
201601080140	刘彪	男	1999/9/3	信息科学与工程学院	医学信息工程	2016 医学信息工程班	100	89.5
201601090131	章国洲	男	1999/5/18	信息科学与工程学院	信息管理与信息系统	2017 信息管理与信息系统班	57	42
201701090103	赵娇	女	2000/11/9	信息科学与工程学院	信息管理与信息系统	2017 信息管理与信息系统班	57	57

表 3-6   学生表结构的设计

列名	学号	姓名	性别	出生年月	学院	专业	班级	修读学分	获得学分
数据类型	字符型	字符型	逻辑型	日期型	字符型	字符型	字符型	数值型	数值型

列是描述客观事物各特征项的抽象表示，修改表结构主要通过增加、修改和删除列进行表结构的更改和维护。

① 向表中增加一列或几列，以多维度地描述客观事物。

② 删除表中的一列或几列，剔除重复的或不能很好地描述事物的特征列以减少数据的冗余。

③ 修改列名、数据类型等。

（2）整理和修饰表外观

调整表的外观，对表进行格式化设置，可以使表更清晰、美观，能够提高表的可读性。

① 调整字体格式是对表中数据进行字体、字形、字号及对齐方式的设置。

② 根据表内容的实际情况设置和调整行高与列宽，能够更清晰、直观地显示表中所存储的数据。

3.3.2 数据计算

电子表格处理软件能够对表格数据进行综合管理、统计计算、数据分析、绘制图表等操作。

电子表格处理软件处理的对象是数据表（又称工作表），一个表由若干个单元格组成，用于信息录入和编辑。表中的行标在每行最左侧处，采用数字由小到大、自上而下进行编号，列标在每一列的起始处，采用字母按升序从左至右编号。通过行标和列标即可确定单元格在工作表中的位置。

1. 数据输入与审核

在获取数据后，对数据进行输入、编辑与审核验证是保证在后续使用过程中数据能够被有效利用的基础。在输入和编辑数据过程中难免会出现输入错误或不符合要求的情况出现，电子表格处理软件提供了各种方式提高数据输入的准确性和规范性。

（1）数据的输入和编辑

输入和编辑数据是数据处理的第一步。在电子表格处理软件中输入和编辑数据的基本单元是单元格，在选取需要输入数据的单元格后，即可对数据进行编辑。为了保证高效率、低错误率地输入数据，Excel 还提供了自动填充功能，方便用户填充相同的数据，或者填充序列或有规律的数据。

① 填充相同的数据。当相邻单元格需要填入的数据相同时，可以快速填充而不必逐个单元格进行输入。

② 按序列填充数据。可扩展的序列，如时间数列、日期数列等，通过拖动填充柄进行数据填充时，Excel 能够预测填充趋势，使相邻单元格的数据按照序列递增或递减的方式进行填充。

③ 利用"序列"对话框填充规律数据。虽然通过拖动填充柄可以输入"2、4、6、8……""星期一、星期二、星期三……"这样的序列，但无法输入"2、4、8、16……"这样的等比数列。此时，可以使用"序列"对话框来输入这种等比数列。

（2）数据的审核和验证

保证输入数据的正确性是后续处理与分析数据的基本前提。列属性能够说明表中某列数据的存储和表现形式，主要是指表中包含列的数量，各列数据的类型、长度、格式、输入范围等有效性规则。通过对不同数据类型的列属性进行设置，可以对输入数据进行限制和验证，保证数据输入的有效性；同时还可以控制输入数据在表中的显示格式，确保输出数据显示的规范化。因此，Excel 还提供了"单元格格式设置""数据有效性"等工具，用于控制列属性，协助用户有针对性地输入数据。

① 根据数据类型和显示形式设置

建立表时可通过设置列的格式属性，确定数据类型及其显示格式。例如，可在表 3-5 学生表的建立中设置"出生年月"列的数据类型为日期型，且该列数据的显示形式需要设置为××××年××月××日（见图 3-30）。

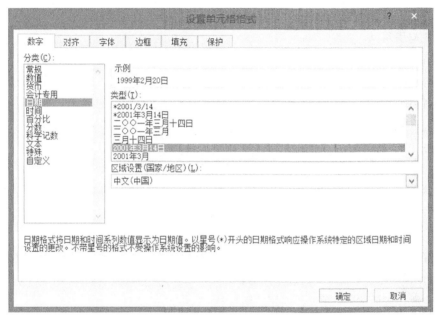

图 3-30　设置数据类型和显示形式

② 根据数据长度设置

数据长度，用于限制输入数据的最大长度，以保证输入数据的有效性。当输入的数据超过了该列数据限制的长度，数据将无法正确地存储在计算机中。在设计表结构时，可根据实际情况，在应用软件所确定的数据类型默认长度范围内，自定义设计列数据的具体长度。例如，在表 3-5 学生表的建立中，"学号"列是字符型数据，在建立表结构时，可根据学校的实际情况将字符长度定义为"等于 12"（见图 3-31）。

③ 根据输入范围设置

设置输入数据的合理范围，可在添加或编辑数据时，强制实施有效性规则，以验证和审核输入的数据，确保输入数据的合理性。例如，在表 3-5 学生表的建立中，"获得学分"字段的取值范围应设在 0～180 之间。"修读学分"和"获得学分"列是数值型数据，数值型数据的种类包括整数型和浮点数型。如果在设计字段属性时将"修读学分"和"获得学分"列的数据设置为浮点型（即"小数"），则在表格编辑过程中以整数数据输入到该列数据时就会自动生成默认位数的小数部分数据（见图 3-32）。

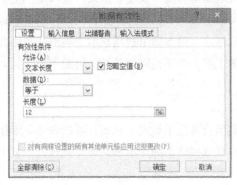

图 3-31　设置数据长度

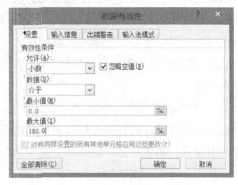

图 3-32　限制数据的输入范围

2. 公式与引用

在保证输入数据正确、有效后，在使用过程中需要根据实际情况对基础数据进行处理和加工。公式是电子表格处理软件进行数据处理的核心，使用公式不仅可以进行简单的数学运算，如加减乘除四则运算等，还可以进行复杂的运算，如进行各种数据的统计、使用各种函数进行专业运算等。

（1）公式的组成

公式以等式的形式对表中的数据进行计算，以等号"="开始，以标明其后的内容是公式而不是数据。例如，简单公式"=100-3*30"表示100减去3乘以30，结果为10；复杂公式"=PI()*A1^2"中单元格A1是圆的半径，该公式适用于计算圆的面积。

由此可见，公式通常由运算符和运算所需的操作数组成。

① 运算符：连接公式中的基本元素并完成指定运算的符号，不同的运算符用于完成不同的运算。一个运算符就是一个符号，代表一种运算。

② 操作数：包括常量、单元格引用、函数等。

- 常量：不需要经过计算，直接输入的数据。如数字、文本、日期、时间、货币格式等。

- 单元格引用：引用某一个单元格或多个单元格所在区域的数据。如上述复杂公式引用A1单元格中的数据作为计算圆的面积公式中的圆的半径数据。

- 函数：包括函数及其参数，如PI()函数、SUM()函数、IF()函数等。

（2）公式运算符及优先级

电子表格处理软件中的运算符有算术运算符、比较运算符、文本连接运算符、引用运算符等四种类型。

① 算术运算符能够完成基本数学运算、合并数字以及得到数值结果。算术运算符包括+（加）、-（减）、*（乘）、/（除）、^（乘方）、%（百分比），计算顺序为先乘除后加减。

② 比较运算符能够比较两个或多个数字、文本（字符串）、单元格内容、函数结果的大小关系，通过比较运算产生一个逻辑值结果，即真（TRUE）或假（FALSE）。比较运算符包括：>（大于）、<（小于）、=（等于）、<>（不等于）、<=（小于或等于）、>=（大于或等于）。

③ 文本连接运算符"&"可将两个文本值连接起来，产生一个连续的文本值。

④ 引用运算符能够将两个单元格或者单元格所在区域结合起来，产生一个联合引用。引用运

算符包括冒号 ":" 区域运算符、逗号 "," 联合运算符、空格 " " 交叉运算符,它们的含义与作用如表 3-7 所示。

表 3-7　　　　　　　　　　　　　　　　　引用运算符

引用运算符	含义	示例
区域运算符 ":"	产生包含在两个引用之间的所有单元格的引用	A2:A10 是对单元格 A2 到 A10 之间(包括 A2 和 A10)的所有单元格的引用
联合运算符 ","	将多个引用合并为一个引用	SUM(B3,A2:A10) 是对 B3 和 A2:A10 单元格区域的所有单元格求和
交叉运算符 " "	产生对同时属于两个引用的单元格区域的引用	SUM(A4:D8　B2:C6) 是对 B4:C6 单元格区域求和

如果在一个公式中包含了多种运算符,就要按照一定的顺序进行运算。公式的运算顺序和运算符的优先级有关,各种运算符的优先级按照从引用运算符→算术运算符(负号→百分比→乘方→乘、除→加、减)→文本连接运算符→比较运算符的顺序依次降低。运算符及其说明如表 3-8 所示。

表 3-8　　　　　　　　　　　　　　　常用的运算符及其说明

运算符	说明	运算符	说明
:、,、空格	引用运算符	*、/	乘、除
−	负号	+、−	加、减
%	百分比	&	文本连接运算符
^	乘方	=、>、<、>=、<=、<>	比较运算符

注:a. 对于不同优先级的运算,按照优先级从高到低的顺序进行运算;b. 如果公式中包含相同优先级的运算符,按照从左往右的顺序进行运算;c. 如果需要改变运算顺序,可以使用括号 "()";d. 括号可以嵌套使用,运算时首先计算最里面括号内的内容;e. 公式中所有运算符必须是英文符号且处于半角状态。

(3)输入和编辑公式

① 输入公式

为单元格设置公式,应首先输入 "=",然后输入公式内容。如图 3-33 所示,利用公式计算 HBsAg 阳性率时,首先选择要输入公式的单元格 E3,然后激活编辑模式输入公式 "=100*D3/C3",最后退出编辑状态。此时,电子表格处理软件将自动计算出结果并填入 E3 单元格中。图 3-33 中 E4 为输入公式 "=100*D3/C3" 并退出编辑状态后的值,E 列字段数据类型为浮点型小数,其格式设置为保留两位小数。

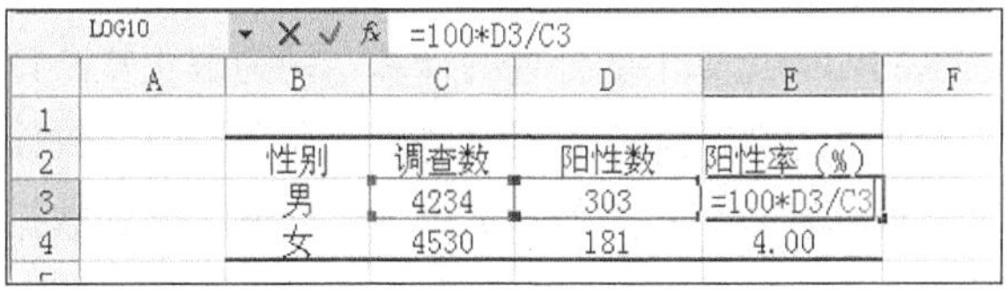

图 3-33　某地 1980 年男、女 HBsAg 阳性率

② 移动和复制公式

为了提高输入效率,可以将已创建的公式移动或复制到其他单元格中。如果移动公式,无论使用哪种单元格引用方式,移动后的公式内的单元格引用不会更改;如果复制公式,复制后的公式内的单元格引用方式就会根据所用的引用类型发生变化。

由此可见，为了保证准确地复制公式且不改变公式内的单元格引用，通常使用填充柄复制公式。或者选择要复制公式的单元格，激活编辑模式，选中并复制公式文本后退出编辑状态，在目标单元格粘贴公式文本即可。

在使用公式和函数进行计算时，经常需要引用单元格中的数据。"引用"是对工作表中的一个或一组单元格进行标识，它指明公式使用哪些单元格的值。通过引用单元格，生成公式，用户就可以在单元格中输入相应的数据，公式会按照公式运算规则自动进行计算。单元格引用用于表示单元格在工作表中所处位置的坐标值。对单元格地址的引用方式分为单表内的绝对引用、相对引用、混合引用与跨表格的三维引用。

（1）单表内的单元格引用

① 绝对引用。绝对引用指被引用的单元格与引用的单元格之间的位置关系是绝对的，无论将这个公式复制到哪个单元格，公式所引用的仍然是原来单元格的数据。绝对引用使用$符号，如$E$3 表示绝对引用 E 列第 3 行的单元格。

② 相对引用。相对引用指被引用的单元格与引用的单元格之间的位置关系是相对的，当将公式复制到其他位置时，引用会根据当前行和列的内容自动进行调整。使用相对引用时，不加"$"符号，而是直接用单元格或单元格区域的名称。例如，在图 3-33 的 E3 单元格中输入公式"=100*D3/C3"，自动填充 E4 将得到"=100*D4/C4"的值。

③ 混合引用。混合引用具有绝对列和相对行，或是绝对行和相对列。绝对引用列采用$A2、$B2 等形式，绝对引用行采用 A$2、B$2 等形式。

如果公式所在单元格的位置改变，则相对引用改变，绝对引用不变；如果复制多行或多列的公式，则相对引用自动调整，绝对引用不作调整。例如，将混合引用"=A$2"从 A5 单元格复制到 B5，则会将"=A$2"调整到"=B$2"。

（2）跨表格的三维引用

三维引用指引用同一工作簿中不同工作表的单元格地址，此时工作表名称与单元格之间必须用"!"进行分隔。格式为：

工作表名称!单元格地址

例如，引用 Sheet3 工作表的 A2 单元格，应该使用"= Sheet3!A2"。

3. 函数及应用

函数是由系统内置或用户自定义的具有名称的特殊公式。在这种特殊公式的函数中，待处理的操作数（运算对象）称为函数的参数，这些参数根据预设好的特定顺序或结构进行排列和运算。

函数主要用于处理简单的四则运算不能处理的计算，是为解决复杂计算需求而提供的一种预置计算方法。Excel 提供了大量的内置函数供用户使用，合理使用函数计算和分析数据，能够减少手工编辑工作量，提高数据处理效率；降低数据处理错误率，保证数据的正确性和有效性。

（1）函数的组成和结构

函数一般由三部分组成：函数名、括号和参数列表。函数的一般格式为：

函数名(参数 1,参数 2,……,参数 n)

① 函数名：确定函数的功能和运算规则。通常是"见名知义"，如求和函数（SUM）、计数函数（COUNT）。

② 括号：在电子表格处理软件中，函数名后的圆括号"()"不能省略，可在括号内编辑函数

的参数。

③ 参数列表：规定了函数的运算对象及其数据类型、排列顺序或结构等，不同函数的参数数量各不相同。

（2）函数的调用

函数的调用是指在编辑公式或表达式中应用函数，有以下三种形式。

① 在公式中直接调用函数。函数以公式的形式出现，在"="后直接输入函数，如"=SUM(B2+C2+D2)"。

② 在表达式中调用函数。函数作为表达式的一部分，在公式的相应位置输入函数，如："=B7*SUM(B2+C2+D2)"。

③ 函数的嵌套使用。在使用一个函数时调用另一个函数，即被调用的函数作为该函数的一个参数。如"=ROUND(AVERAGE(I3:I6),2)"，该公式中 ROUND 函数嵌套使用了 AVERAGE 函数，AVERAGE 函数求解了 I3 到 I6 单元格区域范围内所有数据的平均值，将该平均值作为 ROUND 函数的参数，用 ROUND 函数对该平均值求取保留两位小数的近似值。函数在嵌套使用时，也可以调用函数本身。

（3）函数的输入和编辑

在公式和表达式中调用函数，首先需要输入和编辑函数。函数的输入方式与公式类似，可以直接在编辑单元格内容时以 "=" 开头，并指定函数名及其各个参数值。Excel 预置了多种函数供用户使用。在实际使用时，记忆所有函数的名字、参数列表是非常困难的，因此，Excel 提供了函数向导，用户可根据提示的方式输入函数。

① 用函数向导输入函数

在无法确定所使用的具体函数或所属类别时，可使用函数向导输入函数。例如，如需对表 3-5 中学生表的建立中的信息管理与信息系统专业的学生人数进行汇总统计，在确定函数功能是进行项数统计后，可利用函数向导确定需使用的具体函数名称、参数个数及其先后顺序和意义。

根据"见名知义"原则，项数统计是统计符合条件的记录个数，因此是"COUNT"类的统计函数。通过"插入函数"对话框，使用函数的"向导"功能，选择所需函数即可。"插入函数"对话框如图 3-34 所示。

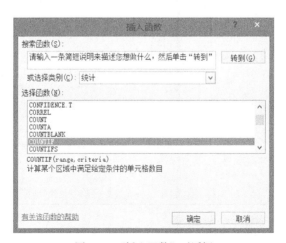

图 3-34　"插入函数"对话框

在选定所需的 COUNTIF 函数后，就会弹出图 3-35 所示的"函数参数"对话框，给出 COUNTIF 函数的功能和所需的各项参数，在选择某一参数后，也会显示该参数的意义。

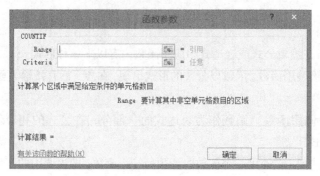

图 3-35　COUNTIF 函数的"函数参数"对话框

在"Range"参数框中输入/选定汇总统计的单元格区域 G3:G6，在"Criteria"参数框中输入统计条件值"信息管理与信息系统"，单击"确定"按钮后就完成了函数 "=COUNTIF(G3:G6,"信息管理与信息系统")" 的输入，即可得到汇总统计的计算结果。

② 直接输入函数

直接输入函数是在激活编辑状态后，以"="开头，直接输入函数名后指定该函数的各参数值。通常在以下情况会手工直接输入函数：较为熟悉所需使用的函数名及其参数；通过复制，套用已编辑好的公式内容；嵌套使用公式和函数，解决较为复杂的计算问题。

③ 使用帮助理解函数

对于不熟悉的函数，可尝试使用函数向导插入函数的方法完成函数的输入和编辑。在弹出"插入函数"对话框或"函数参数"对话框时，可以使用表格数据处理软件提供的"有关该函数的帮助"超链接进入帮助系统，获取使用该函数的帮助信息。

如在上例 COUNTIF 函数的使用过程中，若用户不清楚该函数的具体作用和参数意义，则可以通过帮助系统进行学习。帮助系统的界面及示例如图 3-36 和图 3-37 所示。

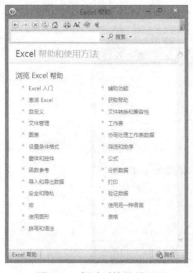

图 3-36　帮助系统的界面

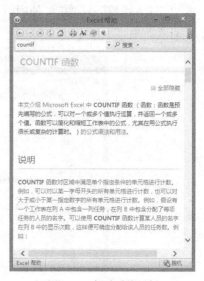

图 3-37　帮助系统示例

（4）函数的分类

Excel 提供了大量的内置函数，根据函数功能，可分为数学和三角函数、日期和时间函数、文本函数、逻辑函数、财务函数、统计函数、信息函数、工程函数、数据库函数、查找和引用函数、加载宏和自动化函数、多维数据集函数等。学习函数应该掌握函数的功能、组成结构（语法规则）和使用方法，以提高函数的使用效率，更好地解决现代办公和数据管理实践中的问题。下面将主要介绍几种类型的常用函数。

① 数学和三角函数：进行数学运算和数据处理的数学公式和三角函数。常用的数学和三角函数如表 3-9 所示。

表 3-9　　　　　　　　　　　　　　　常用的数学和三角函数

函数名称	功能	组成结构	参数列表
绝对值函数 ABS	计算数值的绝对值	ABS(number)	number：需要计算绝对值的实数
余弦值函数 COS	计算弧度值的余弦值	COS(number)	number：需要求余弦值的弧度值
四舍五入函数 ROUND	按指定的位数对数值进行四舍五入	ROUND(number, num_digits)	① number：需要四舍五入的数值；② num_digits：执行四舍五入时采用的位数
求和函数 SUM	计算单元格区域中所有数值的和	SUM(number1,number2,…)	number1,number2,…：1～255 个求和的数值参数
条件求和函数 SUMIF	对满足条件的单元格求和	SUMIF(range,criteria, sum_range)	① range：要进行计算的单元格区域；② criteria：以数字、表达式或文本形式定义的条件；③ sum_range：用于求和计算的实际单元格

② 逻辑函数：对条件进行逻辑判断或者进行复合检验所使用的函数，条件判定的计算结果是逻辑值（即逻辑真 True、逻辑假 False）。常用的逻辑函数如表 3-10 所示。

表 3-10　　　　　　　　　　　　　　　常用的逻辑函数

函数名称	功能	组成结构	参数列表
逻辑非函数 NOT	对参数的逻辑值求反	NOT(logical)	logical：可以对其进行真（True）、假（False）判断的任何表达式
逻辑与函数 AND	所有判断条件的计算结果同时为 True 时返回 True,否则返回 False	AND(logical1,logical2,…)	logical1,logical2,…：1～255 个结果为 True/False 的检测条件
逻辑或函数 OR	如果任一判断条件的计算结果为 True 时返回 True,否则返回 False	OR(logical1,logical2,…)	logical1,logical2,…：1～255 个结果为 True/False 的检测条件
逻辑判断函数 IF	如果判定条件计算结果为 True，则返回一个值；如果该条件计算结果为 False，则返回另一个值	IF(logical_test,[value_if_true], [value_if_false])	① logical_test：作为判断条件的数值或表达式；② value_if_true：判定条件计算结果为 True 的返回值；③ value_if_false：判定条件计算结果为 False 的返回值

③ 统计函数：对表格内所选单元格区域进行统计分析。常用的统计函数如表3-11所示。

表3-11　　　　　　　　　　　常用的统计函数

函数名称	功能	组成结构	参数列表
求平均值函数 AVERAGE	计算所有参数的算数平均值	AVERAGE(number1, [number2],…)	number1,number2,…: 1～255 个需计算平均值的数值参数
求条件平均值函数 AVERAGEIF	计算指定区域中满足给定条件的所有单元格的算数平均值	AVERAGEIF(range,criteria, [average_range])	① range: 要进行计算的单元格区域；② criteria: 以数字、表达式或文本形式定义的条件；③ average_range: 用于平均值计算的实际单元格
计数函数 COUNT	计算指定区域中包含数值的单元格的数量	COUNT (value1, [value2],…)	value1,[value2],…: 1～255 个可以包含或引用各种类型的数据,但只对数值型数据进行计数
条件计数函数 COUNTIF	计算指定区域中满足给定条件的单元格的数量	COUNTIF(range,criteria)	① range: 要进行计算的单元格区域 ② criteria: 以数字、表达式或文本形式定义的条件
求最大值函数 MAX	返回一组数值或指定区域中的最大值（忽略逻辑值和文本）	MAX(number1, [number2],…)	number1,[number2],…: 准备从中求取最大值的1～255 个数值、空单元格、逻辑值或文本参数
求最小值函数 MIN	返回一组数值或指定区域中的最小值（忽略逻辑值和文本）	MIN(number1, [number2],…)	number1,[number2],…: 准备从中求取最小值的1～255 个数值、空单元格、逻辑值或文本参数

（5）统计函数在医药卫生领域的应用

统计函数可广泛应用于医学统计与分析，主要分为集中趋势和离散趋势指标函数、分布概率函数、假设检验类函数、相关与回归类函数四类。下面以几何均数函数 GEOMEAN()和标准差函数 STDEV.S()为例介绍统计函数在医学统计与分析中的应用。

① 几何均数函数

使用几何均数函数 GEOMEAN (number1,[number2],…)可以计算一组正数数据或数值区域的几何平均值。

例3-2　设5人的血清滴度分别为：1∶2、1∶4、1∶8、1∶16、1∶32，求平均滴度（见图3-38）。

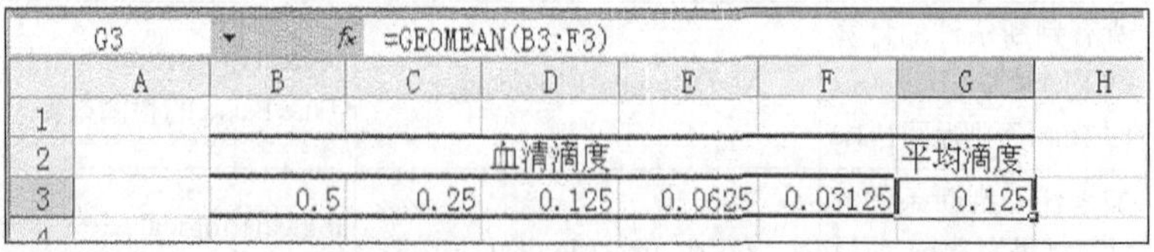

图3-38　利用几何均数函数 GEOMEAN()计算血清平均滴度

② 标准差函数

标准差函数 STDEV(number1,number2,…)根据给定样本的数据类型分为 STDEV.P()、STDEV.S()、STDEVA()和 STDEVPA()四种，可以计算基于给定样本总体的标准偏差或估算基于给定样本的标准偏差（可使用图3-36所示的帮助系统查看四种标准差函数的具体运用环境和使用规则）。

标准差是反映组内数据个体间的离散程度最常用的量化方式，是表示精确度的重要指标。标准差数值较大，表示一组数据内大部分数值与平均值之间的差异较大；相反，标准差数值较小，表示该组数据较接近平均值。

例 3-3　实地测量了 A、B 两组同性别、同年龄儿童的体重（kg）如下。A 组：26、28、30、32、34；B 组：26、29、30、31、34，使用标准差函数 STDEV.S() 计算这两组数据的标准差（见图 3-39）。

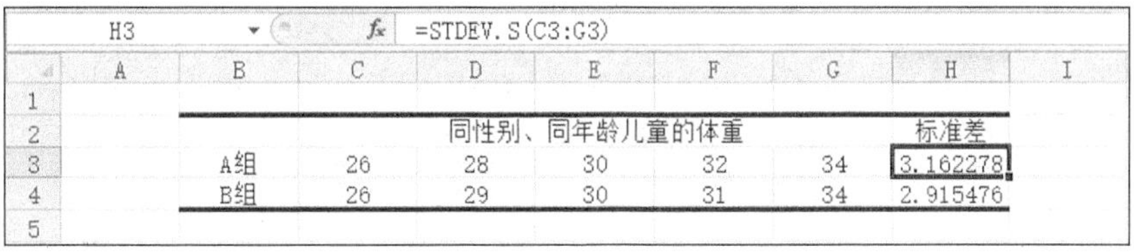

图 3-39　使用标准差函数 STDEV.S() 计算两组儿童体重的标准差

根据图 3-39 的计算结果可知，A 组儿童体重测量值平均数的代表性相对于 B 组较差。

3.3.3　数据管理

1. 数据的排序与筛选

在建好表后，可以根据需求对表中数据进行排序或筛选，快速、直观地组织并查找所需数据。

（1）排序记录

表中记录通常根据建表时输入顺序显示数据。在实际应用中，记录的显示顺序可以根据实际情况，对记录的一个或多个字段按不同的顺序重新排列。排序时可以根据不同字段的数据类型选择升序或降序的方式进行排序。对于不同的字段类型，其排序规则亦不相同，如表 3-12 所示。

表 3-12　　　　　　　　　　　　　　不同字段类型的排序规则

数据类型	排序规则	升序	降序
英文字母	字母顺序从左至右逐个比较	从 A 到 Z	从 Z 到 A
中文	首字拼音字母从左至右逐个比较	从 A 到 Z	从 Z 到 A
数字	数值大小	从小到大	从大到小
日期/时间	先后顺序	从前向后	从后向前
逻辑	逻辑值（False/True）	False 在前，True 在后	True 在前，False 在后

① 单列数据排序

排序时可以根据某一列的数据类型选择排序规则进行排序。

② 多列数据排序

排序时可以根据需要设置两个或两个以上列进行排序。按多列进行排序时，首先根据第一列的排序规则进行排序；对其排序结果中第一列值相同的所有记录，再按第二列的排序规则进行排序；依次类推，直到按照所有排序列完成排序为止。

（2）筛选记录

建好表后，有时还需要根据既定条件从众多数据中筛选匹配条件的特定记录。筛选功能能够将符合条件的数据显示出来，方便查看和处理。筛选时需要根据实际情况选定数据并设置筛选条件。Excel 提供了内置的如筛选器、高级筛选等"筛选"功能解决此类问题。

① 使用筛选器进行筛选

筛选器将选定的某列中所有不重复的值以列表的形式显示出来，供用户选择。使用筛选器设置筛选选项如图 3-40 所示，筛选器中显示的筛选项取决于所选列的数据类型和列值。

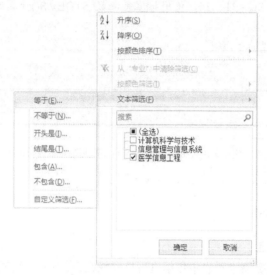

图 3-40　设置筛选条件

② 高级筛选

在使用筛选器进行筛选时，对某一列设置筛选条件的操作简单方便。在实际应用过程中，当筛选条件相对复杂，需要对多列中的数据设置筛选条件时，则需要使用高级筛选功能实现多列数据之间的"与""或"运算，筛选出满足复杂条件的数据结果。

需要注意的是，进行高级筛选时，需要首先确定多列数据筛选条件之间的逻辑关系。逻辑关系与逻辑函数均基于布尔提出的用数学方法研究逻辑问题的逻辑运算。在逻辑代数中，通过对两个以上的物体进行交集（Intersection）、并集（Union）、差集（Subtraction）的运算，从而得到新的物体形态的方式，即与、或、非三种基本逻辑运算。

例 3-4　表 3-13 是于 1980 年对不同年龄、不同性别的人群 HBsAg 采样得到的样本检测统计结果。在实际使用过程中，我们可能根据自己的研究目的，从不同角度分析该调查结果。例如：

（1）查找 HBsAg 阳性率大于 5%或 HBsAg 阳性率小于 3%的人群分布情况；

（2）查找 HBsAg 阳性率大于 5%或调查数大于 1000 的人群分布情况；

（3）查找 HBsAg 阳性率大于 5%且性别为男性的人群分布情况；

（4）查找 HBsAg 阳性率大于 5%且性别为男性的人群分布情况或阳性率小于 3%且性别为女性的人群分布情况。

表 3-13　　　　　　　　　　　某地 1980 年不同年龄、性别者 HBsAg 阳性率

年龄组（岁）	性别	调查数	阳性数	阳性率（%）
0~9	女	1706	27	1.58
0~9	男	726	31	4.27
10~19	女	1013	47	4.64
10~19	男	1392	115	8.26

续表

年龄组（岁）	性别	调查数	阳性数	阳性率（%）
20～29	女	614	37	6.03
20～29	男	735	59	8.03
30～39	女	554	45	8.12
30～39	男	574	57	9.93
40～49	女	384	19	4.95
40～49	男	463	27	5.83
50～60	女	187	4	2.14
50～60	男	232	10	4.31

电子表格处理软件能够提供满足复杂条件数据筛选的功能，在进行数据筛选时需要根据筛选条件设置条件区域。条件区域设置规则及其所对应的逻辑关系如图 3-41 所示。

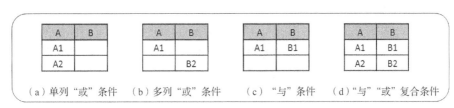

（a）单列"或"条件　（b）多列"或"条件　（c）"与"条件　（d）"与""或"复合条件

图 3-41　高级筛选区域条件区域设置

（1）"关系或"条件

在实际使用和查找数据时，"关系或"条件分为以下两种情况。

① 单列数据多种条件值的数据筛选。如图 3-41（a）所示，该条件区域能够筛选出 A 列数据中符合 A1 值或 A2 值的所有数据记录。

② 多列数据中符合各列数据中不同条件值的数据筛选。如图 3-41（b）所示，该条件区域能够筛选出 A 列数据中符合 A1 值或 B 列中符合 B2 值的所有数据记录。

（2）"关系与"条件

"关系与"条件是指在进行数据筛选时，筛选出的数据记录必须同时符合每列数据的条件值。如图 3-41（c）所示，筛选出 A 列数据中符合 A1 值且 B 列数据中符合 B1 值的所有数据记录。

（3）与、或复合条件

如图 3-41（d）所示，该条件区域能够筛选出 A 列数据中符合 A1 且 B 列数据中符合 B1 值的数据记录，以及 A 列数据中符合 A2 且 B 列数据中符合 B2 值的数据记录。

在例 3-4 中，某研究员需要对 HBsAg 疾病的情况进行深入分析和研究时，需要从历史统计数据中筛选出符合其研究目标的数据记录。在研究某地 1980 年不同年龄、性别的 HBsAg 阳性率统计表中，需要查找性别为"男"且阳性率大于 5 的记录，电子表格处理软件的高级筛选功能就能帮助他快速、完整地查找到符合条件的数据记录。

在使用高级筛选查找数据时，在设置条件区域时需要根据筛选的实际需要将含有待筛选值的数据列的列标志复制到该条件区域的第一个空行中，条件区域要与数据区域之间空出至少一行的距离，筛选后的结果如图 3-42 所示。

	A	B	C	D	E	F
	年龄组（岁）	性别	调查数	阳性数	阳性率(%)	
5	10～19	男	1392	115	8.26	
7	20～29	男	735	59	8.03	
9	30～39	男	574	57	9.93	
11	40～49	男	463	27	5.83	
14						
15		性别	阳性率(%)			
16		男	>5			
17						

图 3-42　根据性别和阳性率进行高级筛选后的结果

2. 数据的汇总统计

在使用表格数据时，需要根据实际应用要求对数据列表中的信息进行总结，展示数据特征。汇总是对表格中数据进行求和、求平均值、求最大（最小）值等统计计算。通过分级显示和分类汇总，就可以从大量的数据中按照某些特殊的需要对数据进行分组后汇总，为数据使用者提供更有价值的信息。在 Excel 中，使用分类汇总功能时，首先需要确定数据清单中的分类字段，并依据该分类字段对数据清单进行排序。

如例 3-4 所示，某研究员需要对 HBsAg 疾病的情况进行深入分析和研究时，可从历史统计数据中根据性别统计不同年龄组的样本调查数量和 HBsAg 疾病呈阳性反应的样本数量。

使用分类汇总功能解决该问题时，首先要根据"性别"列对数据列表进行排序，其排序结果如图 3-43 所示。

	A	B	C	D	E	F
1	年龄组（岁）	性别	调查数	阳性数	阳性率(%)	
2	0～9	男	726	31	4.27	
3	10～19	男	1392	115	8.26	
4	20～29	男	735	59	8.03	
5	30～39	男	574	57	9.93	
6	40～49	男	463	27	5.83	
7	50～60	男	232	10	4.31	
8	0～9	女	1706	27	1.58	
9	10～19	女	1013	47	4.64	
10	20～29	女	614	37	6.03	
11	30～39	女	554	45	8.12	
12	40～49	女	384	19	4.95	
13	50～60	女	187	4	2.14	
14						

图 3-43　根据性别对不同年龄、性别者 HBsAg 阳性率进行排序

在排序完成后，设置分类依据为"性别"列、汇总计算的方式为"求和"计算，以及分类汇总项为"调查数"和"阳性数"，即可得到图 3-44 所示的分类汇总结果。

	A	B	C	D	E	F
1	年龄组（岁）	性别	调查数	阳性数	阳性率(%)	
2	0～9	男	726	31	4.27	
3	10～19	男	1392	115	8.26	
4	20～29	男	735	59	8.03	
5	30～39	男	574	57	9.93	
6	40～49	男	463	27	5.83	
7	50～60	男	232	10	4.31	
8		男 汇总	4122	299		
9	0～9	女	1706	27	1.58	
10	10～19	女	1013	47	4.64	
11	20～29	女	614	37	6.03	
12	30～39	女	554	45	8.12	
13	40～49	女	384	19	4.95	
14	50～60	女	187	4	2.14	
15		女 汇总	4458	179		
16		总计	8580	478		
17						

图 3-44　根据性别进行分类汇总的结果

3. 数据的直观描述：数据图表

数据图表是以图形化的方式对数据进行描述和表达的工具。数据图表相比于文字描述和普通数据表格，它能够简洁清晰、生动形象地展示数据处理和分析后的数据分布规律和结果的对比关系，使数据分析报告得到准确、直观的表达。

数据图表是利用点、线、面等几何图形描述统计数据的方式，可以直观地看出数据变化的特征和规律。使用和绘制数据图表时需要注意以下几点：

① 根据实际使用需求和数据本身特征选择图表类型；

② 数据图表中的图形设计需要做到图示准确、数据分明；

③ 图示中的标题、图例、数据单位等文字说明需要做到清晰、扼要。

（1）图表的类型

数据图表的种类有很多，使用数据图表展示数据时需要选择合适的图表类型，常用的数据图表类型包括柱形图、条形图、折线图、散点图、饼图（圆形图）。

① 柱形图

柱形图，常用于反映分组数据之间的分类对比，也可用于描述数据在时间上的变化趋势。在进行数据统计时，常使用一组无间隔的柱形组成的柱形图（直方图）来表示连续变化的分组数据频数分布特征。图 3-45 所示为 110 名 7 岁男童的身高频数分布的柱形图。

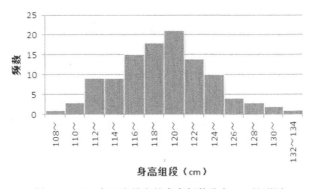

图 3-45　110 名 7 岁男童的身高频数分布——柱形图

② 条形图

条形图也可描述分组数据之间的分类对比情况。相比于柱形图，条形图的分类标签是纵向排列的、分组数据的具体值是横向排列的，因此，条形图更适用于标签文字过多、更需要展现排名的情况。图 3-46 所示为 110 名 7 岁男童的身高频数分布的条形图。

③ 折线图

折线图常用于描述数据在时间上的变化趋势。相比于柱形图，折线图能够更加突出数据呈波动性变化的趋势，更适用于数据分组数较多的情况。在进行数据统计时，折线图是将直方图各柱形的顶部中心点用直线连接起来的统计图形。图 3-47 所示为 110 名 7 岁男童的身高频数分布的折线图。

④ 散点图

散点图常用于描述数据之间的相关性及其分布特征。散点图通常用于比较跨类别的聚合数据。

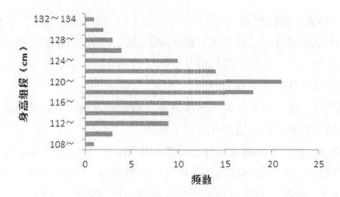

图 3-46　110 名 7 岁男童的身高的频数分布——条形图

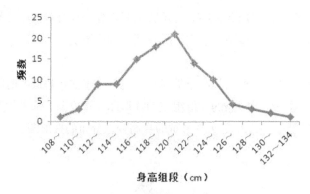

图 3-47　110 名 7 岁男童的身高频数分布——折线图

⑤ 饼图

饼图，又称圆形图，常用于描述各数据在总体中的构成和占比情况。在进行数据统计时，饼图用整个圆的面积表示统计研究对象总体，圆形内各扇形面积表示组成总体的各构成部分所占比例，反映某类数据的构成比。图 3-48 反映了例 3-4 中不同年龄段男性患有 HBsAg 疾病样本数占调查总样本数的构成比情况。

某地1980年不同年龄段男性HBsAg阳性率

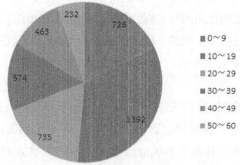

图 3-48　某地 1980 年不同年龄段男性 HBsAg 阳性率——饼图

（2）图表的构成元素

使用 Excel 制作数据图表，首先需要了解数据图表的构成元素。如图 3-49 所示，图表区、绘图区、坐标轴、标题、数据序列和数据点、图例等元素构成了 Excel 数据图表。

① 图表区：绘制和编辑图表的全部范围。

② 绘图区：在图表区内用于描述数据的由两个坐标轴组成的平面直角坐标系的范围。

③ 坐标轴：分为主坐标轴（即 X 轴）和次坐标轴（即 Y 轴）。

④ 标题：说明图表描述和表达的主要内容，显示在绘图区上方。

⑤ 数据序列和数据点：数据点是对应工作表中某单元格内的数据，一个或多个数据点构成一组数据序列。

⑥ 图例：对一个或多个数据序列进行描述说明，由图例项和图例项标识组成。

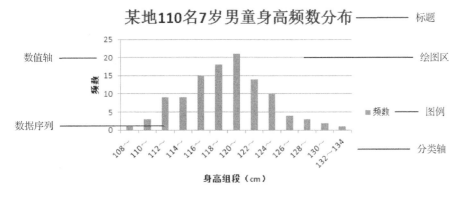

图 3-49　图表的构成元素

3.3.4　综合案例：医药卫生领域数据的加工处理

在现实生活中，往往需要在对各方面的信息进行记录和保存后，再根据各种实际需要，对存储的数据进行处理并加以分析和利用，形成知识以促进社会的发展。近年来，我国医疗卫生领域引进、吸收了国内外先进的信息技术，信息化程度得到了很大的提高。目前，我国县级及县级以上的医院建立了以病人为中心、以电子病历（EMRS）为基础的挂号、收费、处方、治疗一体化管理的医院信息系统（HIS）。

电子病历系统（EMRS）是医院信息系统的基本组成部分，电子病历是用电子设备（计算机、健康卡等）保存、管理、传输和重现的数字化的医疗记录，用于取代手写纸张病历。利用电子表格处理软件等数字化工具可以实现图 3-50 所示的电子病历来采集病人的基本信息和初诊记录信息。

为了实现医院信息系统，医院需要对病人的基本信息进行规范化存储，以方便对相关数据进行统计和分析。

在储存病人基本信息的过程中，不难发现，不同的信息的数据类型不同。根据前述内容可知，姓名属于文本型数据（长度不超过 20 字节）、性别属于文本型数据（长度不超过 2 字节）、出生日期属于日期/时间型数据、籍贯属于文本型数据（长度不超过 10 字节）、联系电话属于文本型数据（长度不超过 15 字节）、单位/地址和药物过敏均属于文本型数据（长度不超过 100 字节）。根据分析结果，可以创建图 3-51 所示的病人信息统计表的每列数据的标题及其数据类型。

病　历

姓名		性别		出生日期	
籍贯		联系电话			
单位/地址					
药物过敏					

初诊记录

时间	
主诉	
现病史	
既往史	
家庭史	
体检	
检验	
初步诊断	
处理	
费用总计	
	大写：__万__仟__佰__拾__元　　　　　　　小写：__
医生签字	病人签字

图 3-50　病历表效果图

门诊病人信息统计表

病人编号	姓名	性别	出生日期	籍贯	联系电话	单位/地址	药物过敏

图 3-51　"病人信息统计表"表头数据

病人在门诊挂号和诊断后，会产生相关的费用信息。医院为了解门诊挂号和收费的详细情况，可以设计图 3-52 所示的"门诊挂号和费用信息统计表"对门诊挂号和收费情况进行统计和规范化管理。

门诊挂号和费用信息统计表

挂号编码	病人编码	病人姓名	挂号金额	门诊科室	诊断结果	发票编码	费用金额

图 3-52　"门诊挂号和费用信息统计表"表头数据

对门诊挂号和费用信息统计表的每列数据的标题及数据类型进行分析后可知：挂号编码、病人编码和发票编码均为文本型数据（长度不超过 20 字节）；挂号金额为数值型数据（整数型）、费用金额为数值型数据（单精度型，小数位数为两位小数）；门诊科室是文本型数据（长度不超过 10 字节）；诊断结果是文本型数据（长度不超过 100 字节）。

在对表格进行规范化的格式设置后，可按照实际管理需求，对表格中已有的数据进行统计分析。在图 3-53 所示的某医院 2019 年 1 月 1 日的门诊挂号和费用信息表部分数据截图中，如需统计不同科室的挂号费用，则可以使用 Excel 对数据进行汇总统计。

门诊挂号和费用信息统计表

挂号编码	病人编码	病人姓名	挂号金额	门诊科室	诊断结果	发票编码	费用金额
H000001	P000006	于易筝	15	口腔科门诊		F0000001	15.00
H000002	P000049	游泳	15	口腔科门诊		F0000002	15.00
H000003	P000069	易丹	5	妇科门诊	西医:体检	F0000003	5.00
H000003	P000069	易丹	5	妇科门诊	西医:体检	F0000560	3.59
H000003	P000069	易丹	5	妇科门诊	西医:体检	F0000561	360.00
H000004	P000031	赖昕意	5	儿科门诊	西医:支气管炎	F0000004	5.00
H000004	P000031	赖昕意	5	儿科门诊	西医:支气管炎	F0000364	4.18
H000004	P000031	赖昕意	5	儿科门诊	西医:支气管炎	F0000365	200.00
H000004	P000031	赖昕意	5	儿科门诊	西医:支气管炎	F0000503	167.80
H000004	P000031	赖昕意	5	儿科门诊	西医:支气管炎	F0000504	162.17
H000005	P000057	李宇涵	15	口腔科门诊	西医:错颌畸形	F0000005	15.00
H000005	P000057	李宇涵	15	口腔科门诊	西医:错颌畸形	F0000567	50.00
H000006	P000093	黄森陶	7	急诊内科	冠心病 冠状动	F0000006	7.00
H000006	P000093	黄森陶	7	急诊内科	冠心病 冠状动	F0000007	3.90
H000006	P000093	黄森陶	7	急诊内科	冠心病 冠状动	F0000008	99.30
H000006	P000093	黄森陶	7	急诊内科	冠心病 冠状动	F0000018	150.60
H000006	P000093	黄森陶	7	急诊内科	冠心病 冠状动	F0000019	120.00
H000006	P000093	黄森陶	7	急诊内科	冠心病 冠状动	F0000020	75.00
H000006	P000093	黄森陶	7	急诊内科	冠心病 冠状动	F0000021	19.90
H000007	P000094	黎睿麟	7	儿科急诊	西医:支气管肺炎	F0000009	7.00
H000008	P000038	谭嘉翊	5	儿科急诊	医:急性扁桃体	F0000010	86.95
H000009	P000095	阚良波	7	急诊内科	胸膜炎 上呼吸道	F0000011	7.00

图 3-53　门诊挂号和费用信息统计表部分数据

对 2019 年 1 月 1 日的挂号费用进行汇总统计的结果如图 3-54 所示。

门诊挂号和费用信息统计表

1							
600	H000149	P000173	邹湘妮	5	眼科门诊	西医:屈光不正	F0000416	19.00
601	H000163	P000181	雷宇航	5	眼科门诊	西医:泪道阻塞	F0000407	5.00
602	H000163	P000181	雷宇航	5	眼科门诊	西医:泪道阻塞	F0000508	15.30
603	H000172	P000185	乔金磊	5	眼科门诊	西医:屈光不正	F0000440	5.00
604	H000172	P000185	乔金磊	5	眼科门诊	西医:屈光不正	F0000484	19.00
605	H000172	P000185	乔金磊	5	眼科门诊	西医:屈光不正	F0000485	50.00
606	H000180	P000189	许梅兰	5	眼科门诊	西医:白内障术后	F0000453	5.00
607	H000180	P000189	许梅兰	5	眼科门诊	西医:白内障术后	F0000497	2.00
608	H000180	P000189	许梅兰	5	眼科门诊	西医:白内障术后	F0000498	36.00
609				220	眼科门诊 汇总			
610	H000084	P000010	邹新连	0	肿瘤门诊	西医:乳腺癌	F0000183	1040.20
611	H000090	P000137	章贤云	5	肿瘤门诊	西医:肾功能不全	F0000198	5.00
612	H000090	P000137	章贤云	5	肿瘤门诊	西医:肾功能不全	F0000284	7.20
613	H000090	P000137	章贤云	5	肿瘤门诊	西医:肾功能不全	F0000285	78.00
614	H000090	P000137	章贤云	5	肿瘤门诊	西医:肾功能不全	F0000532	80.00
615	H000112	P000007	邹晓连	5	肿瘤门诊	西医:慢性肾炎	F0000266	5.00
616	H000112	P000007	邹晓连	5	肿瘤门诊	西医:慢性肾炎	F0000284	18.00
617	H000118	P000079	姜金科	0	肿瘤门诊	医:高血压 支气	F0000295	365.80
618	H000167	P000064	兰寿武	5	肿瘤门诊	西医:风心病	F0000422	5.00
619				35	肿瘤门诊 汇总			
620				6613	总计			

图 3-54　不同科室挂号费汇总统计结果

如图 3-53 所示,当数据量较大时,数据表格在展示数据处理与分析后的数据分布规律和结果的对比关系上不够简洁直观。根据此表的实际情况,可以使用饼图对此类情况的数据处理与分析结果进行描述和表达。

使用 Excel 绘制数据图表时,需要对所需描述的数据进行处理。根据"门诊挂号和费用信息统计表",首先将所有科室作为汇总统计的分类项、各科室的挂号费用作为汇总统计的数值,然后对各科室的挂号费用进行计算作为汇总统计的数据序列,最后根据门诊科室及挂号费绘制汇总统计图,如图 3-55 所示。

门诊科室	挂号费用
产科门诊	635
肠道门诊	5
儿科急诊	47
儿科门诊	810
儿科专家门诊	44
耳鼻喉科门诊	352
妇科门诊	661
感染科门诊	5
骨外科门诊	538
急诊内科	385
急诊外科	217
口腔科门诊	265
泌尿外科门诊	120
内分泌科	1140
皮肤科门诊	230
普外科门诊	10
神经内科门诊	70
心内科门诊	824
眼科门诊	220
肿瘤门诊	35

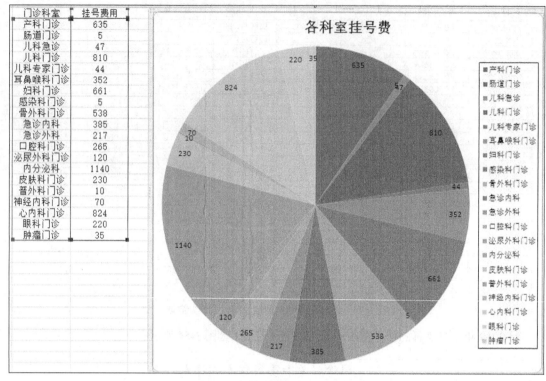

图 3-55　各科室挂号费汇总统计图

还可利用 Excel 提供的公式和函数对各科室的挂号费用进行计算，图 3-56 所示为以“门诊挂号和费用信息统计表”中的“门诊科室”“挂号金额”两列数据为基础，使用 SUMIF 函数计算各科室的挂号费的结果。

GEOMEAN　=SUMIF($A$2:$A$598,D2,$B$2:$B$598)

	A	B	C	D	E	F
1	门诊科室	挂号金额		门诊科室	挂号费用	
2	产科门诊	15		产科门诊	2:$B$598)	
3	产科门诊	15		肠道门诊	5	
4	产科门诊	15		儿科急诊	47	
5	产科门诊	15		儿科门诊	810	
6	产科门诊	15		儿科专家门诊	44	
7	产科门诊	15		耳鼻喉科门诊	352	
8	产科门诊	15		妇科门诊	661	
9	产科门诊	15		感染科门诊	5	
10	产科门诊	15		骨外科门诊	538	
11	产科门诊	15		急诊内科	385	
12	产科门诊	15		急诊外科	217	
13	产科门诊	15		口腔科门诊	265	
14	产科门诊	15		泌尿外科门诊	120	
15	产科门诊	15		内分泌科	1140	
16	产科门诊	15		皮肤科门诊	230	
17	产科门诊	15		普外科门诊	10	
18	产科门诊	15		神经内科门诊	70	
19	产科门诊	15		心内科门诊	824	
20	产科门诊	15		眼科门诊	220	
21	产科门诊	15		肿瘤门诊	35	
22	产科门诊	15				
23	产科门诊	15				
24	产科门诊	15				
25	产科门诊	15				

图 3-56　计算各科室的挂号费

3.4　演示文稿制作

将文本、图形、图像、动画、视频等多媒体信息综合起来进行可视化表达的最常见的形式就是演示文稿（又称幻灯片文档、演讲型汇报文稿等）。演示文稿的应用领域非常广泛，课堂教学、工作汇报、企业宣传、产品发布、婚礼庆典、项目竞标等都离不开演示文稿的设计与展示。本节以 PowerPoint 为例进行讲解。

3.4.1　演示文稿概述

在制作演示文稿时应综合考虑数据、信息、知识的分层可视化，将文字描述困难、理解容易出现偏差的烦琐冗长的内容，以清晰的结构，统一的风格，图文并茂、重点突出的方式表达出来，让观者更清晰、直观地理解观点，把握要领。

1. 演示文稿分类

根据应用场合的不同，演示文稿通常分为阅读型和演讲型两大类。阅读型演示文稿主要用于给他人自行阅读，演讲型演示文稿则主要用于协助汇报演讲。两者的共同点都是向他人传达文稿要表达的主题思想。不同之处在于：阅读型文稿无须旁人讲解，读者通常近距离自行阅读理解，该类文稿往往需要配以较多的文字或其他注释；演讲型文稿通常投影于屏幕，辅助演讲者现场讲解，听者通常远距离观看，因而该类文稿往往需要简洁明了、重难点突出，才能吸引现场观众，达到好的演讲效果。

2. 演示文稿结构

演示文稿通常分为：标题页、目录页、过渡页、内容页和结束页等。其中，标题页、内容页与结束页是一份完整的演示文稿必不可少的三部分；而目录页、过渡页，甚至前言页或附录页，则主要用于内容较多的演示文稿，确保长文稿演示时的逻辑流畅性。

标题页：主要展示演示文稿的主题、演讲人，或其他相关的简单信息，如演讲时间、演讲人所在公司等。

目录页：用于展示文稿的结构与大致内容，目录是对演示文稿内容的提前总结，能提升文稿内容的层次感。通过点击目录中章节标题添加的超链接，即可跳转至对应的内容页面。目录页并非必须独立成页，有些简短的演示文稿在标题页中就能直接体现内容的目录，如图 3-57、图 3-58 所示。

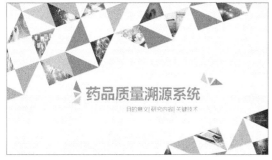

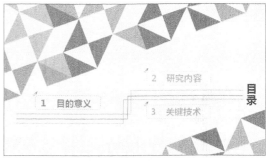

图 3-57　体现内容结构的标题页　　　　　　　图 3-58　目录页

过渡页：可分为两类，一类是提示即将进入的讲解内容，如图 3-59 所示；另一类是在需要特别强调的内容前加入一页具有强烈视觉冲击的幻灯片，以引起观众的注意，如图 3-60 所示。

内容页：用于详细阐述演示文稿的主题，其包含的编排对象可以是文字、图片、数据、图表，也可以包含音频、动画、视频等，如图 3-61 所示。

结束页：用于提示文稿演示完毕，可以由片尾动画、Logo、致谢、问题启发、提问留白等元素构成，如图 3-62 所示。

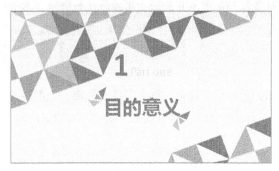

图 3-59　标准过渡页

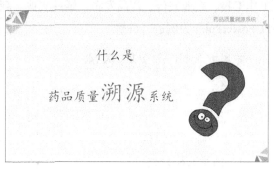

图 3-60　引起注意的过渡页

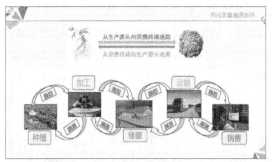

图 3-61　内容页

图 3-62　结束页

3.4.2　制作流程与设计原则

制作演示文稿时需要遵守制作流程，遵循设计原则。

1. 制作流程与金字塔原理

（1）制作流程大致可分为：构思设计、填充编排、修改美化三个环节，如图 3-63 所示。当需要在正式场合进行演示时，在前期还应完成素材收集、思路整理、内容凝练等任务，文稿完成后还应进行演讲彩排等。

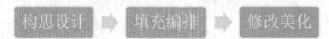

图 3-63　演示文稿制作基本流程

- 构思设计的一种常用方法是 5W1H，其内涵如下。

What：演示文稿要表达什么主题？该主题需要哪些内容作为支撑？

When：演示文稿何时使用？根据时间长短选取合适素材，并进行适当的加工。

Who：演示文稿的观看对象是谁？根据不同的受众对象采用不同的设计风格。

Why：为什么要做演示文稿，最终目的是什么？

Which：是否一定要用演示文稿？场地是否适合使用演示文稿？采用其他文件或材料能否达到同样的或更好的效果？

How：怎样才能将要表达的信息与观点最有效地传达出去？

按上述方法整理好思路后，就可以依据金字塔原理写出演示文稿大纲草稿，或绘制其主题的思维导图，然后按照大纲顺序或思维导图节点来填充幻灯片中的内容。

- 填充编排要根据掌握的素材形式进行设计。可分别设计以文字型、图片型、图表型等不同对象为主的文稿。

- 修改美化主要是对结构与内容已成形的演示文稿进行配色、排版、添加动画与链接等细节调整。

（2）"金字塔原理"由巴巴拉·明托于 1973 年提出，旨在阐述写作过程的组织原理，提倡按照读者的阅读习惯改善写作效果。利用该原理可以有效地协助创建思维导图，整理混乱逻辑，梳理 PPT 观点，金字塔原理如图 3-64 所示。在表述主题之前归纳出一个中心论点，而此中心论点可由 3～7 个论据支持；这些一级论据本身也可以是一个论点，被二级的 3～7 个论据支持，如此延伸，其结构状如金字塔。

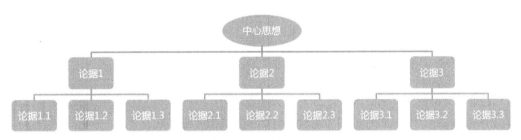

图 3-64　金字塔原理

我们在制作演示文稿时，应依据金字塔原理理清演示文稿的制作思路，将要表现内容的提纲写出来，并在演示文稿中做成目录和导航形式，使观众能迅速明白主题或观点。

2. 结构内容与外观设计

根据应用领域的不同，演示文稿的设计原则也不尽相同，通用的设计原则主要针对内容和外观两个方面。针对内容的设计原则遵循 16 字方针：结构清晰、整体协调、重点突出、简洁明了。制作者在设计演示文稿之前应理清文稿的逻辑结构，梳理、总结、提炼出需要制作的内容，列出目录及各级标题，在把握整体的同时还应对多媒体信息进行可视化处理，使演示文稿既简洁明了又重点突出。

针对外观的设计理念与原则伴随着时代的发展也在不断地更新演进。Google 公司提出的"扁平化设计（Flat Design）"概念，其核心主旨是去除冗余、繁杂的装饰效果，让"信息"本身作为核心被凸显出来。扁平化因其简洁鲜明、清晰快速的风格特点，迅速成为设计界关注的焦点。

世界著名的设计师 RobinWilliams 在《写给大家看的设计书》（*The Non-Designer's Design Book*）一书中归纳出的对比性（Contrast）、重复性（Repetition）、对齐性（Alignment）和亲密性（Proximity）四大基本设计原则，已成为制作演示文稿的黄金法则。

- 对比性原则：即同一张幻灯片中的不同元素应当有所差别，甚至截然不同，以形成强烈对比。这是为页面增加视觉效果最有效的途径之一。另外，合理使用对比能在不同元素、不同层次的信息中梳理出较为清晰的组织结构。

- 重复性原则：可以理解为"一致性"，即"设计的某些方面需要在整个作品中重复"。重复元素可以是一句标题、一种加粗字体、一块矩形色块，或者某一页负责在内容上进行过渡的幻灯片、某一项罗列的条目等。重复的元素能将幻灯片中的各个部分联系起来，提升文稿的整体性与协调性，使作品更深入人心。

- 对齐性原则：即拒绝将任意的信息或元素随意地排列。每一个页面中的信息与信息、元素与元素之间，都存在某种视觉联系。图文信息在幻灯片中的随意堆放会给人留下杂乱无章的感觉，有意识地利用参考线、网格线等对齐工具排版布局，能将内容梳理得更加清晰、更有条理。

- 亲密性原则：又称为聚拢原则。只有相关的元素组织在一起，才能实现聚拢效果。在同一页幻灯片上，相关信息和元素的位置相互靠近，它们就自然被理解为一个整体，因为物理位置的接近通常意味着存在某种联系。

制作演示文稿时还有许多值得借鉴与学习的设计原则，读者可自行查阅相关资料学习。总之，把握演示文稿制作的目的及应用场合，提前规划演示文稿的内容与结构，无疑能让制作流程事半功倍。

3.4.3　演示文稿的编排

目前最常见的演示文稿制作工具是 Microsoft 公司的 PowerPoint，以及金山公司的 WPS。下面将以 PowerPoint 为例从设计原则与经验的角度来介绍相关编排方法。

1. 文本与排版

演示文稿中最常见的支撑素材就是文本，而对演示文稿整体效果有着决定性影响的是文稿的排版与布局。

（1）文本与配色

文本形式较单一，常见的为横向对齐和纵向对齐，这两种排版方式比较符合人们阅读习惯。在强调问题或吸引注意力的过渡页，可将文本进行旋转以提高视觉表现力，但该方式不适用于文字较多的页面。文本的活力还来源于字体与色彩。在字体方面，PowerPoint 提供了通过【PowerPoint 选项】中的【保存】选项卡，实现【将字体嵌入文件】（如图 3-65 所示）；在色彩方面，除设置文字颜色外，还可利用一些色块让页面鲜活、饱满。

（2）原则与技巧

演示文稿中文字的使用要遵循标题与正文区分、格式统一、字体不宜超过三种、字数宜少不宜多的原则（如图 3-66 所示）。使用技巧时要注意：标题简洁明确，段落提炼关键词，重点内容突出，标题字号不小于 32 号，正文字号不小于 24 号。

（3）版式与模板

版式是指幻灯片上标题和副标题文本、列表、图片、表格、自选图形和视频等元素的排列方式。

主题是指一组统一的设计元素，如使用的颜色、字体和图形设置文档的外观。

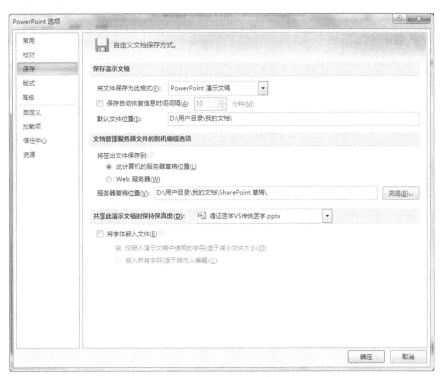

图 3-65　通过【PowerPoint 选项】中的【保存】选项卡选择【将字体嵌入文件】

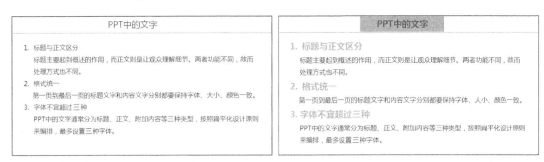

（a）没有突出标题的页面　　　　　　　　（b）标题与正文相区分的效果

（c）字体超过三种的页面显得比较乱　　　　（d）更加简洁的页面

图 3-66　演示文稿中文字的原则与技巧

　　幻灯片母版是指存储了相关设计模板信息的幻灯片，包括字形、占位符大小或位置、背景设计和配色方案。

　　模板为用户提供了一个便于应用的版式框架，在 PowerPoint 中创建模板就是创建一个 .pptx

文件，该文件记录了用户对幻灯片母版、版式和主题所做的任何自定义修改。每个模板都包含一个幻灯片母版，而该幻灯片母版必须至少具有一种版式，例如，标题页版式、标题与内容页版式等（可以包含多种版式）供用户在制作演示文稿时使用。

版式的设计讲求功能性、艺术性、统一性、整体性原则。

- 功能性：版式设计最基本的原则，即排版布局应符合内容之间的关系，如内容之间的对比、递进、层次、主次等。SmartArt图形就非常好地展示了内容之间的关系分类，如图3-67所示。

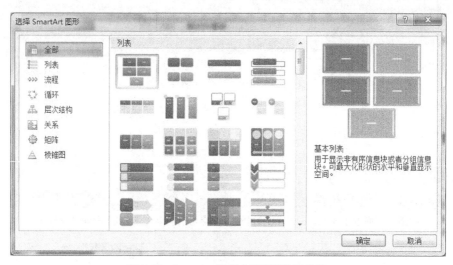

图 3-67　SmartArt 图形中的不同关系分类

- 艺术性：在实现功能性基础上，让布局尽量美观。
- 统一性：级别相同的内容在演示文稿中的不同幻灯页面上保持一致，例如，页眉、页脚呈现的主题等。
- 整体性：包含了一致性，但整体性不仅强调内容的布局合理，还强调布局的风格。例如，医学主题的演示文稿通常以科学严谨为风格，不宜在中间插入卡通动漫元素（如图片）或其他突兀的页面。

图 3-68 所示为遵循版面设计艺术性、统一性、整体性原则实现的页面效果。

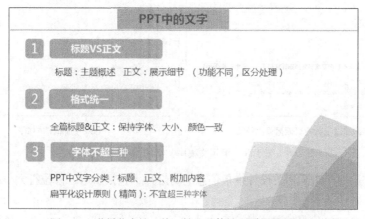

图 3-68　遵循艺术性、统一性、整体性原则的页面效果

2．图片与图表

（1）图片与页面

演示文稿中的图片通常分为两类：发挥装饰页面作用的图片，风格与内容呼应即可，对图片表达的信息要求不高；与内容相结合的图片，则要求信息与内容高度匹配，且需要让文字布局来适应图片布局。

（2）图片处理技巧

图片处理的实用操作技巧包括：对图片进行翻转、裁剪、去除背景、调整大小、调整亮度或对比度等。

（3）表格与图表

数据是最有说服力的支撑素材，因为数据客观存在又能直接说明问题。表格是最基础、简单的数据呈现方法，其最大的作用在于能将数据进行规范化显示。在演示文稿的制作过程中，数据更多地以图表的方式呈现。传统意义上的图表主要是由数据分析或统计汇总生成的数据类图表，主要包括柱状图、条形图、饼图、折线图、散点图等。而在演示文稿中应用更广泛的是概念类图表，它是对概念性、理论性内容进行信息可视化的一种方法，主要包括组织结构图、流程图、甘特图、循环图、矩阵图、关系图等。

3．音频与视频

（1）设置音频

在演示文稿的放映中适当增加音乐有利于带动现场气氛、调动观众情绪。在 PPT 的【插入】选项卡中选择【声音】能为幻灯片插入计算机中事先保存好的音乐，图 3-69 所示为选择【文件中的声音】；若选择【剪辑管理器中的声音】则会弹出"剪贴画"对话框（见图 3-70），能从下方的显示窗格中选择 PPT 自带的背景音乐并进行适当剪辑；现在的计算机很多都不再配置光盘驱动器，因此【播放 CD 乐曲】已很少使用；选择【录制声音】则可直接使用计算机自带的音频录制设备为幻灯片录入背景解说等。

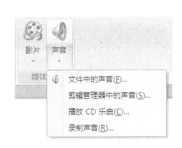

图 3-69　插入不同音频文件

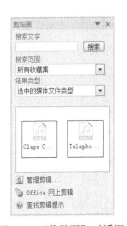

图 3-70　"剪贴画"对话框

音频默认的播放方式为单击时播放，且只在插入音频文件的当前幻灯片页面中播放一次。实际中常见的音频播放设置有三种：让音频跟随幻灯片的放映而自动播放，让音频贯穿整个放映过程，让时长短却又需要不断播放的音频进行循环播放。有关音频的设置均能在 PPT 插入音频后自动加载的"声音工具"下的【声音选项】中进行调整，如图 3-71 所示。

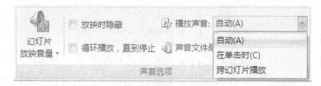

图 3-71　通过【声音选项】设置音频播放模式

（2）添加视频

符合演示文稿主题的视频能从视觉上让观众有不一样的体验、引起观众的共鸣，同时能够增强演示文稿的表现力。选择【文件中的影片】能将计算机中已保存好的视频插入幻灯片中，而【剪辑管理器中的影片】则可选择【剪贴画】中自带的视频文件进行插入（见图 3-72）。插入视频后，PowerPoint 会自动加载【影片工具】，从中选择【影片选项】即可设置视频播放方式，如图 3-73 所示。视频还具有独有"全屏播放"的模式。

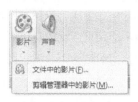

图 3-72　插入影片

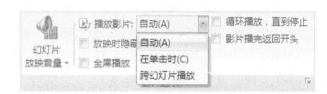

图 3-73　从【影片选项】中设置视频播放方式

4．动画与链接

（1）动画分类

与多媒体中的"动画"概念不同，演示文稿中的动画更多是指为幻灯片中的元素（如标题、图片、正文等）设置动画的视觉效果。按功能可将动画分为两类：一类是幻灯片内容动画，可通过【动画】选项卡，为幻灯片中的具体对象设置动画效果，以起到强调内容的作用；另一类是页面切换动画，通过【切换】选项卡，为幻灯片之间的过渡设置动画切换方式，以更艺术的方式串联幻灯片。

幻灯片内容的动画效果主要有三类：进入动画、强调动画、退出动画。

● 进入动画：用于设置幻灯片中内容出现的效果，即具体对象从无到有出现过程的修饰。

● 强调动画：幻灯片内容已呈现后，对需要突出展示或特殊说明的对象，以动态方式进行提醒的视觉效果。

● 退出动画：与进入动画相反，主要用于幻灯片内容播放结束时，对幻灯片对象从有到无的修饰。

页面切换效果，即从一页幻灯片切换到另一页幻灯片的转场效果。切换效果更单一，设置更简单。

（2）设计流程

设置动画也需要有设计构思，其流程通常分三步，如图 3-74 所示。

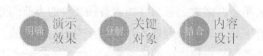

图 3-74　动画设计的流程

- 明确演示效果：动画效果应符合演示文稿风格，有些动画效果是欢快、俏皮的，有些动画效果则是严肃、专业的。根据演示文稿的主题明确整体风格，以风格为依据，以观众感受为参考确定动画效果。
- 分解关键对象：并非所有对象都适合使用同一类动画，对不同对象应考虑设置不同的动画效果。例如，文本较多的页面通常按进入顺序设置简洁的出场效果；图片较多的页面则可考虑所有图片按出现的顺序及其布局，设置从不同方向进入的出场效果。
- 结合内容设计：在为对象设置动画时，还需考虑内容的结构和逻辑等因素，以此决定动画类型的选择、动画选项的设置和动画时间的安排。

动画的设置还应遵循一定的原则，做到合理、有序，只有这样才能使演示文稿更有条理、更加流畅。主要原则如下。

- 少而精原则：通常演讲型幻灯片切换方式应尽量设置相同效果，最多不宜超过三种；为幻灯片内容设置动画时，同一种对象的动画也应尽可能设置相同效果，最多不宜超过三种。
- 慎用"华丽"动画原则：华丽动画主要指弹跳和旋转类动画，在视觉上会给人以强烈的冲击力，但容易让观众注意力分散到动画上，而非集中于内容与思考之中，尤其是正式和庄重的场合不适宜使用华丽的动画和突兀的音效。

（3）动作链接

链接的功能可以实现 PPT 内部页面的跳转，也可以链接到其他程序、文件或网页。链接在放映视觉上不会有太多不一样的变换效果，主要让观众感受到的是空间上的变换。

（4）效果选项

动画的效果选项是针对不同对象（如文本、图表与 SmartArt 图形等）进行动画效果细节设置的重要对话框，图 3-75（a）～（c）分别为【动画效果】对话框中的正文文本动画、图表动画和 SmartArt 动画选项卡。

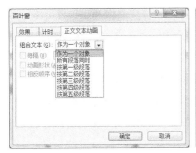 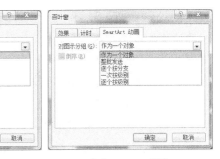

（a）正文文本动画　　　　（b）图表动画　　　　（c）SmartArt 动画

图 3-75　【动画效果】对话框

5. 放映与演讲

（1）放映类型与方式

演示文档的放映类型分三种（见图 3-76）：演讲者放映是由演讲者本人来播放幻灯片，演讲者对放映进行完全控制并需要对内容进行解说；观众自行浏览的放映方式下，观众可以对幻灯片进行控制，例如，选中【循环放映，按 ESC 键终止】复选框，可以方便观众结束放映；而在展台浏览模式下，观众完全不可控制幻灯片的放映。

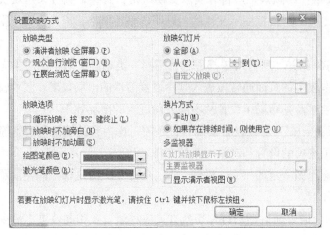

图 3-76 【设置放映方式】对话框

（2）演讲技巧

演示文稿通常是演讲重要的辅助材料，而演讲前的充分准备与临场技巧也非常重要。演讲前可以通过"浏览模式"查看全部的幻灯片，这一步骤的重点是检查演示文稿要呈现的主题结构。如果对演讲时间有严格要求，则事先一定要进行演练，PowerPoint 提供的排练计时功能可以协助演讲者查看每张幻灯片放映的效果和合理规划演讲时间的分配。此外，考虑到使用场合及受众群体，用户还可以自定义设置幻灯片播放的类型、范围及换片方式等内容。

结合演示文稿的成功演讲有两个较为出名的法则：一二三原则与二二原则。

一二三原则（123 原则）即 10-20-30 原则，是由苹果公司前首席宣传官 Guy Kawasaki 提出的一个幻灯片制作和演讲原则："不管你的想法是否能够颠覆世界，你必须要在有限的时间里，用较少的幻灯片和精练的语言将其精华传达给听众。"即一个演示文稿不能超过 10 页幻灯片，演讲时长不能超过 20 分钟，且幻灯片字号要大于 30 磅。一二三原则主要针对产品发布会一类的演示文稿，然而并非所有演示文稿都不能超过 10 页，如教育培训类幻灯片的页数通常较多。故行内人士又总结出二二原则即 20-20 原则，指出在演讲中如果有 20 张幻灯片，则每张幻灯片讲 20 秒。其目的与一二三原则一样，使演示文稿尽量精简，避免听众听到后产生不耐烦的感觉。

此外，演讲必备的技巧还有：不要直接读幻灯片，演讲过程要贴近观众，使用翻页器以确保演讲的连贯性，避免乱晃激光笔，切记不要将激光射向观众的眼睛，用眼神与观众交流，注意自己的站位不要遮挡幻灯片，切勿随意回翻页面扰乱观众思路，演讲内容与幻灯片保持一致，逐条显示内容等。

3.5　音、视频的加工与处理

在前文所述的文档编排与幻灯制作中，音频与视频是重要素材，也是人们获取信息的重要来源。利用不同的音、视频处理工具，从不同的角度或侧重点对音、视频进行更专业的加工处理，则能在更广的领域对音、视频赋予更多的应用功能。

3.5.1　医药领域的音、视频

在医药领域，音频与视频还能用于疾病诊疗、教学辅助、远程会议等实际工作中。

1. 音频电疗法与音乐疗法

音频（Audio）是指人耳可以听到的所有声音，其声波频率为 20Hz～20kHz。临床上将应用 1kHz～20kHz 等幅正弦电流治疗疾病的方法称为音频电疗法，临床中更多采用 2kHz～5kHz 等幅中频电流。音频电疗法是研究人员于 20 世纪 60 年代末提出的一种疗法，其原理在于使用音频电波振动刺激大脑神经中枢，使大脑皮层产生保护调节；其治疗作用主要有解痉镇痛，促进局部血液循环，软化瘢痕、松解粘连，消散慢性炎症及硬结，调节神经系统功能，增强细胞膜通透性等。

音乐治疗是新兴的边缘学科。它以心理治疗的理论和方法为基础，运用音乐特有的生理、心理效应，使患者在音乐治疗师的共同参与下，采取各种专门设计的音乐行为，经历音乐体验，达到消除心理障碍，恢复或增进身心健康的目的。按所采用的音乐可分为共振疗法和高频疗法。

共振疗法的音乐治疗由体感音乐、治疗方案和体感音响设备三方面组成。体感音乐是一类使用特殊方法制作的富含低频、以正弦波为主的治疗性乐曲。治疗方案需在临床研究的基础上确定，内容包括治疗对象身心状态评估，体感音乐的选择，确定音量、振动强度和治疗时间及疗程等。体感音响技术是将音乐中 16Hz～150Hz 低频部分电信号分拣出来，经过增幅器放大再通过换能器转换成物理振动，作用于人体传导感知，能真实地再现 20Hz～50Hz 频率范围音乐的技术。这种音乐能使人感到安全舒适，同时局部的振动也能促进组织的血液循环。

高频音乐疗法的治疗原理是通过空气振荡刺激耳部听觉系统以及直接通过人体骨骼传导的两种方式刺激大脑，虽不能在短时间内使患者痊愈，但能大大改善患者精神状态和生活质量，主要用于治疗自闭症、多动症、阅读困难症和抑郁症。

中国音乐疗法的历史，可以追溯到遥远的原始社会。从对新石器时代（如仰韶文化、马家窑文化、龙山文化等）出土文物的研究中可以发现，一些图案中已有音乐舞蹈行为，并且其中蕴含了保健治疗的意义。原始歌舞实际上就是一种音乐运动疗法，对纾解郁气、畅达经脉、调理心身大有裨益，而且容易普及施行。随着中华古代文明的全面发展，中国音乐保健治疗意识和方法也得到完善和发展。以《乐记》音乐理论和《内经》的五音学说为集中代表，形成了早期中医音乐疗法的思想体系。中医五音疗法就是根据中医传统的阴阳五行理论与五音对应，用角、徵、宫、商、羽五种不同的音调的音乐来治疗疾病。《灵枢·邪客》将五音与五脏相配："脾应宫，其声漫而缓；肺应商，其声促以清；肝应徵，其声雄以明；肾应羽，其声沉以细，此为五脏正音"。

2. 智慧医疗中的 CA

人类听觉系统（Human Auditory System，HAS）将外界的声音通过外耳和中耳组成的传音系统传递到内耳，在内耳将声波的机械能转变为听觉神经上的神经冲动，神经冲动传送到大脑皮层的听觉中枢，从而产生听觉。

随着半导体技术、互联网、音频压缩技术、录音设备及技术的共同发展，各种格式的数字音频的相继出现，在人类听觉机制的启发下，诞生了一个新的学科——计算机听觉（Computer Audio，CA），又称为机器听觉（Machine Listening）。

CA 是一个运用音频信号处理、机器学习等方法对数字音频和音乐进行内容分析理解的学科。CA 涉及乐理、一般声音的语义等领域知识，与音频信号处理、音乐信息检索、音频场景分析、听觉建模、音乐感知和认知、模式识别、机器学习、心理学等学科均有交叉。

CA 在医疗卫生领域的应用是智慧医疗的重要环节。借助 CA 进行辅助诊断与治疗，既可部分减轻医生的工作负担，又可普惠百姓。目前，CA 在医学领域的应用主要集中在与音频事件紧密相关的呼吸系统疾病、心脏系统疾病或其他音频相关的医疗等。例如，监控病人咳嗽、打鼾、言语、喘息、呼吸等，发生特殊音频事件时向护士、家人发出警报；光电型智能听诊器能存储和回放声音，显示音频波形并对比，同时对声音进行智能分析，为医生的诊断提供参考；胎儿的心音可通过超声多普勒终端检测后经音频接口转换为声信号；肌音传感器采集人体前臂特定肌肉信号，可用于开发相应的假肢手控制系统等。

拓展资源 智慧医疗（Wise Information Technology of 120，WIT120），是新兴的专有医疗名词。通过打造健康档案区域医疗信息平台，利用物联网技术，实现患者与医务人员、医疗机构、医疗设备之间的互动，逐步实现信息化。智慧医疗由三部分组成：智慧医院系统、区域卫生系统，以及家庭健康系统。在不久的将来，医疗行业将融入更多人工智能、传感器等技术，使医疗服务走向真正意义的智能化，推动医疗事业的繁荣发展。在中国新医改的大背景下，智慧医疗正在走进寻常百姓的生活。

3. 医疗干预与工作辅助

简单的音频录制也能在医疗干预与工作辅助中起到重要作用。例如，在新生儿黄疸蓝光照射治疗过程中发现，播放母亲的声音能影响患儿大脑内啡肽分泌，起到镇定、催眠作用，甚至能直接改变新生儿的精神状态，使其产生心理安全感，减少应激行为；同时，播放母亲声音结合抚触可加快新生儿的胆红素排泄。MP3 音频剪辑能完整录制并存储医生的会诊讨论意见，可代替手书记录，在科研、教学中具有独特的价值。音频听诊教学在心血管外科护理实习带教中的应用，可以提高带教质量和实习生满意度，增加心肺教学的丰富性和趣味性等。

4. 医学动画与视频

医学动画与视频是医疗领域的必备教学工具，可视化的影像知识能更好地帮助医疗专业人员或患者直观、形象地理解隐藏在人体器官或疾病传播等过程中的科学奥秘。教学视角下的常见医学动画与视频包括 3D 医学动画与影像（如人体骨骼肌肉、血液与细胞等）、解剖和病理分析动画与视频（如心脏跳跃反应等）、医学教学动画（如骨骼模拟手术、牙科教学等）、医学多媒体视频（如针灸手法教学等）。医疗卫生系统视角下的动画与视频主要有医疗公益动画、医疗保健知识科普视频等。医药企业视角下的常见动画与视频则包括医药企业宣传片，药品、保健品等产品动画，医疗器械动画等。

3.5.2 音、视频处理基础

在进行音、视频的加工处理与应用前，需要理解相关的基本术语及基本加工概念。

1. 音频术语与处理

（1）音频的四要素：时间、频率、强度和相位。时间是一段音频的持续时长；频率即声波每秒钟振动的次数，单位是赫兹（Hz），振动越快则音高越高；强度与振幅的大小成正比，单位是分贝（dB），体现为声音的强弱；相位指特定时刻声波所处的位置，是信号波形变化的度量，以角度作为单位。两个声波相位相反会相互抵消，相位相同则相互加强。

（2）声音通道的个数称为声道数，是指一次采样所记录产生的声音波形个数。记录声音时，如果每次生成一个声波数据，称为单声道；每次生成两个声波数据，称为双声道（立体声）。随着声道数的增加，所占用的存储容量也成倍地增加。

（3）音频基本处理有录音、降噪、滤波（均衡）、使用效果器添加音频特效等。

● 录音：在创建一个新的录音文件时，先要对文件的声道、分辨率、采样率进行设置。较高的分辨率可以提供更多可能性的振幅值，从而产生更大的动态范围和更高的信号噪声比，提高信号保真度。采样率是音频信号采样时每秒的数字快照数量，这个速度决定了音频文件的频率范围。采样率越高，数字波形就越接近原来的模拟波形。录音时设置声道为立体声（即双声道），分辨率选择 16bit，采样率选择 44 100Hz，就能达到 CD 级别的音质。

● 降噪：录音完成后，要进行降噪处理。采用准确有效的降噪方法可以得到一个几乎无噪声的音频文件。降噪一般分为采样、滤波、噪声门等几种处理方法，其中采样降噪法效果最佳。采样降噪法就是先提取噪声信号（放大声音波形，选中噪声区内波形最平稳、最长且无节目信号间隔处的一段），然后删除原信号中符合该噪声特征的信号。

● 滤波（均衡）：用于对频响曲线进行调整，能补偿由于各种原因造成的信号中欠缺的频率成分，也能抑制信号中过多的频率成分。它将音频信号分为多个不同频段，然后根据不同频段的中心信号电平的需要进行提升或衰减。通过均衡器对音源的音色加以修饰，可得到良好的效果。

● 使用效果器添加音频特效：效果器是应用最广泛的音频编辑加工部件，可用于在应用过程中对音频文件添加所需的延时、混响、回声、变速与变调、反向等音频特效。例如，交叉渐变（Cross Fade）是指两段音频片段之间的一种转场效果，在一个声音淡出的同时另一个声音淡入进来。使用该转场会让两个音频片段的声音切换得更平滑。

2. 视频术语与处理

（1）视频的相关概念。

帧（Frame）：一幅静止的图像被称为一帧，帧是视频技术常用的最小单位。一般视频画面是每秒 24 帧，因为人类眼睛的视觉"延迟现象"正好符合每秒 24 帧的标准。

像素（Pixel）：Picture Element 的缩写，视频或静止图像中的一个点。

NTSC 制式：NTSC（National Television System Committee）制式是于 1952 年由美国国家电视系统委员会制定的彩色电视广播标准，主要应用于北美、墨西哥、日本等。它规定每帧由 525 行组成，每秒传输 29.97 帧，每帧为 720×486 像素（DV 是 720×480 像素）。

PAL 制式：PAL 由德国人 Walter Bruch 在 1967 年提出，主要应用于中国、中东地区和欧洲一带。它规定每帧由 625 行组成，每秒传输 25 帧，每帧为 720×546 像素。

逐行扫描：视频每帧画面由若干条水平方向的扫描线组成，逐行扫描就是一帧画面中所有的行是从上到下一行接一行地连续完成。

隔行扫描：一帧画面需要由两遍扫描完成，第一遍扫描奇数行；第二遍扫描则扫描偶数行。这种扫描方式称为隔行扫描。一幅只含奇数行或偶数行的画面称为场（Field），其中只含奇数行的场称为奇数场或前场（Top Field），只含偶数行的场称为偶数场或后场（Bottom Field）。一个奇数场加上一个偶数场等于一帧（一幅图像）。

（2）常见的视频文件格式：MPEG、AVI、FLV、MP4等。

- MPEG（Motion Picture Experts Group，动态图像专家组）是一种常见的视频压缩编码技术，被广泛地应用在VCD的制作和一些视频片段下载的网络应用上面。

- AVI（AudioVideo Interleaved，音频视频交错）是Microsoft公司推出的视频音频交错格式（视频和音频交织在一起进行同步播放），是一种桌面系统上的低成本、低分辨率的视频格式。它的一个重要的特点是具有可伸缩性，性能依赖于硬件设备。它的优点是可以跨多个平台使用，缺点是占用的存储空间大。

- FLV是随着Flash MX的推出发展而来的新视频格式，其全称为Flash Video。

- MP4（MPEG-4 Part 14）是一种描述较为全面的容器格式，被认为可以在其中嵌入任何形式的数据，包括各种编码的视频、音频等。

（3）视频加工术语

- 宽高比（Aspect Ratio）：在任何显示屏幕上影像帧的宽度与高度之比。目前常见的电视的宽高比是16：9。

- 彩条和音调（Bars and Tone）：一系列具有特殊颜色的垂直线条和一个音频基调，用于校准来自录像带或者摄像机的视频和音频信号，以保证视频和音频在不同的电视上播放时都是一致的。

- 消隐（Blanking）：电荷耦合器件（Charge-Coupled Device，CCD）摄像机拍摄的图像边缘存在黑边，如果用户打算与其他影片合成，图像之外的这些黑色像素应该会被抹掉。

- 蓝屏（Blue Screen）：将立体的蓝色背景放置在被摄对象背后进行拍摄，之后可以将被摄对象提取出来，再与其他图像合成。

- 采集（Capture）：将音频或视频等多媒体以数字化方式传输到计算机上的过程。

- 色度（Chroma）：视频信号中包含的颜色信息，包括颜色本身的色相和饱和度。

- 饱和度（Saturation）：颜色的纯度。如果降低饱和度，色彩就会变淡，直到变成白色。

- 对比度（Contrast）：图像中最亮值与最暗值之间的差别。高对比度图像的取值范围很广，包括从最暗的阴影到最亮的高光；低对比度图像的取值范围较窄，因此图像"较单调"。

- 转场（Transition）：应用于两个编辑点之间的视觉或听觉效果，如视频叠化或音频交叉渐变。

- 渲染（Render）：视频和音频应用任何效果，如转场或滤镜，必须经过渲染才能准确地实时回放。

- 白平衡（White Balance）：在拍摄时为真实的白色定义一个参照物。该参照物可以在FinalCutPro中进行改变、修正或微调，以便得到纯白色。

- 编解码器（Codec）：Compression（编码）和Decompression（解码）的缩写，也指供视频和音频编码和解码的程序。

3.5.3　音、视频加工工具

音、视频编辑软件能够对多种格式的音、视频文件进行各种处理，如剪贴、复制、粘贴、多文件合并，以及前文所述的各类音、视频特效加工等。随着软件的不断改版升级，众多软件的操作方式日趋简洁，使非专业人士也能顺利掌握，并可通过使用这些软件获得满意的音、视频加工效果。

1. 音频处理软件

音频处理的方式众多，因处理对象、功能的侧重点、应用平台的不同而衍生出丰富的音频编辑软件，如混音软件、铃声剪辑、噪声处理、伴奏处理、音频格式转换等。图 3-77 所示为五款较受欢迎的不同应用平台和不同风格特色的音频软件的 Logo。

GoldWave   FL Studio   音频编辑专家   音频编辑录音器   超级变声器

图 3-77 音频编辑软件的 Logo

（1）GoldWave。它是一个集声音编辑、播放、录制和格式转换于一体的数字音频编辑器。它体积小巧却功能强大，可以打开的音频文件类型相当多，包括 WAV、OGG、VOC、IFF、AIFF、AIFC、AU、SND、MP3、MAT、DWD、SMP、VOX、SDS、AVI、MOV、APE 等音频文件格式，也可以从 CD、VCD、DVD 或其他视频文件中提取声音。内含丰富的音频处理特效，从一般特效如多普勒、回声、混响、降噪到高级公式计算（利用公式在理论上可以产生任何想要的声音）等。

（2）FL Studio（Fruity Loops Studio，又称为水果软件）。它是一款非常著名的鼓机（Rhythmic Programmer，又称为电子程序鼓、节奏程序机）软件，也是一个电子合成器/音序器软件，它能够创建鼓声和其他音频循环。该软件设计严谨的鼓声盒方法对于新手来说十分轻松易用，而且 FL Studio 同时含有专业音乐制作人员所需的功能强大的专业工具——MIDI 和 DirectSound（内部混频），两种格式还可以同时使用。

（3）音频编辑专家。它是一款操作简单、功能强大的音频编辑软件，具有音频格式转换、音频分割、音频截取、音频合并、铃声制作等功能。

- 音频格式转换：将音频文件转换为不同的音频格式。
- 音频分割：把一个音频文件分割成几段。
- 音频截取：从音频文件中截取出精华的一段加以保存。
- 音频合并：把多个不同或相同的音频格式文件合并成一个音频文件。
- 铃声制作：使用音频文件制作手机铃声。

（4）音频编辑录音器。它是一个免费的跨平台（包括 Linux、Windows、Mac OS X）音频编辑器。可以录音/播放，输入/输出 WAB、AIFF、Ogg Vorbis 和 MP3 格式的文件，并支持大部分常用的工具，如剪裁、混音、升/降音以及添加变音特效等功能，可以剪切、复制和粘贴（带有无约束的取消）、混合音轨以及为音频添加效果。它还有一个内置的封装编辑器，用户可自定义声谱模板和实现音频分析功能的频率分析窗口。它具备的 Audacity 功能可让用户轻松地编辑音乐文件，提供理想的音乐文件功能自带的声音效果，包括回声，更改节拍，减少噪声；而内建的剪辑、复制、混音与特效功能，更可满足一般的编辑需求。它还支持 VST 和 LADSPA 插件效果。

（5）超级变声器。它是一款应用于手机端的免费录音音频变化工具。用户可以通过使用这款软件改变自己的声音并添加各种有趣的音效，例如，把女孩声音变成男孩声音，把老人声音变成小孩声音。声音音效包括：女孩、妇女、男孩、男人、慢速、快速等；机器人场景音效包括：沙滩、电话、掌声、气泡、欢呼、吉他等。用户可实时录制声音，并自行添加场景音效，或者保存自己设定的音效参数，裁剪已录制好的音频或导入的音频，也可从手机音乐应用导入音频至场景音效。

2. 视频处理软件

常见的视频编辑软件的 Logo 如图 3-78 所示。

会声会影　　　　Adobe Premiere　　　迅捷视频格式转换器　　　狸窝 PPT 转换器　　　数码大师

图 3-78　常见的视频编辑软件的 Logo

（1）会声会影（Corel Video Studio）。它是一款支持各种视频编码且功能强大的视频编辑软件，使用会声会影可对视频进行转场、渲染、覆叠轨处理及添加各种特效，还可以将编辑好的视频转换成各种格式的视频导出，可适用于不同场景。

（2）Adobe Premiere。它是为视频爱好者和专业人士准备的视频剪辑工具。Adobe Premiere 提供了采集、剪辑、调色、美化音频、字幕添加、输出、DVD 刻录等一整套流程，并可与其他 Adobe 软件高效集成，能够满足用户创建高质量作品的要求。其主要优点在于专业性强，输出的视频格式非常丰富、可扩展性强，自带的插件和扩展的第三方插件种类繁多。

（3）迅捷视频格式转换器。它是一款简单易用的全能音、视频格式转换软件。支持的音、视频格式类型多样，支持.mp4、.flv、.mkv、.swf、.mov、.avi、.wmv、.vob、.f4v、.mpeg、.3gp、.webm、.ogv、.m4v 等视频格式，支持.mp3、.ape、.flac、.aac、.m4a、.wma、.ogg、.mav、.ac3、.m4r 等音频格式。

（4）狸窝 PPT 转换器。它又称为狸窝照片制作视频软件，主要功能是将演示文稿转换成视频格式，并能保持演示文稿中设置的动画效果及动态图片的自带效果等。该软件支持的输入文件格式有.ppt、.pptx，提供的输出文件格式有 rmvb、.3gp、.mp4、.avi、.flv、.f4v、.mpg、.vob、.dat、.wmv、.asf、.mkv、.dv、.mov、.ts、.mts 等。

（5）数码大师。它是一款电子相册制作软件。使用者只需添加照片到数码大师软件中，然后添加特效和音乐就可生成电子视频相册。视频相册可分为电子设备锁屏相册、家庭本机数码相册、礼品包相册、网页相册等类型。

习 题 3

一、单项选择题

1. 关闭正在编辑的 Word 文档时，文档从屏幕上予以清除，该文档同时也从_____中被清除。

（A）内存　　　　　（B）外存　　　　　（C）磁盘　　　　　（D）CD-ROM

2. 在 Word 编辑中，使用_____命令可将插入点直接移到文档开头。

（A）【Shift】+【Home】　　　　　　（B）【Ctrl】+【Home】

（C）【Alt】+【Home】　　　　　　　（D）【Home】

3. 下列有关 Word 格式刷的叙述中，_____是正确的。

（A）格式刷只能复制纯文本的内容

（B）格式刷只能复制字体格式

（C）格式刷只能复制段落格式

（D）格式刷既可以复制字体格式也可以复制段落格式

4. 在 Word 编辑文本时，将文档中所有的"电脑"都改成"计算机"，用_____操作最方便。

（A）中英文转换　　（B）替换　　　　（C）改写　　　　（D）翻译

5. 当【开始】选项卡中的【剪切】和【复制】命令项呈浅灰色而不能被选择时，表示的是_____。

（A）选定的文档内容太长，剪切板放不下　　（B）剪切板里已经有信息了

（C）在文档中没有选定任何信息　　　　　　（D）正在编辑的内容是页眉或页脚

6. 在 Word 中，保存、另存为、关闭、退出命令都可以将正在编辑的某个文档存盘保存，但处理方法有所不同，"另存为"是指_____。

（A）退出正在编辑文档，但不退出 Word，并只能以原文件名保存在原来位置

（B）退出正在编辑文档，退出 Word，并只能以原文件名保存在原来位置

（C）不退出正在编辑文档，只能以原文件名保存在原来位置

（D）不退出正在编辑文档，可以以原文件名保存在原来位置，也可以改变文件名或保存
　　　在其他位置

7. 若 Word 中正在编辑已输入两段落的文档，现将插入点移到第一段最后一行上，依次敲击【End】键、【Delete】键后，则_____。

（A）将第一段和第二段合并为一段　　　（B）删除第一段最后一个字

（C）删除整个文档最后一个字　　　　　（D）删除第一段第一个字

8. 对插入 Word 中的图形不可直接在 Word 文档编辑窗口进行_____操作。

（A）放大　　　　（B）涂改　　　　（C）缩小　　　　（D）移位

9. Excel 新工作簿中默认包含的工作表有_____。

（A）3 个　　　　（B）16 个　　　　（C）4 个　　　　（D）8 个

10. Excel 工作表的"编辑"栏包括_____。

（A）名称框　　　（B）编辑框　　　（C）状态栏　　　（D）名称框和编辑框

11. 如果某单元格输入="计算机文化" & "Excel"，结果为_____。

（A）计算机文化&Excel　　　　　　　（B）"计算机文化" & "Excel"

（C）计算机文化 Excel　　　　　　　（D）以上都不对

12. 要在当前工作表（Sheet1）A2 单元格中引用另一个工作表（Sheet2）A2 至 A7 单元格的和，则在当前工作表的 A2 单元格输入的表达式应为_____。

（A）=SUM(Sheet4!A:A7)　　　　　　（B）=SUM(Sheet4!A2:Shee4!A7)

（C）=SUM((Sheet4)A2:A7)   （D）=SUM((Sheet4)A2:(Sheet4)A7)

13. 在 Excel 工作表中，_____是单元格的混合引用。

（A）B10   （B）$B$10   （C）B$10   （D）以上都不对

14. 关于合并和居中的叙述，下列错误的是_____。

（A）仅能向右合并   （B）也能向左合并

（C）左右都能合并   （D）上下也能合并

15. 在 Excel 中，若想选定不连续的若干个区域，则_____。

（A）选中一个区域，拖曳到下一个区域

（B）选中一个区域，按【Shift】键+单击下一个区域

（C）选中一个区域，按【Shift】键+箭头移动到下一个区域

（D）选中一个区域，按【Ctrl】键+选定下一个区域

16. 在 Excel 中，当修改工作表中的某个数据后，包含有该数据的图表将_____。

（A）原图表保留，要求用户建立新的图表

（B）原图表作废，要求用户建立新的图表

（C）自动修改该项所对应几何图形的尺寸

（D）不自动修改，由用户对其进行修改

17. 在默认情况下，Excel 工作表中的表格线_____被打印出来。

（A）一定会   （B）肯定不会   （C）有可能会   （D）以上都不对

18. 在 Excel 中，"排序"对话框中提供了指定三个关键字及排序方式，其中_____。

（A）三个关键字都必须指定   （B）三个关键字都不必须指定

（C）主要关键字必须指定   （D）主次关键字必须指定

19. PowerPoint 演示文稿的扩展名是_____。

（A）.docx   （B）.xlsx   （C）.pptx   （D）.potx

20. 下列不是 PowerPoint 视图的是_____。

（A）普通视图   （B）幻灯片视图   （C）备注页视图   （D）大纲视图

21. 如要终止幻灯片的放映，可直接按_____键。

（A）【Ctrl+C】   （B）【Esc】   （C）【End】   （D）【Alt + F4】

22. 演示文稿打包后，在目标盘片上产生一个名为_____的解包可执行文件。

（A）Setup.exe   （B）Pngsetup.exe   （C）Install.exe   （D）Pres0.ppz

23. 打印演示文稿时，如在"打印内容"栏中选择"讲义"，则每页打印纸上最多能输出_____张幻灯片。

（A）2   （B）4   （C）6   （D）8

24. _____不是合法的"打印内容"选项。

（A）幻灯片   （B）备注页   （C）讲义   （D）幻灯片浏览

25. 如果要应用幻灯片版式建立组织结构图，默认情况下创建的组织结构图的一级下包含_____个下属。

（A）1   （B）2   （C）3   （D）4

二、填空题

1. 在 Word 中选择＿＿＿＿＿＿＿＿命令，可以绘制表格的边框。

2. Excel 表格中数据的对齐方式，在水平方向上有＿＿＿＿、＿＿＿＿、＿＿＿＿、＿＿＿＿、＿＿＿＿和＿＿＿＿五种，在垂直方向上有＿＿＿＿、＿＿＿＿和＿＿＿＿三种。

3. 删除光标前面的字符按＿＿＿＿键，删除光标后面的字符按＿＿＿＿键，如果要删除内容先＿＿＿＿＿＿＿＿再＿＿＿＿＿＿＿＿＿＿＿＿＿＿。

4. 选中不连续的多个区域，按住＿＿＿＿键配合鼠标操作。

5. 函数 AVERAGE(A1:A3)相当于用户输入的＿＿＿＿公式。

6. Excel 工作表中显示的灰色网格线不是实际表格线，可以使用＿＿＿＿命令，为所选定的单元格区域加上实际表格线，才能打印出表格线。

7. 在 Excel 中，若只需打印工作表的一部分数据，则应＿＿＿＿。

8. 在 PowerPoint 中，可以对幻灯片进行移动、删除、复制、设置动画效果，但不能对单独的幻灯片内容进行编辑的视图是＿＿＿＿。

9. 如要在幻灯片浏览视图中选定若干张幻灯片，那么应先按住＿＿＿＿键，再分别单击各幻灯片。

10. 在＿＿＿＿和＿＿＿＿视图下可以改变幻灯片的顺序。

三、简答题

1. 什么是信息可视化？

2. 长文档的编排流程是什么？

3. 演示文稿制作的流程和金字塔原理是什么？

4. 医药领域的音、视频有哪些具体的应用？

本章参考文献

[1] 晏峻峰，李曼. 医药信息技术基础[M]. 2 版. 人民邮电出版社，2015.

[2] 蒋月姜，胡会岗，李忠僖，等. 母体声音音频在新生儿黄疸蓝光照射治疗中的临床观察[J]. 江西医药，2013，48（7）：657-658.

[3] 点金文化. PPT 2016 商务幻灯片设计与制作一本通[M]. 北京：电子工业出版社，2017.

[4] 吴小勉，计高雄，孙薇. 信息可视化设计的发展资源研究[J]. 科技传播，2019（12）：95-96.

[5] 李沫. 信息可视化设计的实践教学研究[J]. 艺术教育，2019（06）：199-200.

[6] 孟洪宇，孟庆刚. 可视化技术在中医领域的应用探析[J]. 世界中医药，2018，13（4）：997-1000.

[7] 童明庆. 临床检验标本采集送检手册[M]. 北京：人民卫生出版社，2010.

[8] 战德臣. 大学计算机：理解和运用计算思维（慕课版）[M]. 北京：人民邮电出版社，2018.

[9] 李小航，凌云，黄蔚. 办公应用与计算思维案例教程[M]. 北京：人民邮电出版社，2018.

[10] 高祖新. 医药数理统计方法[M]. 5 版. 北京：人民卫生出版社，2011.

[11] 教育部考试中心. 全国计算机等级考试二级教程：MS Office 高级应用（2017 年版）[M]. 北

京：高等教育出版社，2016.

[12] 王秀英，张俊玲，籍淑丽，等. 数据库原理与应用[M]. 3 版. 北京：清华大学出版社，2017.

[13] 教育部考试中心. 全国计算机等级考试二级教程：Access 数据库程序设计（2019 年版）[M]. 北京：高等教育出版社，2017.

[14] ExcelHome. Excel 数据处理与分析[M]. 北京：人民邮电出版社，2017.

[15] 刘福刚，熊永福. Excel 2016 数据处理与分析[M]. 北京：人民邮电出版社，2018.

[16] 刘军华，郑建云. PPT 制作与美化技巧的研究[M]. 湖南邮电职业技术学院学报，2018，17（03）：27-30.

[17] 莫永华，元钊. 演示即可视化：分层可视化方法实例化于 PowerPoint 2010 中[J]. 广西师范学院学报（自然科学版），2016，33（03）：113-119.

第4章
信息处理与智能化

引言

　　计算机是信息处理最重要的工具，计算机科学的发展，为科学计算及数据处理提供了高速和高精度的计算工具。目前，信息处理技术也不断更新，逐渐向着智能化的方向发展。构建具有良好判断能力、理解能力和学习能力的人工智能系统可进一步减轻人们的脑力劳动的负担。无论是一般意义的信息处理，还是智能化的信息处理，问题、算法、程序与数据结构都是重中之重。如何轻松、高效地解决问题是利用计算机进行信息处理必须考虑的内容。

内容结构图

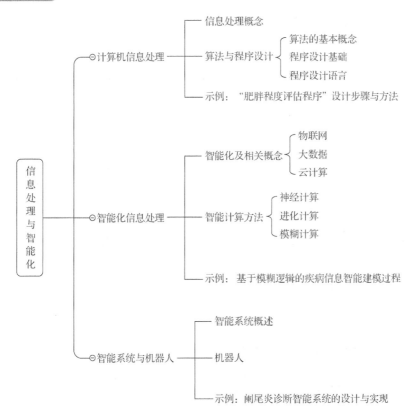

学习目标

通过本章内容的学习，学生应该能够做到以下几点：

✓ 掌握信息处理、智能化、智能系统、机器人的相关概念与类别；

✓ 理解算法、程序设计及三种智能计算方法；

✓ 了解信息处理与智能化技术在医学领域中的研究内容与发展方向。

4.1 计算机信息处理

4.1.1 信息处理概念

信息处理是运用科学合理的手段与方法对原始数据进行整理，或按照事先设计的信息提取标准对信息进行采集、存储与加工等技术活动，计算机是信息处理最强有力的工具。用计算机进行信息处理的本质是解决问题，问题的解决方法体现在算法和程序设计上。

4.1.2 算法与程序设计

1. 算法的基本概念

为解决一个问题而采取的方法和步骤，就称为"算法"。计算机中的算法是对特定问题求解步骤的一种描述，它是指令的有限序列。人与计算机求解问题时，各自采用的基本步骤如表 4-1 所示。

表 4-1　　　　　　　　　人与计算机求解问题时分别采用的步骤

人求解问题时采用的步骤	计算机求解问题时采用的步骤
① 理解和分析面临的问题；	① 理解和分析求解的问题；
② 寻找解题方法；	② 寻找解题方法；
③ 用纸、笔、计算器等工具进行计算；	③ 生成解题算法；
④ 验证计算结果	④ 选择语言并根据算法编写程序；
	⑤ 编辑、编译、链接产生计算机能识别的指令；
	⑥ 执行指令

算法的基本要素包括数据对象的运算、操作，以及各操作之间的执行顺序。

① 基本运算

算术运算：加、减、乘、除等。

逻辑运算：与、或、非等。

关系运算：大于、小于、等于、不等于，等等。

② 操作：输入、输出、赋值等数据传输运算。

③ 各操作之间的执行顺序：顺序、分支和循环三种控制结构。

算法描述可使用自然语言、伪代码、程序流程图等。

用自然语言描述算法，主要是采用日常语言和数学符号表示其基本运算和操作。

例如，求：s=1+2+3+4+5。

解法 1：(1+5)*5/2=15

解法 2：

　　　　s=s1+s2+s3+s4+s5

　　　　s_1=1

　　　　s_i=s_{i-1}+1，i=1,…,5

规律：

　　　　s←s+i

用自然语言描述算法要抓住问题的初始状态和变化规律两个基本要素。

用流程图描述算法，主要采用约定的符号表示其基本运算和操作，如表 4-2 所示。

表 4-2　　　　　　　　　　　　　流程图基本符号

程序框	名称	功能
	开始/结束	表示算法的开始和结束
	输入/输出	输入和输出信息
	处理	计算与赋值
	判断	条件判断
	流程线	表示算法中的流向
	连接圈	表示算法流向出口或入口连接点

用伪代码描述算法则书写方便、格式紧凑，也易于理解，便于向程序过渡。伪代码是介于自然语言和计算机语言之间的文字和符号。由伪代码描述的算法通常由算法名称、指令序列、输入/输出、分支选择、赋值、循环、算法结束等元素构成，每一行（或几行）表示一个基本操作。

（1）算法名称

在算法的伪代码表示中，有过程（Procedure）和函数（Function）两种类型，过程是执行一系列的操作，不需要返回操作的结果，无返回数据；函数是执行一系列的操作后，要将操作的结果返回，有返回数据。在书写算法伪代码时，需要对其命名，例如，对于如下的过程和函数：

```
Procedure  <算法名> ([<参数列表>])

Function  <算法名> ([<参数列表>])
```

Procedure Hanoi_Tower()表示名为 Hanoi_Tower 的一个过程，Function Fac()表示名为 Fac 的一个函数，Function Prog ()表示名为 Prog 的一个函数。

（2）指令序列

指令序列是算法的主体。指令序列的书写规则是：以 Begin 作为开始，用 End 作为结束；或者用"{"作为开始，用"/}"作为结束。

例如：

```
Begin
        指令序列
End
```

或者：

```
{
        指令序列
/}
```

（3）输入/输出

输入/输出的表示方式如下。

输入：Input；

输出：Output 或 Return。

（4）分支选择

分支选择的表示方法有以下两种。

方式1：

```
If <条件> Then
    {
            指令序列
    /}
```

方式2：

```
If <条件>Then
    {
            指令序列 1
    /}
else
    {
            指令序列 2
    /}
```

（5）赋值

用 := 或者 ← 作为赋值操作符，表示将赋值号右边的值赋给左边的变量。

例如：

```
x:=x+1
y←x*x
```

（6）循环

循环可分为计数式循环和条件式循环，表示方法如下。

方式1：计数式循环

```
For 变量:=初值 To 终值
```

```
{
        指令
/}
```

循环次数：　(终值-初值+1)

方式 2：条件式循环

```
While (条件) do
 {
        指令
 /}
```

若条件为真，则循环执行指令，直到条件为假。

（7）算法结束

关键字 End 的后面加上算法名称，表示算法结束，是算法的最后一句。例如：

```
End Hanoi_Tower
```

和

```
End Fac
```

分别表示算法 Hanoi_Tower 和 Fac 的结束。

值得注意的是，无论使用何种方式描述算法，其描述结果必须满足以下五个特征。

① 输入：一个算法必须有零个或零个以上输入量。

② 输出：一个算法应有一个或一个以上输出量，输出量是算法计算的结果。

③ 明确性：算法的描述必须无歧义，以保证算法的实际执行结果精确地符合要求或期望，通常要求实际运行结果是确定的。

④ 有限性：依据图灵的定义，一个算法是能够被任何图灵完备系统模拟的一串运算，而图灵机器只有有限个状态、有限个输入符号和有限个转移函数（指令）。而一些定义更规定算法必须在有限个步骤内完成任务的。

⑤ 有效性（又称可行性）：算法能够被实现，算法中描述的操作都可以通过执行有限次已经实现的基本运算来实现的。

图 4-1 所示分别为用自然语言、流程图、伪代码描述求方程 $ax+b=0$ 算法的过程。

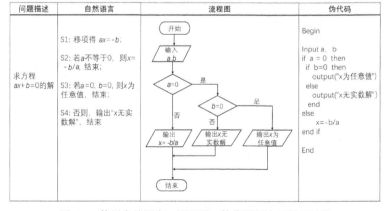

图 4-1　使用自然语言、流程图、伪代码解决问题的过程

2. 程序设计基础

程序是指用一种程序设计语言书写并能被计算机执行的一组规则和步骤。它包括两方面的内容：数据（按一定方式存储的数据）和操作（处理数据的过程）。对程序的研究，实质上就是对数据结构与算法的研究。

（1）数据结构的基本概念

数据结构（Data Structure）是相互之间存在一种或多种特定关系的数据元素的集合，即带"结构"的数据元素的集合。"结构"就是指数据元素之间存在的关系，分为逻辑结构和存储结构。

数据的逻辑结构和存储结构是数据结构的两个密切相关的方面，同一逻辑结构可以对应不同的存储结构。算法的设计取决于数据的逻辑结构，而算法的实现则依赖于特定的存储结构。数据的逻辑结构反映数据元素之间的逻辑关系，逻辑关系是指数据元素之间的关系，与在计算机中的存储位置无关。

数据的逻辑结构包括集合、线性结构、树形结构、图形结构四种。集合表达的是数据元素之间除了"同属一个集合"的相互关系外，别无其他关系；线性结构表达的是数据元素存在一对一的相互关系；树形结构表达的是数据元素存在一对多的相互关系；图形结构表达的是数据元素存在多对多的相互关系。

数据的存储结构是指数据的逻辑结构在计算机存储空间的存放形式。数据的存储结构是数据结构在计算机中的表示（又称映像），它包括数据元素的机内表示和关系的机内表示。由于具体实现的方法有顺序、链接、索引、散列等多种，所以，一种数据结构可表示成一种或多种存储结构。

（2）常用的数据结构

程序设计中常用的数据结构包括如下几种。

① 数组（Array）。数组是一种聚合数据类型，它是将具有相同类型的若干变量有序地组织在一起的集合。数组可以分解为多个数组元素。按照数组元素的数据类型，数组可以分为整型数组、字符型数组、浮点型数组、指针数组和结构数组等。数组还有一维、二维以及多维等表现形式。

② 栈（Stack）。栈是一种特殊的线性表，它只能在一个表的一个固定端进行数据节点的插入和删除操作。栈按照后进先出的原则来存储数据，也就是说，先插入的数据将被压入栈底，最后插入的数据在栈顶；读出数据时，从栈顶开始逐个读出。栈在汇编语言程序中，常用于重要数据的现场保护。栈中没有数据时，称为空栈。

③ 队列（Queue）。队列与栈类似，也是一种特殊的线性表。与栈不同的是，队列只允许在表的一端进行插入操作，而在另一端进行删除操作。一般来说，进行插入操作的一端称为队尾，进行删除操作的一端称为队首。队列中没有元素时，称为空队列。

④ 链表（Linked List）。链表是一种数据元素按照链式存储结构进行存储的数据结构，这种存储结构具有在物理上非连续的特点。链表由一系列数据节点构成，每个数据节点包括数据域和指针域两部分。其中，指针域保存了数据结构中下一个元素存放的地址。链表结构中数据元素的逻辑顺序是通过链表中的指针链接次序来实现的。

⑤ 树（Tree）。树是典型的非线性结构，它是包括两个节点的有穷集合。在树结构中，有且仅有一个根节点，该节点没有前驱节点。在树结构中的其他节点都有且仅有一个前驱节点，但可以有多个后继节点。

⑥ 图（Graph）。图是另一种非线性数据结构。在图结构中，数据节点一般称为顶点，而边是

顶点的有序偶对。如果两个顶点之间存在一条边，那么就表示这两个顶点具有相邻关系。

⑦ 堆（Heap）。堆是一种特殊的树形数据结构，一般讨论的堆都是二叉堆。堆的特点是根节点的值是所有节点中最小的或者最大的，并且根节点的两个子树也是一个堆结构。

⑧ 散列表（Hash）。散列表源自散列函数（Hash Function），其原理是如果在结构中存在关键字和 T 相等的记录，那么必定在 F(T) 的存储位置可以找到该记录，这样就可以不用进行比较操作而直接获取所需的记录。

（3）数据结构的基本运算

数据结构关注的是如何按一定的逻辑结构把数据组织起来，并选择适当的存储表示方法把按逻辑结构组织好的数据存储到计算机的存储器里，目的是更有效地处理数据，提高数据运算效率。数据的运算是定义在数据的逻辑结构上的，但运算的具体实现则要在存储结构上进行。一般有以下几种常用运算。

① 检索。检索就是在数据结构里查找满足一定条件的节点。一般是给定某个字段的值，查找具有该字段值的节点。

② 插入。插入就是在数据结构中增加新的节点。

③ 删除。删除是把指定的节点从数据结构中去掉。

④ 更新。更新是改变指定节点的一个或多个字段的值。

⑤ 排序。排序是把节点按某种指定的顺序重新排列，如递增或递减。

为了使计算机能够理解人的意图，人类就必须将需要解决的问题的思路、方法和手段通过计算机能够理解的形式告诉计算机，使计算机能够根据人的指令按部就班地工作，完成某种特定的任务。这种人与计算机之间交流的过程就是编程。

（4）编程范式

编程范式（Programming Paradigm）指将计算机要执行的任务概念化和结构化的方式。有很多编程范式存在，它们之间并不相互冲突。程序员在设计和编写程序时可能会使用多种范式，其中主要有过程式模式和面向对象模式。

① 过程式模式

过程式程序设计（Procedural Programming）又称过程式编程、过程化编程，是一种编程典范，有时会被视为指令式编程的同义词。过程式模式派生自结构化编程（Structured Programming），主要采取程序调用（Procedure Call）或函数调用（Function Call）的方式来进行流程控制。流程则由包含一系列运算步骤的程序（Procedures）、例程（Routines）、子程序（Subroutines）、方法（Methods）或函数（Functions）来控制。在程序运行的任何一个时间点，都可以调用某个特定的程序。任何一个特定的程序，也能被任意一个程序或是它自己本身调用。

② 面向对象模式

面向对象程序设计（Object Oriented Programming，OOP）是一种具有对象概念的程序编程典范。它将对象作为程序的基本单元，将程序和数据封装在其中，以提高软件的重用性、灵活性和扩展性，对象里的程序可以访问及修改与对象相关联的数据。在面向对象编程里，计算机程序会被设计成彼此相关的对象。在面向对象程序设计中，每一个对象都应该能够接收数据、处理数据，并将数据传送给其他对象。

面向对象程序设计中的概念主要包括：对象、类、数据抽象、继承、动态绑定、数据封装、多态性、消息传递。面向对象的思想通过这些概念得到了具体的体现。

（5）程序设计步骤

程序设计是指从确定任务到得到结果，写出文档的全过程，包括问题分析、设计算法、编写程序、运行程序、分析结果、编写程序文档等环节。各环节的具体任务如下。

① 问题分析：研究所给定的条件、应达到的目标，找出解决问题的规律，选择解题的方法。

② 设计算法：即设计出解题的方法和具体步骤。

③ 编写程序：将算法翻译成计算机程序设计语言，对源程序进行编辑、编译和链接。

④ 运行程序与分析结果：运行可执行程序，得到运行结果，并对结果进行分析，并观察结果是否合理。若不合理，则要对程序进行调试，以发现和排除程序中的故障。

⑤ 编写程序文档：如同正式的产品应当提供产品说明书一样，正式提供给用户使用的程序，必须向用户提供程序说明书。内容应包括程序名称、程序功能、运行环境、程序的装入和启动、需要输入的数据，以及使用注意事项等。

3. 程序设计语言

程序设计语言是用于编写计算机程序的语言，其基础是一组记号和一组规则。在程序设计语言中，这些记号串（由记号按照特定的规则构成）就是程序。程序设计语言包含三个方面，即语法、语义和语用。语法表示程序的结构或形式，即表示构成程序的各个记号之间的组合规则，但不涉及这些记号的特定含义，也不涉及使用者；语义表示程序的含义，即表示按照各种方法所表示的各个记号的特定含义，但也不涉及使用者；语用表示程序与使用的关系。程序设计语言包括机器语言、汇编语言、高级语言三类。

（1）机器语言

机器语言（Machine Language）是一种指令集的体系。这种指令集又称为机器码（Machine Code），是计算机的 CPU 可直接解读的数据。机器语言用二进制代码表示计算机能直接识别和执行的机器指令。计算机的设计者通过计算机的硬件结构赋予计算机操作功能。机器语言具有灵活、直接执行和执行速度快等特点。不同型号（CPU 架构不同）的计算机的机器语言是不相通的，按一种计算机的机器指令编制的程序，不一定能在另一种计算机上正确执行。

纯粹由 0 和 1 所组成的机器指令太过于晦涩（8086 一条指令至少由 16 位二进制组成），难以书写和阅读，因此人们使用一种助记符来替代这些指令，我们称之为汇编指令，它由一些英文单词或其缩写组成，可大大提高程序的可读性。例如，ADD AX,BX 指令，用于将 AX、BX 两个寄存器中的值相加并存回到 AX 寄存器（寄存器是存在于 CPU 内部的一种用于临时存放数据的存储单元）；MOV AX,1 指令，用于将数值 1 存入 AX 寄存器。

下面通过在 Intel 8086 指令集实现 1+1=2 的加法运算操作来了解机器语言的表示，借助 Windows 7（32 位）操作系统下提供的 debug.exe 工具，将 8086 的汇编指令输入其中，就可以看到它所对应的机器指令，如图 4-2 所示。

操作步骤如下。

进入命令模式，输入 Debug 命令，并输入以下汇编指令：

```
MOV AX,1        #将数值 1 存入 AX 寄存器
MOV BX,1        #将数值 1 存入 BX 寄存器
ADD AX,BX       #将 AX 与 BX 两个寄存器内容相加，并存入 AX 寄存器
```

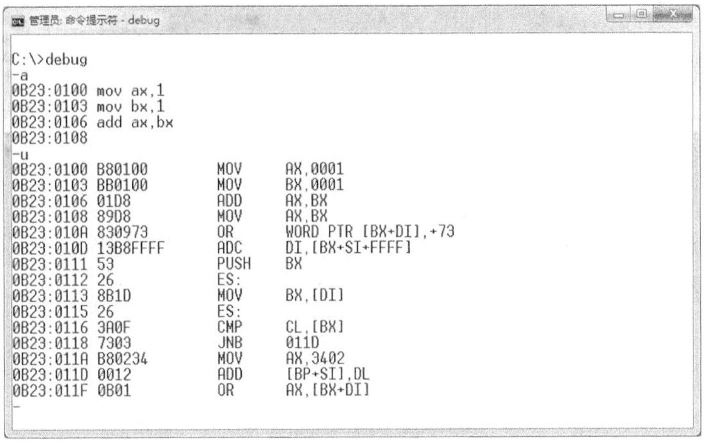

图 4-2　机器语言指令示例

下面对图 4-2 中的相关内容进行说明。

0B23:0100 描述的是第一条指令的地址。

B80100 表示"将数值 1 存入 AX 寄存器"在 8086 指令集中的相应机器指令的十六进制表示。如果转换为二进制则为 0000101110000000 0000000100000000。

BB0100 表示"将数值 1 存入 BX 寄存器"在 8086 指令集中的相应机器指令的十六进制表示。如果转换为二进制则为 0000101110110000 0000000100000000。

01D8 表示"将 AX 与 BX 两个寄存器内容相加，并存入 AX 寄存器"在 8086 指令集中的相应机器指令的十六进制表示。如果转换为二进制则为 0000000000000001 0000110100001000。

在 32 位 Windows 7 操作系统中通过命令模式下的 Debug 命令单步调试，就可以看到寄存器 AX 和 BX 的变化过程，如图 4-3 所示。

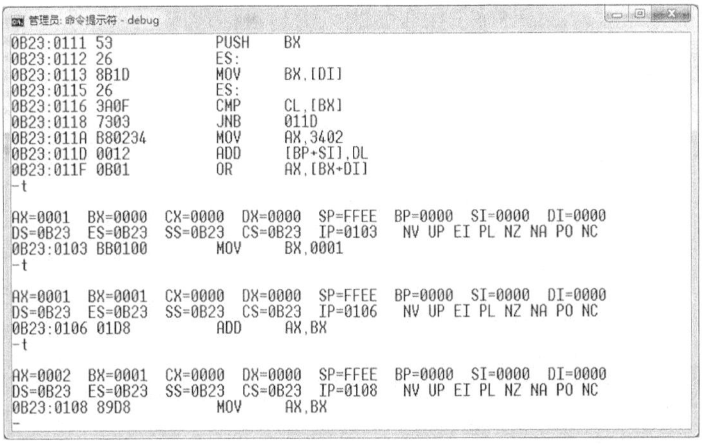

图 4-3　观察寄存器 AX 和 BX 的变化

机器指令极其复杂，并非简单的 MOV 或者 ADD 就一定会对应一组唯一的 16 位二进制代码，比如，将寄存器 BX 中的内容传递给 AX：

```
MOV AX,BX        #将寄存器 BX 中的值存入寄存器 AX
```

从图 4-3 中的地址 0B23:0108 可查得对应机器码为 89D8，这与之前使用的 MOV AX,1 或者 MOV BX,1 指令功能相近。但在机器指令实现时，则是完全不同的编码。如果使用的是不同架构的 CPU，则指令的差别就会更大。因此，用机器语言编程将会极其烦琐与困难。

（2）汇编语言

汇编语言（Assembly Language）是一种用于电子计算机、微处理器、微控制器，或其他可编程器件的低级语言。它使用助记符（Mnemonics）代替机器指令的操作码，用地址符号（Symbol）或标号（Label）代替指令或操作数的地址。在不同的设备中，汇编语言对应着不同的机器语言指令集，通过汇编过程转换成机器指令。一般而言，一种汇编语言和其特定的机器语言指令集是一一对应的，而不像许多高级语言，可以在不同系统平台之间移植。

图 4-4 所示为基于 8086 汇编语言编写的一个 hello world 程序，其功能为在屏幕上显示字符串"Hello world!"。

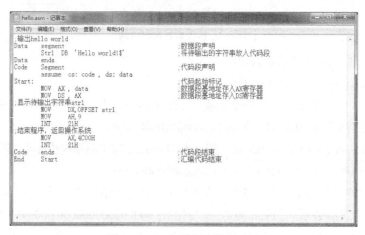

图 4-4　8086 汇编语言代码示例

以上汇编程序代码以文本方式存储为 hello.asm，在 32 位 Windows 7 操作系统中通过汇编编译程序 MASM 5.0 编译成为基于 8086 指令集的二进制目标代码 hello.obj，最后经链接程序 link 后可生成在当前操作系统下可直接执行的程序 hello.exe，如图 4-5 所示。

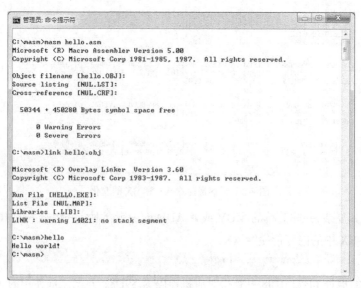

图 4-5　从 hello.asm 至 hello.exe 的过程

（3）高级语言

由于汇编语言依赖于硬件体系，且助记符量大难记，于是人们又发明了更加易用的高级语言。这种语言的语法和结构更类似汉字或者普通英文，且由于远离对硬件的直接操作，因此易于学习和理解。高级语言通常按其基本类型、实现方式、应用范围等分类。高级语言并不是特指的某一种具体的语言，而是包括很多编程语言，如流行的 Java、C、C++、C#、Python 等，这些语言的语法、命令格式都不相同。高级语言与计算机的硬件结构及指令系统无关，它有更强的表达能力，可方便地表示数据的运算和程序的控制结构，能更好地描述各种算法，而且容易学习、掌握。但高级语言编译生成的程序代码一般比用汇编程序语言设计的程序代码要长，执行的速度也更慢。

下面以使用 C 语言编写的"Hello World"为范例展示 Hello World 程序：

```
#include <stdio.h>
main( )
{
    printf("Hello, World\n");
}
```

#include <stdio.h>是一个预处理指令，其作用为让编译器在此程序中包含指定的头文件 stdio.h，该文件的作用是在程序中包括标准输入/输出库信息。用户若要使用系统提供的一些函数，则需通过头文件包含进来。main( )是 C 语言的主函数，它用于标记程序的执行入口。printf( )是系统输出函数，用于向控制台打印文字。当 printf()函数运行后，屏幕上将会显示 Hello World。

4.1.3　示例："肥胖程度评估程序"设计步骤与方法

肥胖是许多疾病发生的诱因，如糖尿病、高血压、冠心病等，发生肥胖的时间越长，患这些疾病的机会就越大。如需方便随时了解自己是否有肥胖的倾向，则需要设计一个身高体重测量仪，并将一个"肥胖程度评估程序"嵌入到测量仪中，如下是程序设计的步骤与方法。

（1）明确需求。通过身高、体重的数据来评价其是否肥胖，即输入为身高 H、体重 W，输出为对评估对象的定性描述 R，R 的值为：偏瘦、正常、超重、偏胖、肥胖、重度肥胖、极重度肥胖等的某一取值。

（2）建立计算与评估模型。通过 H、W 的值，来求取 R 的值，需要建立输入/输出变量的关系模型（通常通过科研手段来获得）。可以选取已公开发布的研究成果作为建模的依据，如采用国际上衡量人体是否肥胖的身体质量指数（Body Mass Index，BMI）计算方法，则计算模型为：BMI=体重 W（kg）÷身高 H^2（m）；评估模型为 BMI 标准（见表 4-3）。

表 4-3　　　　　　　　　　　　　　　　BMI 标准

项目	WHO 标准	亚洲标准	中国标准
偏瘦	<18.5	<18.5	<18.5
正常	18.5～24.9	18.5～22.9	18.5～23.9
超重	≥25	≥23	≥24
偏胖	25.0～29.9	23～24.9	24～27.9

续表

项目	WHO 标准	亚洲标准	中国标准
肥胖	30.0～34.9	25～29.9	≥28
重度肥胖	35.0～39.9	≥30	≥30
极重度肥胖		≥40.0	

注：WHO 为 World Health Organization（世界卫生组织）的简称。

（3）明确算法流程。包括输入变量、处理算法、输出变量，图 4-6 所示为按照结构化思想绘制的程序流程图。

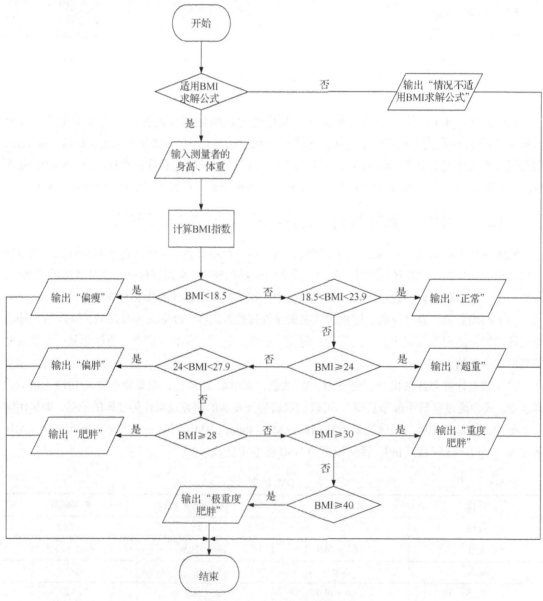

图 4-6　BMI 求解程序的流程图

（4）选择程序设计语言，按照其语法规则进行程序的编写。

（5）调试、测试与维护。

4.2 智能化信息处理

智能化信息处理就是模拟人或者自然界其他生物处理信息的行为，建立处理复杂系统信息的理论、算法和系统的方法和技术。人工智能是研究、开发用于模拟、延伸和扩展人的智能的理论、方法、技术及应用系统的技术科学。它是对人的意识、思维的信息过程的模拟，其本质是一种信息处理方法。人工智能与物联网、大数据、云计算之间的关系，如图 4-7 所示。

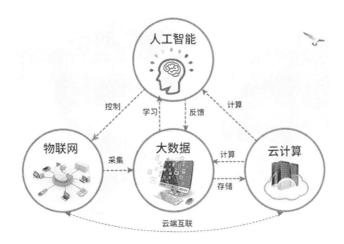

图 4-7 人工智能与大数据、物联网、云计算关系图

4.2.1 智能化及相关概念

智能化是指事物在网络、大数据、物联网和人工智能等技术的支持下，所具有的能动地满足人的各种需求的属性。例如，无人驾驶汽车，就是一种智能化的事物，它将物联网、移动互联网、大数据分析等技术融为一体，从而能动地满足人们的出行需求。它之所以是能动的，是因为它不像传统的汽车那样需要被动的人为操作驾驶。

1. 物联网

物联网（Internet of Things，IoT）指通过各种信息传感器、射频识别、全球定位系统、红外感应器、激光扫描器等装置与技术，实时采集任何需要监控、连接、互动的物体或过程，采集其声、光、热、电、力学、化学、生物、位置等信息，通过网络接入，实现物与物、物与人的泛在连接，实现对物品和过程的智能化感知、识别和管理。物联网是一个基于互联网、传统电信网等的信息承载体，它让所有能够被独立寻址的普通物理对象形成互联互通的网络。在物联网中，物与物、人与物之间可以进行信息交互。物联网利用射频识别、二维码、智能传感器等感知设备感知获取物体的各类信息；通过对互联网、无线网络的融合，实时、准确地传送物体的信息，以便信息交流和分享；使用各种智能技术，对感知和传送到的数据、信息进行分析处理，实现监测与控制的智能化。

2. 大数据

大数据（Big Data）是指无法在一定时间范围内用常规软件工具进行捕捉、管理和处理的数据集合，是需要新的处理模式的海量（PB/EB级别）、高增长率和多样化的信息资产。IBM提出大数据具有5V特征：Volume（大量）、Velocity（高速）、Variety（多样）、Value（低价值密度）、Veracity（真实性）。

人类提出大数据、研究大数据的主要目的，就是为了挖掘大数据里面的价值，并为人类的生产和生活提供帮助。在商品零售行业，通过大数据的相关性分析，可以将客户与产品、服务进行关系串联，对用户的偏好进行定位，从而提供更精准、更有导向性的产品和服务，扩大销售规模。典型的实例就是大数据在各个电商平台的应用，这些电商平台积累了大量的用户购买数据，通过这些数据，电商平台就可以分析用户行为，精准定位目标客户的消费特点、品牌偏好、地域分布，从而引导商家的运营管理、品牌定位、推广营销等。

除了电商外，证券、金融、农业、工业、交通运输、公共事业等领域与行业，也都是大数据的用武之地。例如，在制造业方面，大数据可以帮助制造商减少成本和避免浪费，在更短的时间内制造出高质量的产品；在金融业方面，大数据在高频交易、社交情绪分析和信贷风险分析三大金融创新领域发挥着重要作用。图4-8所示为腾讯游戏业务系统的大数据应用场景，其中的技术多样性与复杂性可见一斑。

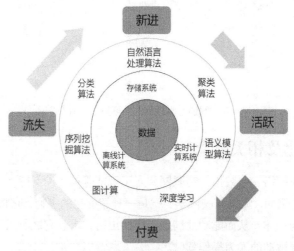

图4-8　腾讯游戏业务系统的大数据应用场景

3. 云计算

数据是一种资产，而云计算是挖掘资产价值的工具。从技术上看，大数据与云计算的关系就像一枚硬币的正反面一样密不可分。大数据分析需要依托云计算的分布式处理、分布式数据库和云存储、虚拟化技术。如果把大数据比作"矿山"，云计算就相当于"挖掘机"，两者是相辅相成的。云计算通过网络把多个成本相对较低的计算实体整合成一个具有强大计算能力的系统，并借助先进的商业模式让终端用户获得计算服务。如果将计算能力比作发电能力，那么单机计算模式向云计算模式的转变，就如同从古老的单机发电模式向现代电厂集中发电模式的转变。

云计算的核心理念是不断提高"云"的处理能力和减少用户终端处理负担，最终使终端简化为一个单纯的输入/输出设备，并能按需享受"云"强大的计算处理能力。云计算主要有三种服务类型：软件即服务（Software as a Service，SaaS）、平台即服务（Platform as a Service，PaaS）、基础架构即服务（Infrastructure as a Service，IaaS）。SaaS 是普通消费者可以感知到的云计算，它的代表有 Dropbox、百度云、腾讯微云等，其最大的特征就是消费者并不购买任何实体的产品，而是购买具有与实体产品同等功能的服务；PaaS 与软件即服务不同，它是面向开发者的云计算，其最大的特征是它自带开发环境，并可向开发者提供开发工具包，它的代表有 Google 的 GAE（Google App Engine）、百度的 BAE、新浪的 SAE 等；IaaS 一般面向企业用户，它的代表有 Amazon 的 AWS（Amazon Web Service）、PPPCloud 等，其最大的特征在于，不像传统的服务器租赁商一样出租具体的服务器实体，它出租的是服务器的计算能力和存储能力。

4.2.2　智能计算方法

要实现智能化的信息处理，除需要大数据、云计算及物联网基础设施的支撑外，还需要具体的智能计算方法。智能计算是人工智能的基础环节，是认知智能和感知智能的前提和保障。借助云计算对大数据进行高效的智能计算与分析，可以有效地挖掘大数据内的有效信息。智能计算在医学领域中最为典型的应用就是基因测序和药物发现。基因测序是分析特定 DNA 片段的碱基序列，即腺嘌呤（A）、胸腺嘧啶（T）、胞嘧啶（C）与鸟嘌呤的（G）排列方式，以锁定个人病变基因，提前预测个人罹患多种疾病的可能性、个体的行为特征及行为合理性。药物发现是在时域和微观尺度探索化学多样性空间、发现药物靶标、模拟受体-配体的相互作用、解析药物分子的作用机制、研究中药的配方等问题。在药物研发领域，通过对数据的整合、分析与解读，就可以从海量数据中快速地找具有价值的成分，或通过对数据的分析，及时总结出规律，缩短药物发现的时间。

智能计算的三个主要分支是神经计算、进化计算和模糊计算。

1. 神经计算

神经计算是从信息科学的角度，用计算的方法研究如何模拟人脑的思维、意识、推理、记忆等，以及如何实现类人脑智能信息系统。人工神经网络是神经计算的典型代表。

（1）神经元的工作过程

神经网络由基本的神经元组成，图 4-9 所示为神经元的数学/计算模型。

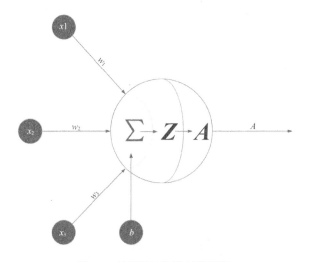

图 4-9　神经元的数学/计算模型

一个完整的神经元由两部分构成，分别是"线性模型"与"激励函数"。假设此神经元的线性模型为：$y=w×x+b$，则该神经元的工作过程可分如下几个步骤。

① 输入值 x：x 是一个 $n×1$ 的向量矩阵（即 n 行 1 列）。它是外界的输入信号，一般是一个训练数据样本的多个属性。以识别手写数字 0～9 为例，取 x 为一个 3 行 1 列的矩阵 $x = \begin{pmatrix} x_1 \\ x_2 \\ x_3 \end{pmatrix}$ 定义手写图片样本，x_1 表示笔画的曲直，x_2 表示笔画所占面积的宽度，x_3 表示笔画上下两部分的复杂度。

② 权值 w：w 为 $1×n$ 的权重矩阵（即 1 行 n 列），对应每个输入信号的权重值。以①中识别手写数字的输入值 $x = \begin{pmatrix} x_1 \\ x_2 \\ x_3 \end{pmatrix}$ 为例，x_1 的权重可能是 0.5，x_2 的权重可能是 0.2，x_3 的权重可能是 0.3，即 $w = (0.5, 0.2, 0.3)$。当然，权重值相加之和也可以不等于 1。

③ 偏移量：b 是偏移量，使得直线能够沿 Y 轴上下移动。从生物学的角度解释，在脑神经细胞中，一定是输入信号的电平/电流大于某个临界值时，神经元细胞才会处于兴奋状态，b 就是那个临界值。也就是当 $w_1*x_1+w_2*x_2+w_3*x_3 \geq t$ 时，该神经元细胞才会兴奋。将 t 移到等式左侧，变成 $-t$，然后将它写成 b，变成：$w_1*x_1+w_2*x_2+w_3*x_3+b \geq 0$。这样就能求出 b 的值。

④ 求和运算：

$$Z = w_1 * x_1 + w_2 * x_2 + w_3 * x_3 + b = \sum_{i=1}^{m} (w_i * x_i) + b \qquad (4-1)$$

在上面的例子中，取 $m=3$，将上式中的 w_i*x_i 变成矩阵运算，则：

$$Z = W * X + b \qquad (4-2)$$

⑤ 激活函数：求和之后，神经细胞已经处于兴奋状态，并决定向下一个神经元传递信号，但是要传递多强烈的信号，则要由激活函数来确定：

$$A=\sigma(Z) \qquad (4-3)$$

一般激活函数都有一个渐变的过程，图 4-10 所示为激活函数的曲线图。

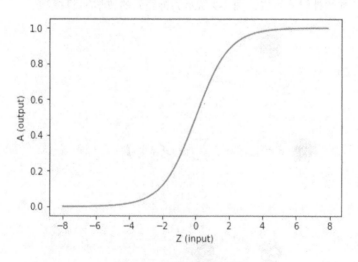

图 4-10　激活函数的曲线图

最初的 x 经过"线性模型"映射为 z（z 理论上可以为任意大小的实数），而 z 经过激活函数的再一次映射，最后的输出必然为[0，1]区间的实数，就实现了一次数学函数的映射。这样就可以实现一个简单的概率分类判断，假定"0"和"1"各代表一个概念，那么，最后的输出在区间[0，1]，更接近"1"，就代表它是更可能是"1"所代表的概念。反之，就可能是"0"所代表的概念。至此，一个神经元的工作过程就完成了。

将多个神经元连接起来，组成一个网络，就形成了神经网络。神经网络需要经过训练才能发挥作用，训练的目的就是从样本中学习知识。具体是指使用学习算法来调整神经元间的连接权，使得网络输出更加符合实际的认知。学习算法分为有监督学习（Supervised Learning）与无监督学习（Unsupervised Learning）两类。有监督学习算法将一组训练集（Training Set）送入网络，根据网络的实际输出与期望输出间的差别来调整连接权。

（2）神经网络的基本训练过程

如下是神经网络的基本训练过程。

有 m 个输入（m=3），n 个输出（n=2）。$\begin{pmatrix} x_1 \\ x_2 \\ x_3 \end{pmatrix}$ 是一个样本数据的三个特征值，(w_{11},w_{12},w_{13}) 是 $\begin{pmatrix} x_1 \\ x_2 \\ x_3 \end{pmatrix}$

到 $n1$ 的权重，(w_{21},w_{22},w_{23}) 是 $\begin{pmatrix} x_1 \\ x_2 \\ x_3 \end{pmatrix}$ 到 n_2 的权重，b_1 是 n_1 的偏移，b_2 是 n_2 的偏移，如图 4-11 所示。

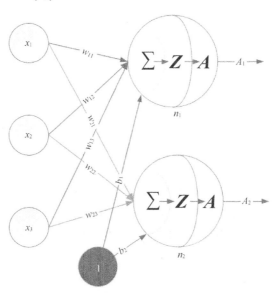

图 4-11　单层神经网络

注意，同一个特征 x_1，对于 n_1、n_2 来说，权重是不相同的，因为 n_1、n_2 是两个神经元，它们完成不同的特征识别任务。而对于 n_1 来说，x_1、x_2、x_3 输入的权重也是不相同的，因为它要有选择地接纳不同特征。图 4-12 所示为神经网络的基本训练流程。

假设有以下训练数据样本，如表 4-4 所示。

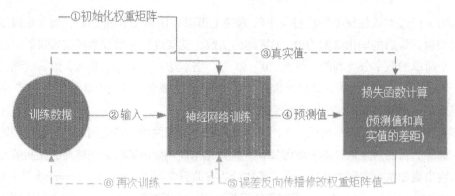

图 4-12　神经网络的基本训练流程

表 4-4　　　　　　　　　　　　　　训练数据样本

Id	x_1	x_2	x_3	Y
1	0.5	1.4	2.7	3
2	0.4	1.3	2.5	5
3	0.1	1.5	2.3	9
4	0.5	1.7	2.9	1

其中，x_1、x_2、x_3 是每一个样本数据的三个特征值，Y 是样本的真实结果值。基本训练流程如下。

① 初始化权重矩阵：可以根据高斯分布或者正态分布等来初始化。

② 输入训练数据：输入一个或一批数据，代入权重矩阵中进行计算，再通过激活函数传入下一层，最终得到预测值。在本例中，先用 Id-1 的数据输入到矩阵中，得到一个 A 值，假设 $A=5$。

③ 取真实值：Id-1 样本的真实值 $Y=3$。

④ 计算损失：假设用均方差函数作为损失函数，则 $Loss=(A-Y)^2=(5-3)^2=4$。

⑤ 反向传播：根据选定的数学公式（如反向微分），将损失 $Loss=4$ 反向传播给影响 $A=5$ 这个值的每一个权重矩阵 W，然后修改权重矩阵的值。

⑥ 再次训练：用 Id-2 样本作为输入进行下次训练（转到步骤②）。

⑦ 这样不断地迭代下去，直到满足以下条件就停止训练：损失函数值非常小；迭代了指定的次数。训练完成后，导出这个神经网络中的结构和权重矩阵的值，形成一个计算图（即矩阵运算加上激活函数）模型，然后嵌入到任何可以识别/调用这个模型的应用程序中，根据输入的值进行运算，输出预测值。

在人工神经网络中，计算是通过数据在网络中的流动来完成的。在数据的流动过程中，每个神经元从与其连接的神经元处接收输入数据流，对其进行处理以后，再将结果以输出数据流的形式传送到与其连接的其他神经元。网络的拓扑结构和各神经元之间的连接权值 W_i 是由相应的学习算法来确定的。算法不断地调整网络的结构和神经元之间的连接权值，一直到神经网络产生所需要的输出为止。通过这个学习过程，人工神经网络就可以不断地从环境中自动地获取知识，并将这些知识以网络结构和连接权值的形式存储于网络之中。

2．进化计算

进化计算的理论基础是达尔文的进化论，它是计算机科学和生物遗传学相互结合渗透而形成的一种新的计算方法。进化计算采用简单的编码技术表示各种复杂的结构，并通过对一组编码表示进行简单的遗传操作和优胜劣汰的自然选择，以获得策略来指导学习和确定搜索方向。从数学的角度来看，进化算法实质上是一种搜索寻优的方法。它从选定的初始解出发，通过不断迭代逐步改进当前解，直至最后搜索到最适合问题的解。在进化计算中，用迭代计算过程模拟生物体的进化机制，从一组解（群体）出发，采用类似于自然选择和有性繁殖的方式，在继承原有优良基因的基础上，生成具有更好性能指标的下一代解的群体。遗传算法（Genetic Algorithm，GA）是最具代表性的进化计算算法，如下为遗传算法相关的基本概念。

编码：染色体中遗传信息在一个长链上按一定的模式排列，即进行了遗传编码。在优化问题中，染色体编码表现为具体参数到染色体基因表现形式的映射。

选择：指以一定的概率从种群中选择若干个体的操作。选择过程是一种基于适应度的优胜劣汰的过程。

交叉：父代个体繁殖下一代个体时，两个父个体的染色体之间通过交叉重组，即在两个染色体的某一位置处被切断，其前后两串分别交叉组合形成两个新的染色体。这个过程又称为基因重组。

变异：染色体复制时可能以很小的概率产生某些复制差错，从而使染色体基因发生某种变异，产生出新的染色体，这些新的染色体表现出新的性状。

遗传算法所涉及的五大要素为：参数编码、初始群体的设定、适应度函数的设计、遗传操作的设计和控制参数的设定。遗传算法的运行过程就是一个典型的迭代过程。

3. 模糊计算

模糊计算就是以模糊逻辑为基础的计算，它可以模拟人脑认识客观世界的非精确、非线性的信息处理能力，可以表现事物本身性质的内在不确定性。若要了解模糊逻辑，则首先要知道对应的另一种逻辑——布尔逻辑，以及隶属度、模糊化和隶属度函数这几个相关概念。

布尔逻辑：在经典的布尔逻辑中，布尔数值就是 0 和 1（是和非），也是计算机逻辑的基础，其基本运算就是"与、或、非"，体现在编程中就是"If…then…"。布尔逻辑赋予计算机自动判断和决策的能力，但在是非界线不清晰的场景中则无能为力。例如，使用布尔逻辑建立"如果下雨就提醒我出门带伞"的程序是很容易的，因为是否下雨是明确的二值逻辑。但要决定是否带伞，就需要考虑雨的大小、下雨时长等因素。然而，雨的大小、下雨持续时间的长短用布尔逻辑来表达并不合适。这是因为，大小、长短的判断，不同的人在其场景中考虑的原则有差异，但利用模糊逻辑理论就可以来解决这样的分类和决策难题。

隶属度：模糊逻辑善于表达界限不清晰的定性知识与经验，它借助于隶属度函数概念，区分模糊集合，处理模糊关系，模拟人脑实施规则型推理。在模糊逻辑的概念中，大雨、小雨和中雨之间是没有严格的界限的，也就是说，某一种雨量的大小并不完全归属于某一个类，而是以隶属度来衡量的。比如，对于降水量为 10mm 的降雨，小雨的隶属度为 0.5，中雨的隶属度为 0.4，大雨的隶属度为 0.1；对于降水量为 100mm 的降雨，小雨的隶属度为 0，中雨的隶属度为 0.3，大雨的隶属度为 0.7。

模糊化：将逻辑的输入数值（降雨量）转化成各个集合（小雨、中雨和大雨）的隶属度的过程称为模糊化。

隶属度函数：就是把输入变量对应到模糊集合中某个介于 0 和 1 之间的值，求出隶属度。一般包括三角函数、梯形函数和正态函数等。

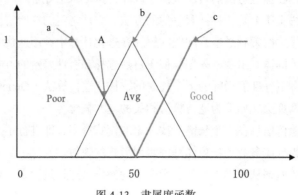

图 4-13　隶属度函数

图 4-13 所示为考试分数和学生成绩的隶属度关系，线 a、b、c 分别表示 poor、avg、good 的隶属度关系。比如，考 0 分，Poor 的隶属度为 1，Avg 和 Good 的隶属度为 0。 考试为 32.5 分（A 点），Poor 的隶属度为 0.5，Avg 和 Good 的隶属度分别为 0.5、0。在任意一点都能找到其所对应的集合的隶属度。

模糊计算包含四大模块：模糊规则库、模糊化、推理方法和去模糊化。模糊规则库是由专家提供的模糊规则，模糊化是根据隶属度函数从具体的输入得到对模糊集隶属度的过程，推理方法是从模糊规则和输入对相关模糊集的隶属度得到模糊结论的方法，去模糊化是将模糊结论转化为具体的、精确的输出的过程。图 4-14 所示为模糊计算各模块之间的关系。

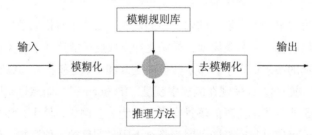

图 4-14　模糊计算模块之间的关系

4.2.3　示例：基于模糊逻辑的疾病信息智能建模过程

病症就是疾病信息源，任何疾病都会产生信息，疾病信息有明确的，也有模糊的。例如，体温 39℃、白细胞 1 万个、胆红素 15 毫克都是明确的信息；而血沉快、心率慢、胆固醇高、血压低等，都是不明确的，即模糊的疾病信息。然而上述所有信息对于疾病诊断所起的作用，以及所起作用程度的大小一般都是模糊的。例如，体温 39℃是明确的信息，然而它在对某一疾病的判别"是"、还是"非"的问题上，又是模糊的，并且处于是、非的中间过渡状态更是模糊的。下面以眼病诊断为例说明模糊逻辑在疾病信息智能化处理中的应用。

（1）模型分析

① 定义模糊变量 X、Y，确定模糊矩阵 $R = (r_{ij})m * n$，$0 \leqslant r_{ij} \leqslant 1$，$r_{ij}$ 表示 x_i 到 y_j 的模糊关系

且必须满足 $\sum_{j=0}^{n}=r_{ij}=1$；根据实际情况确定指标的权数分配：$\boldsymbol{A}=(a_1,a_2,\cdots,a_n)$，且 $\sum_{i=1}^{n}a_1=1$。

② 模糊关系运算及模糊推理。

对矩阵 $\boldsymbol{A}$、$\boldsymbol{R}$ 进行逻辑关系运算得到：$\boldsymbol{B}=AR=(b_1,b_2,\cdots,b_m)$，其中，$b_j=\vee_{i=1}^{n}(a_{ij}\wedge r_{ij})$，$j=1,2,\cdots,m$（$\wedge$ 表示取小运算，$\vee$ 表示取大运算）。

③ 去模糊化（加权平均法判决法、最大均值法、最大隶属度法等）得到的矩阵 $\boldsymbol{B}$ 可能不满足模糊矩阵的定义，通常需要进行归一化处理，$\boldsymbol{C}=(c_1,c_2,\cdots c_m)$，其中，$c_i=b_i/\sum_{i=1}^{m}b_j, i=1,2,3,\cdots,m$。再对矩阵 $\boldsymbol{C}$ 进行去模糊化。

④ 得出结论。

（2）实例分析

① 给出指标集合 $\boldsymbol{X}$ 及评价集合 $\boldsymbol{Y}$，由此得到模糊评价矩阵 $\boldsymbol{R}$。

$\boldsymbol{X}$={结膜疾病，角膜疾病，视网膜疾病，葡萄膜疾病}；

$\boldsymbol{Y}$={畏光，流泪，肿胀，刺痒，发病急迫，眼痛，偏头痛，红眼，视力减退，异物感，灼热，呕吐}。

$$
\boldsymbol{R}=\begin{array}{cccc} \text{结膜} & \text{角膜} & \text{视网} & \text{葡萄} \\ \text{疾病} & \text{疾病} & \text{膜疾病} & \text{膜疾病} \end{array}
$$

$$
\boldsymbol{R}=\begin{bmatrix} 0.25 & 0.04 & 0.46 & 0.25 \\ 0.35 & 0.41 & 0.15 & 0.09 \\ 0.37 & 0.14 & 0.13 & 0.36 \\ 0.21 & 0.31 & 0.19 & 0.29 \\ 0.30 & 0.10 & 0.40 & 0.20 \\ 0.28 & 0.32 & 0.22 & 0.18 \\ 0.32 & 0.17 & 0.27 & 0.33 \\ 0.34 & 0.26 & 0.24 & 0.16 \\ 0.11 & 0.39 & 0.12 & 0.38 \\ 0.08 & 0.43 & 0.42 & 0.07 \\ 0.44 & 0.06 & 0.05 & 0.45 \\ 0.03 & 0.48 & 0.47 & 0.02 \end{bmatrix} \begin{array}{l} \text{畏光} \\ \text{流泪} \\ \text{肿胀} \\ \text{刺痒} \\ \text{发病急迫} \\ \text{眼痛} \\ \text{偏头痛} \\ \text{红眼} \\ \text{视力减退} \\ \text{异物感} \\ \text{灼热} \\ \text{呕吐} \end{array}
$$

医生根据病人的病情对上述的 12 种症状进行评判，确定指标的权数分配 $\boldsymbol{A}$：

$\boldsymbol{A}$=(0.35, 0.29, 0.25, 0.08, 0.28, 0.10, 0 .32, 0 .20,0.11, 0.17, 0.22, 0.15)。

② 通过模糊关系运算得到评价结果 $\boldsymbol{B}$：

$\boldsymbol{B}$=AR=(0.32, 0.29, 0.35, 0.32)。

③ 利用最大隶属度法去模糊化得到矩阵 $\boldsymbol{M}$：

$$\boldsymbol{C}=\left(\frac{0.32}{1.28},\frac{0.29}{1.28},\frac{0.35}{1.28},\frac{0.32}{1.28}\right)=(0.25,0.23,0.27,0.25);$$

$\boldsymbol{M}$=max(0.25, 0.23, 0.27, 0.25) = 0.27。

④ 根据模糊评价矩阵 $\boldsymbol{R}$，0.27 排在第 3 列，所对应的疾病为视网膜疾病。由此得出结论：被诊断的眼病是视网膜疾病的可能性最大，医生应该以视网膜疾病为主制定治疗方案。

4.3 智能系统与机器人

4.3.1 智能系统概述

如图 4-15 所示，人类智能的产生涉及感觉、记忆、回忆、思维，其智能的形式主要通过语言、行为及其自适应能力表现出来。而智能系统就是一类模仿人类智能产生过程，具有自主获取知识、学习知识、应用知识开展问题求解能力的计算机系统。根据智能系统的不同特性，可将智能系统分为知识型、学习型、控制型、混合智能系统四大类别，如图 4-16 所示。

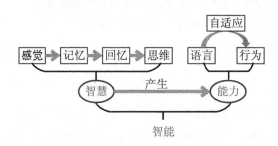

图 4-15 人类智能产生的过程与表现形式

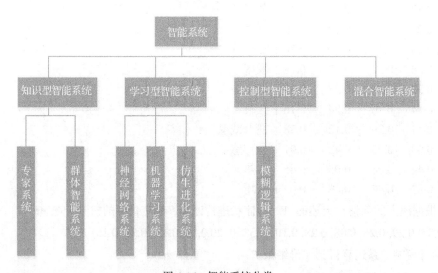

图 4-16 智能系统分类

知识型智能系统通常指拥有一位或几位专家经验与知识的系统，这类系统通常在一定范围内具有很强的问题求解能力，但其自我学习能力不足，最典型的代表是专家系统。

专家系统是一类具有专门知识和经验的计算机智能程序系统，其核心是：知识库和推理机。知识库用于存放专家提供的知识，专家系统的问题求解过程是通过知识库中的知识来模拟专家的思维方式，因此，知识库是专家系统质量是否优越的关键所在，即知识库中知识的质量和数量决定着专家系统的质量水平。一般来说，专家系统中的知识库与专家系统程序是相互独立的，用户可以通过改变、完善知识库中的知识内容来提高专家系统的性能。推理机是针对当前问题的条件或已知信息，反复匹配知识库中的规则，以得到问题求解结果的程序。推理机求解问题的过程就如同专家解决问题的思维过程，知识库就通过推理机来实现其价值。典型的专家系统结构如图 4-17 所示。

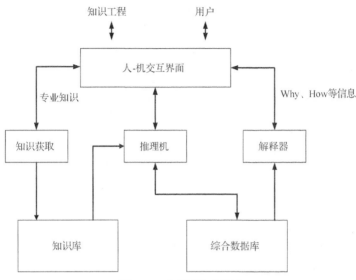

图 4-17　专家系统结构图

学习型智能系统通常是在拥有大量数据的基础上构建的，具有良好的自我学习、自我完善的能力，是目前大数据应用的主要技术。控制型智能系统是模糊逻辑的典型应用，在工业自动化等领域有着非常成熟的应用，如自动洗衣机、电饭煲等。混合智能系统是在解决现实中复杂问题的过程中，从基础理论、支撑技术和应用视角，为了克服单个技术的缺陷，而采用不同的混合方式，使用至少一种智能技术，以及非智能技术，从而获得运行效率更高、知识表达能力和推理能力更强的智能系统。

4.3.2　机器人

机器人是依靠自身动力和控制能力来实现各种功能的一种机器，具备一些与人或生物相似的智能能力，如感知能力、规划能力、动作能力和协同能力等，是一种具有高度灵活性的自动化机器。通常，机器人既可以接受人类指挥，又可以运行预先编排的程序，也可以根据以人工智能技术制定的原则纲领行动，它的任务是协助或取代人类进行某些工作，例如，生产业、建筑业，或是危险的工作。机器人技术的本质是感知、决策、行动和交互技术的结合。机器人一般由执行机构、驱动装置、检测装置、控制系统和复杂机械等组成，各部分功能如下。

执行机构：即机器人本体，包括基座、腰部、臂部、腕部、手部（夹持器或末端执行器）和行走部（用于移动机器人）等。其臂部一般采用空间开链连杆机构，关节个数通常就是机器人的自由度数。根据关节配置型式和运动坐标形式的不同，机器人执行机构可分为直角坐标式、圆柱坐标式、极坐标式和关节坐标式等类型。

驱动装置：是驱使机器人运动的装置，它可按照控制系统发出的指令信号，借助于动力元件使机器人执行某些动作。它输入的是电信号，输出的是线、角位移量。机器人使用的驱动装置主要是电力驱动装置，如步进电机、伺服电机等，此外也可以采用液压、气动等驱动装置。

检测装置：用于实时检测机器人的运动及工作情况，根据需要反馈给控制系统，与设定信息进行比对后，对执行机构进行调整，以保证机器人的动作符合预定的要求。作为检测装置的传感器大致可以分为两类：一类是内部信息传感器，用于检测机器人各部分的内部状况，如各关节的位置、速度、加速度等，并将所测得的信息作为反馈信号传输至控制器，形成闭环控制；另一类是外部信息传感器，用于获取有关机器人的作业对象及外界环境等方面的信息，以使机器人的动作能适应外界情况的变化，使之达到更高层次的自动化，甚至使机器人具有某种"感觉"，向智能化发展。例如，视觉、声觉等外部传感器给出工作对象、工作环境的有关信息，利用这些信息构成一个大的反馈回路，从而将大大提高机器人的工作精度。

控制系统：可分为两种，一种是集中式控制，即机器人的全部控制由一台微型计算机完成；另一种是分散（级）式控制工作，即采用多台微型计算机来分担机器人的控制工作，如采用上、下两级微型计算机共同完成机器人的控制时，主机常用于负责系统的管理、通信、运动学和动力学计算，并向下级微型计算机发送指令信息，而下级从机进行插补运算和伺服控制处理，实现指定的运动，并向主机反馈信息。根据作业任务要求的不同，机器人的控制方式又可分为点位控制、连续轨迹控制和力（力矩）控制。

通常机器人分为工业机器人和特种机器人。工业机器人是面向工业领域的多关节机械手或多自由度机器人，而特种机器人则是除工业机器人之外的、用于非制造业并服务于人类的各种先进机器人。医疗机器人就是一类特种机器人，医疗机器人主要分为手术机器人、辅助机器人、服务机器人、康复机器人四大类，如图 4-18 所示。

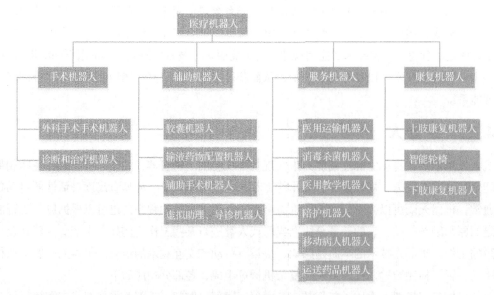

图 4-18　医疗机器人分类

与其他机器人相比，医疗机器人具有以下几个特点。

① 其作业环境一般在医院、街道、家庭及非特定的多种场合，具有移动与导航能力、识别与规避能力、远程控制能力，并具有智能化的人机交互界面。

② 医疗机器人的作业对象是人、人体信息及相关医疗器械，其产品的研发需要工程、医学、生物、药物及社会学等各个学科领域的人员协同开展。

③ 医疗机器人的材料选择和结构设计安全性要求高。

④ 以人为作业对象的医疗机器人，其性能必须满足对状况变化的适应性、对作业的柔软性、对危险的安全性以及对人体和精神的适应性等。

⑤ 医疗机器人相互之间及医疗机器人和医疗器械之间要有通用的接口。

以下是几款典型的医疗机器人系统。

（1）医疗外科机器人系统

医疗外科机器人系统是一类能辅助医生进行术前诊断及手术规划和仿真，在手术中提供可视化服务功能，并辅助医生以较高的质量完成手术操作的机器人集成系统，其基本的结构如图 4-19 所示。通过该系统，医生在外科手术前可以得到以下三方面的帮助。

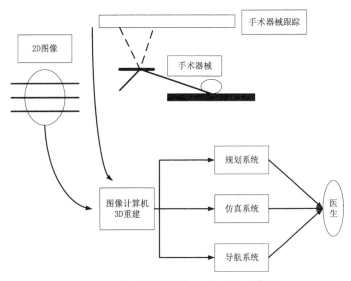

图 4-19　医疗外科机器人系统结构示意图

① 在手术开始之前，医生可以观察病人手术部位的三维重构图像，从而对该部位及邻近区域的解剖结构有一个明确的认识，然后进行手术规划。

② 规划完成后，医生可以在三维图像上进行手术的仿真操作，以确定手术方案的正确性。

③ 在手术过程中，医生可以观察到手术器械在人体组织中的位置和器械周边的组织信息，确保手术的安全进行。

这类系统目前主要应用于以下几个方面：脑神经外科手术、耳鼻喉外科手术、脊椎外科手术、矫形外科手术（骨科手术）、关节外科手术等。

医疗外科机器人系统的研究是一个具有相当难度的课题。目前医疗外科机器人系统的研究主要集中在以下几个方面。

① 机器人机构研究：研究新的机器人本体，以拓宽机器人辅助外科的应用范围。

② 机器人运动控制和路径规划研究：使机器人的运动精度更高，当运动路径的选取更加科学时，系统整体的安全性就更好。

③ 虚拟现实技术和通信技术在医疗外科机器人系统中的应用研究：使虚拟临场手术系统更加实用。

④ 临床应用研究：任何医疗外科机器人系统，在完成系统设计和实验室试验后均需要进行临

床应用研究，以确定系统对临床应用环境的适应性。

⑤ 系统集成研究：在完成系统各组成部分的研制后，通过系统集成研究将各部分有机地组织起来，使最终系统的性能达到最好。

⑥ 操作界面研究：以进一步提高医疗外科机器人系统对非工程技术的可操作性。

⑦ 仿射变换研究：建立病人的某种图像信息与人体标准图谱的关系，以较低的成本和较高的速度获得用于规划、导航和仿真系统的病人三维立体模型。

（2）微创伤外科手术系统

这类手术又称显微外科，或内窥手术。它的特点是可避免使病人身体表面上出现大的手术切口，有利于病人的康复和降低医疗费用。在手术时，通过皮肤上的一个小孔将手术器械送入病人体内的病变部位，进而完成手术操作。传统的方法由于不能为医生提供工作空间的三维显示，也没有末端执行器的力和力矩反馈信息，所以医生控制末端执行器存在一定的困难。引入机器人技术、遥操作技术（Teleoperation）和临床感知技术就可以很好地解决这个问题。目前，人们正致力于将微型机器人技术应用于内窥镜，利用光纤传感器和压力传感器实时地监视末端执行器在人体内的工作情况并加以控制。这类系统一般用于腹外科、胸外科和脑外科手术中。

（3）虚拟临场手术系统

在传统的辅助手术系统中，医疗图像数据仅用于重构病人的解剖结构，不能交互式地测量与操作，难以发挥数据的科研和医疗价值。虚拟临场手术是机器人辅助外科手术系统与虚拟现实技术（Virtual Reality）相结合的辅助外科技术。在 VR 系统中，医生可以在任何级别、从任何角度和任何位置来研究三维的虚拟模型。该系统不仅提供在手术中辅助定位和导向的功能，还能使医生在虚拟环境下进行手术规划和仿真，并可支持医生进行异地手术。虚拟临场手术系统可以为医生提供更逼真的模拟手术环境，还可令医生免受 X 射线的侵害，同时也可为医疗培训和教育提供支持。

这类系统的结构如图 4-20 所示。

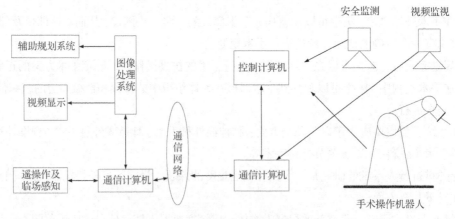

图 4-20　虚拟临场手术系统结构示意图

4.3.3　示例：阑尾炎诊断智能系统的设计与实现

本示例所介绍的是一个经典的阑尾炎诊断智能系统的实现思路与方法。

众所周知，阑尾炎有慢性阑尾炎、急性阑尾炎、阑尾炎穿孔三种类型，经验不足的医生在鉴别诊断时往往感到很棘手，为此，可以建立一个阑尾炎智能辅助诊断系统帮助医生进行诊断。建立智能系统的一项关键技术是如何使系统具有知识和运用知识的能力。对于疾病诊断而言，关于疾病的类别与临床表现之间的关系的精准认知，是智能系统建模的关键。除了 4.2.2 节所介绍的三类智能计算方法可以用于智能模型的构建外，还可以使用很多传统的数学与统计学方法用于建模。本例以基于概率论的贝叶斯公式介绍阑尾炎诊断智能系统建立的核心思想，基本步骤如下。

（1）列出阑尾炎诊断相关的各种症状，并把由各种症状所反映的互不相容的疾病情况分别以不同的数据结构表示。

（2）收集资料，统计已确诊的病例，通过一定的途径获取阑尾炎各个类型发生的先验概率，计算条件概率。概率亦称"或然率"，它反映随机事件出现的可能性大小。当概率值不易求出时，可取频率作为概率的近似值。先验概率是指根据以往经验和分析得到的概率。条件概率是指事件在另外一个事件已经发生的条件下发生的概率。

（3）运用贝叶斯公式，如式（4-4）所示：

$$P(H_j \mid B) = \frac{P(H_j)P(B \mid H_j)}{\sum_{i=1}^{n} P(H_i)P(B \mid H_i)} \qquad (j = 1, 2, 3, 4, \cdots, n) \qquad （4-4）$$

以疾病诊断为例，这里 H_1、H_2……、H_j 就分别表示 j 种互斥的疾病；B 为用于这些疾病鉴别诊断的某一临床表现，式中 $P(H_j)$ 为各疾病发生的先验概率，表示医生在具体诊断某患者前所掌握的疾病 H_j 的发病情况。$P(B \mid H_j)$ 为在已知疾病 H_j 条件下，症状 B 出现的"条件概率"，它可以通过收集足够数量的病例计算得到。$P(H_j \mid B)$ 称为后验概率，表示在患者症状 B 出现时，患疾病 H_j 的可能性。对于两个或更多症状存在的情况，仍可使用贝叶斯（Bayes）公式进行计算。在各个症状彼此独立前提下，则症状同时出现的概率是各自单独出现时概率的乘积。因此，假设症状互相独立，贝叶斯公式可写为：

$$P(H_j \mid B_1 \cdot B_2 \cdot B_3 \cdots B_k) = \frac{P(H_j)P(B_1 \mid H_j)P(B_2 \mid H_j) \cdot P(B_3 \mid H_j) \cdots P(B_k \mid H_j)}{\sum_{i=1}^{n} P(H_i)P(B_1 \mid H_i)P(B_2 \mid H_i) \cdot P(B_3 \mid H_i) \cdots P(B_k \mid H_i)} \qquad （4-5）$$
$$(j = 1, 2, 3, \cdots, n)$$

（4）在已知症状的前提下，通过运算得到阑尾炎不同类型发生的后验概率，取最大值对应的类型，作为诊断参考。

表 4-5 所示为某地区 1207 位阑尾炎患者临床资料统计结果，按慢性阑尾炎、急性阑尾炎、阑尾炎穿孔三类统计症候频率（腹痛开始部位、恶心呕吐、大便、体温、体征及体检结果）。

表 4-5　　　　　　　　　　　　　某地区 1207 位阑尾炎患者诊断资料

症候		阑尾炎患者的症候频率分布		
		慢性 $P(B_{ij} \mid H_1)$	急性 $P(B_{ij} \mid H_2)$	穿孔 $P(B_{ij} \mid H_3)$
腹痛开始部位（B_1）	右下腹 B_{11}	0.66	0.17	0.1
	下腹 B_{12}	0.02	0.04	0.05
	上腹 B_{13}	0.15	0.29	0.42
	脐周 B_{14}	0.12	0.38	0.26
	全腹 B_{15}	0.05	0.11	0.15

症候		阑尾炎患者的症候频率分布		
		慢性 $P(B_{ij}|H_1)$	急性 $P(B_{ij}|H_2)$	穿孔 $(B_{ij}|H_3)$
恶心呕吐（B_2）	恶心-呕吐+B_{21}	0.33	0.21	0.12
	恶心+呕吐-B_{22}	0.53	0.39	0.28
	恶心+呕吐+B_{23}	0.15	0.4	0.6
大便（B_3）	正常 B_{31}	0.86	0.74	0.53
	非常 B_{32}	0.11	0.13	0.25
	腹泻 B_{33}	0.03	0.13	0.22
压痛处（B_4）	右下腹 B_{41}	0.98	0.91	0.61
	大于右下腹 B_{42}	0.02	0.09	0.39
肌紧张及反跳痛（B_5）	肌紧张+B_{51}	0.1	0.57	0.92
	肌紧张-反跳痛+B_{52}	0.37	0.32	0.04
	肌紧张-反跳痛-B_{53}	0.53	0.11	0.04
体温（B_6）	～37℃B_{61}	0.7	0.29	0.09
	～38℃B_{62}	0.27	0.54	0.32
	≤38℃B_{63}	0.03	0.17	0.59
WBC 计数（B_7）	≤10000B_{71}	0.7	0.09	0.16
	10000～15000B_{72}	0.2	0.41	0.28
	≥15000B_{73}	0.1	0.5	0.56

若已知慢性阑尾炎 H_1、急性阑尾炎 H_2、阑尾炎穿孔 H_3 发生的先验概率分别为：$P(H_1)=0.391$，$P(H_2)=0.493$，$P(H_3)=0.116$，现有一阑尾炎患者，开始上腹痛，之后恶心呕吐、腹泻，入院体温为 37℃，全身腹肌紧张，右下腹压痛，WBC（白细胞）数达 19 350。如何诊断此病人？

显然其症候为 $B=B_{13}·B_{23}·B_{33}·B_{42}·B_{51}·B_{61}·B_{73}$，则其 $P(H_j|B)(j=1,2,3)$ 的大小可通过公式（4-6）算得。

$$P(H_j|B)=\frac{P(H_j)P(B|H_j)}{\sum_{i=1}^{3}P(H_i)P(B|H_i)} \qquad （4-6）$$

其中，$P(B|H_j)=P(B_{13}·B_{23}·B_{33}·B_{42}·B_{51}·B_{61}·B_{73}|H_j)$

$=P(B_{13}|H_j)P(B_{23}|H_j) P(B_{33}|H_j)P(B_{42}|H_j)P(B_{51}|H_j)P(B_{61}|H_j)P(B_{73}|H_j)$，$(j=1,2,3)$；

$P(B|H_1)=9.45×10^{-8}$；

$P(H_1)P(B|H_1)=0.391×9.45×10^{-8}=3.695×10^{-8}$。

同理：$P(H_2) P(B|H_2) =5.53 × 10^{-5}$；

$P(H_3) P(B|H_3) =1.162 × 10^{-4}$。

得：

$P(H_1|B)=0.02\%$；

$P(H_2|B)=32.2\%$；

$P(H_3|B)=67.72\%$。

　　根据上面的分析结果，初步诊断该病人为阑尾炎穿孔（H_3）。在运用贝叶斯模型时需要注意：模型中 j 种疾病互斥，先验概率之和为 1（即要构成一个完整的疾病群）；先验概率的确定以参考文献报道和历史资料统计频率作为近似估计。在确定条件概率时，用于鉴别诊断的症候指标是互相独立无关的；当计算出各后验概率 $P(H_j|B)$ 后，作为临床判断的依据只有当 $P(H_j|B)(j=1,2,\cdots,n)$ 间差距达五倍以上时方可下结论，或是当某一后验概率值达 0.85 时才下结论。

习　题　4

1. 简述算法与程序的关系。
2. 思考物联网、大数据、云计算对未来医疗模式可能产生的影响。
3. 什么是智能系统？信息化与智能化的区别与联系是什么？
4. 机器人的智能是如何表现的？医疗机器人的特点是什么？
5. 贝叶斯公式用于医学专家诊断模型的构建有什么优缺点？

本章参考文献

[1] 史忠植. 高级人工智能[M]. 2 版. 北京：科学出版社，2006.

[2] 史忠植，王文杰. 人工智能[M]. 北京：国防工业出版社，2007.

[3] George E. Luger. 人工智能：复杂问题求解的结构和策略（第五版）[M]. 史忠植，张银奎，赵志崑，等译. 北京：机械工业出版社，2005.

[4] 史忠植. 知识发现[M]. 北京：清华大学出版社，2001.

[5] 张国民. 遗传算法的综述[J]. 科技视界，2013（09）：37+36.

[6] 淡丹辉，何广汉. 基于神经计算的智能桥梁结构载荷识别[J]. 工程设计 CAD 与智能建筑，2001（12）：39-41.

[7] 赵艳. 神经计算与量子神经计算的研究综述[J]. 计算机与信息技术，2009（05）：52-54.

[8] 陈文林，郝丽娜，徐心和. 粗糙集-神经网络-专家系统混合系统及其应用[J]. 计算机工程，2003（09）：147-148+178.

第5章
网络与信息安全

　　随着全球社会经济的发展，"全球一体化"进程加快，人与人之间的沟通交流也越发便捷，信息技术在其中起着不可或缺的作用。而网络技术作为下一代通信网络、物联网、云计算等新兴技术的纽带，现已成为信息社会的命脉和发展知识经济的重要基础。据中国互联网络信息中心（CNNIC）发布的第43次《中国互联网络发展状况统计报告》显示，我国网民数量由1997年的62万激增至2018年的8.29亿，互联网普及率从0.03%增长至59.6%，网站数量从1500个增长至523万个。从上述数据可以看出，互联网在我国发展迅速，网络应用的受众人群非常广泛，网络技术对人民生活诸多方面以及社会经济发展产生了不可估量的影响。

　　在中医药信息化方面，国家中医药管理局发布的《中医药信息化发展"十三五"规划》提出，"随着云计算、大数据、物联网、移动互联网、社交网络等新技术广泛应用，信息技术对推动中医药传承创新和服务惠民的革命性影响日趋明显。55%的中医医院建立了中医电子病历系统，70%的中医医院建立了门（急）诊挂号系统，75%的中医医院建立了住院管理系统，'云中医''网络中医院''智慧中药房'等中医药信息新业态逐步兴起并得到推广。"

　　目前各个行业不同业务的顺利开展，都离不开网络技术的支撑。在电信网络、电视网络以及计算机网络的三大网络中，占据最重要地位的是计算机网络。

　　计算机网络诞生于20世纪70年代，从最初的四台计算机相互通信发展到现在的高速智能互联网，计算机网络在给人们带来便利的同时也带来了一些负面影响。木马病毒、蠕虫病毒、后门软件、广播风暴、拒绝服务等网络攻击层出不穷，轻则造成个人（组织）的隐私泄露，重则对个人（组织）造成经济损失，甚至危害整个社会的和谐与稳定。我们只有更加深入地了解和掌握网络基本知识，才能更有效地利用计算机网络，进而让网络技术更好地为社会的发展和进步服务。

内容结构图

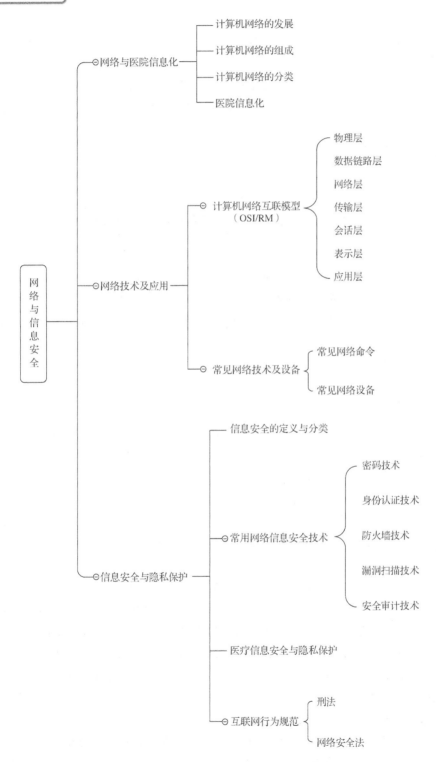

学习目标

通过对本章内容的学习，学生应该能够做到以下几点。

✓ 了解计算机网络的产生、发展历程以及分类；了解常见的网络信息安全技术，了解防范常见的网络攻击的方法。

✓ 了解常用网络设备，理解不同规模医院的典型组网方式；理解计算机病毒的定义与特点。

✓ 掌握计算机网络的定义与组成、开放系统互连参考模型以及模型中各层的作用与特点；IP 地址的分类及范围。

✓ 能够实现简单的有线局域网和无线局域网的组网，了解常见的计算机病毒的防范方法，熟悉国家相关互联网法律条文。

5.1　网络与医院信息化

计算机的诞生改变了人们生活和工作方式。计算机是具有独立运算能力的单机系统，但只能在本地进行科学计算和数据处理。计算机网络能够让分散在异地的、具有独立计算能力的计算机相互连接起来，从而实现数据、软件、硬件和信道资源的共享，提高工作效率，为人们的生活带来更多便利。计算机网络已成为计算机学科的一个重要分支。为了更好地帮助读者理解计算机网络，下面我们先介绍计算机网络的发展史。

5.1.1　计算机网络发展史

计算机网络不是与生俱来的，是人类经过不断探索、不断改进、不断创新而总结出来的各种网络技术的集成，是微电子技术与通信技术相结合的产物。

总体来说，计算机网络的发展经历了四个阶段。

1. 网络雏形阶段——第一代计算机网络

1954 年，美国军方研发了半自动地面防空系统——SAGE，该系统将远距离所探测到的信息，通过通信线路汇集到某个计算机上进行集中处理，再将处理好的数据通过线路送回到各自的终端设备。

这种以单个计算机为中心，由一台中央主机连接大量在地理上处于分散位置的终端的网络雏形称为第一代计算机网络。此阶段网络应用的主要目的是提供网络通信、保障网络连通，系统除了一台中心主机外，其余的终端设备只有"读"的功能，没有自主处理信息的能力。在第一代计算机网络中，终端（Terminal）共享中心主机（Host）的软、硬件资源，中心主机负责执行计算和通信任务，负荷很重，线路利用率很低。美国在 1963 年投入使用的 SABBRE-1 飞机订票系统就是这类系统的代表。

2. 资源共享阶段——第二代计算机网络

20 世纪 60 年代初，古巴核导弹危机发生，美国和苏联之间的冷战也随之加剧。当时的人们认为，科学技术上的领先地位将决定战争的胜负。而科学技术的进步在很大程度上依赖于计算机领域的发展。到了 20 世纪 60 年代末，美国很多纯商业性组织、大学等机构，都在使用由美国新兴计算机工业提供的计算机设备。因此，计算机中心互联以共享数据的思想迅速发展、成熟。美国国防部认为，如果仅有一个集中的军事指挥中心，万一这个中心被苏联的核武器摧毁，全国的军事指挥将处于瘫痪状态，其后果将不堪设想，因此，有必要设计这样一个分散的指挥系统——它由一个个分散的指挥点组成，当部分指挥点被摧毁后其他指挥点仍能正常工作，而这些分散的指挥点相互之间又能通过某种形式的通信网取得联系。

1969 年，美国国防部高级研究计划署（Advanced Research Projects Agency，ARPA）将分散在不同地区的 4 台具有独立运算能力的计算机连接起来，建成了 ARPA 网。1972 年，有 50 多所大学和研究所建立了与 ARPA 网的连接，1983 年，入网计算机达到 100 多台。ARPA 网的建成标志着计算机网络的发展进入了第二代，它也是互联网的前身。

第二代计算机网络与第一代计算机网络的区别如下。

（1）通信双方都是具有自主处理能力的计算机，客户端兼具"读"和"写"的功能。

（2）计算机网络的功能以资源共享为主，而不是以数据通信为主。

3. 标准化阶段——第三代计算机网络

由于 ARPA 网的成功，到了 20 世纪 70 年代，越来越多公司推出了自己的网络体系结构，并且希望能够成为网络行业标准。最著名的有 IBM 公司的系统网络体系结构（System Network Architecture，SNA）和 DEC 公司的数字网络体系结构（Digital Network Architecture，DNA）。这些独立的网络体系结构由于原理不同，标准不一，所以不能实现互联互通。

随着社会的发展，需要各种不同体系结构的网络进行互连，因此，国际标准化组织（ISO）在 1977 年设立了一个分委员会，专门研究网络通信的体系结构。

1983 年，国际标准化组织（ISO）委员会提出了开放系统互连参考模型（Open System Interconnection/Reference Model，OSI/RM），该模型将网络体系结构划分为七层，包括物理层、数据链路层、网络层、传输层、会话层、表示层和应用层。其中各层上的协议被批准为国际标准，协议为网络的发展提供了一个可共同遵守的通信规则，从此计算机网络的发展走上了标准化的道路。因此，我们把支持体系结构标准化的计算机网络称为第三代计算机网络。

4. 高速智能互联阶段——第四代计算机网络

进入 20 世纪 90 年代的美国，随着"信息高速公路计划"的提出和实施，Internet 迅猛发展起来，它将当今世界带入了以网络为核心的信息时代。Internet 的建立将分散在世界各地的计算机和各种网络连接起来，形成了覆盖世界的大网络。这一阶段的计算机网络发展特点呈现为：高速互连、智能与更广泛的应用。

5. 计算机网络的发展趋势

计算机网络泛指一个"小型网络"，如一个办公室内部互联的、一栋建筑物或者一个医疗院区的内部网络，而如果将分布在全球各地的如此多的"小型网络"用传输介质全部连通起来实现数据传输，就形成了"互联网（Internet）"，因此互联网也可以称为"网络的网络"。

计算机网络的发展趋势可以归纳为一个目标、两个支撑、三个融合、四个热点。

一个目标就是要在各个国家，进而在全球建立完善的信息基础设施，它也是面向 21 世纪的计算机网络发展的总体目标。信息基础设施将改变人们的生活、学习、工作、人际交往的方式，减轻人们的工作负担，提高人们的生活水平，推动社会的进步。

两个支撑指的是微电子技术和光电子技术。微电子技术的发展是信息产业发展的基础，也是驱动信息革命的基础；光电子技术是驱动信息革命的另一个支撑技术，光电子技术的发展直接影响光纤传输技术的发展。

三个融合即计算机系统、通信系统和信息内容的融合，其中，电信网络、电视网络、计算机网络的三网合一是信息技术发展的必然趋势。

四个热点包括多媒体技术、移动通信、云计算和信息安全。

进入 20 世纪 90 年代以后，以因特网为代表的计算机网络得到了飞速的发展。计算机网络诞生初衷是为了"资源共享"，未来发展趋势也可以说是"实现更加充分的资源共享"。

5.1.2　计算机网络的组成与分类

计算机网络是利用通信设备和线路将功能独立的多个计算机系统连接起来，实现信息传递的系统。通常需要配以功能完善的网络软件（即网络通信协议、信息交换方式及网络操作系统等）才能实现网络上资源（包括硬件、软件、数据和信道资源）共享和信息交换等功能。

计算机网络主要用于实现数据通信和资源共享两种功能。数据通信是计算机网络的基本功能，即用于快速传送计算机与终端、计算机与计算机之间的各种信息，包括数据信息和图形、图像、音频、视频等各种多媒体信息。资源共享包括软件、硬件、数据和信道资源这四个方面。

1. 计算机网络系统的组成

计算机网络系统由计算机网络硬件系统和计算机网络软件系统组成（见表 5-1）。

表 5-1　　　　　　　　　　　　　　计算机网络系统的组成

软件系统	网络系统软件	网络操作系统、工作站操作系统、网络协议软件、设备驱动程序、设备设置程序、网管系统软件、浏览器等
	网络应用软件	DBMS（数据库管理系统）、WebMail 服务器软件、OA（办公自动化）系统、MIS（管理信息系统）、VOD（视频点播）系统、杀毒软件、软件防火墙、各类开发工具软件以及专业应用系统（教育、政府、企业、金融等）
硬件系统	网络基本硬件	服务器、工作站、PC 等
	网络通信设备	网卡、中继器、集线器、交换机、网桥、路由器、网关、Modem（调制解调器）等
	网络传输介质	双绞线、同轴电缆、光缆、电磁波等
	网络外部设备	打印机、大容量磁盘阵列、绘图仪、扫描仪和数码相机等

可以将计算机网络视作一个两级网络，即内层的通信子网和外层的资源子网，如图 5-1 所示。

图 5-1 中通信子网的作用是提供网络的通信功能（如数据的传输与转发策略、路由的寻址等），一般由通信设备和通信线路组成；而资源子网的作用是实现资源共享功能，包括提供数据处理、共享网络资源和网络服务功能，服务的对象包括加入网络的所有的主机、终端外设、网络存储系统、网络打印机、数据存储设备及各种软件和数据资源等。

2. 网络拓扑架构分类

计算机网络拓扑结构是指网络中节点（网络单元，包括计算机和有关的网络设备）与链路（两个节点间的通信线路）的几何排列或物理布局图形。简单地说，网络拓扑结构反映了组网的一种几何形式。网络拓扑结构一般有总线型、环形、星形、树形和网状 5 种。

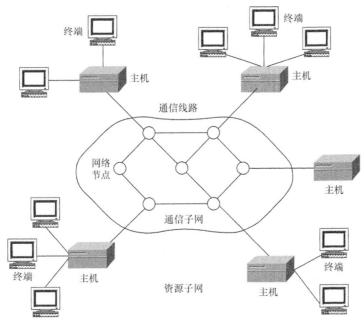

图 5-1　通信子网和资源子网

（1）总线型拓扑结构

它是将网络中的所有设备都通过一根公共总线连接，通信时信息沿着总线进行广播式传送，如图 5-2 所示。

总线型拓扑结构简单，增删节点容易。网络中任何节点的故障都不会造成全网的瘫痪，可靠性高。但是任何两个节点之间传送数据都要经过总线，因此总线的传输性能就成为整个网络的瓶颈。当节点数目多时，易发生信息拥塞。总线型拓扑结构投资少，安装布线容易，可靠性较高，在传统的局域网中，是一种常见的结构。

（2）环形拓扑结构

在环形拓扑结构中，所有设备被连接成环，信息传送是沿着圆环进行广播的，如图 5-3 所示。在环形拓扑结构中每台设备只能与相邻节点直接通信。与其他节点通信时，信息必须依次经过二者间的每个节点。

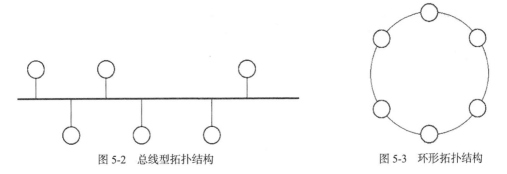

图 5-2　总线型拓扑结构　　　　　　　　　图 5-3　环形拓扑结构

环形拓扑结构传输路径固定，无路径选择问题，故实现起来比较简单。但任何节点的故障都会导致整个网络瘫痪，可靠性较差。网络的管理比较复杂，投资费用较高。当环形拓扑结构需要调整时，如节点的增、删、改，一般需要将整个网络重新配置，可扩展性、灵活性差，维护困难。

（3）星形拓扑结构

它由一个中央节点和若干从节点组成，如图5-4所示。中央节点可以与从节点直接通信，而从节点之间的通信必须经过中央节点的转发。

星形拓扑结构简单，建网容易，传输速率高。每个节点独占一条传输线路，消除了数据传送堵塞的现象。一台计算机及其接口的故障不会影响网络的正常运行，可扩展性好，配置灵活，对站点的增删改容易实现，网络易于管理和维护。网络可靠性依赖于中央节点，中央节点一旦出现故障将导致全网瘫痪。

（4）树形拓扑结构

它是总线型结构的扩展，是在总线型网络上加上分支形成的，其传输介质可有多条分支，但不形成闭合回路；也可以把它看成星形结构的叠加，又称为分级的集中式结构，如图5-5所示。树形拓扑以其独特的特点而与众不同，具有层次结构，是一种分层网，网络的最高层是中央处理机，最底层是终端，其他各层可以是多路转换器、集线器或部门用计算机。任何一个节点送出的信息都由根节点接收后重新发送到所有的节点，可以传遍整个网络，也属于广播式网络。

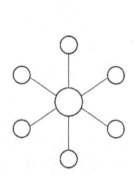

图 5-4 星形拓扑结构

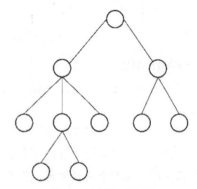

图 5-5 树形拓扑结构

树形拓扑结构比较简单，成本低，网络中节点扩充方便灵活，寻找链路路径比较方便。但它对根节点的依赖过于严重，如果根节点发生故障，则全网不能正常工作。目前，树形拓扑结构是使用最为广泛的网络拓扑结构。

（5）网状拓扑结构

它分为一般网状拓扑结构和全连接网状拓扑结构两种。全连接网状拓扑结构中的每个节点都与其他所有节点相连通；一般网状拓扑结构中每个节点至少与其他两个节点直接相连。图5-6（a）为一般网状拓扑结构，图5-6（b）为全连接网状拓扑结构。

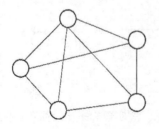
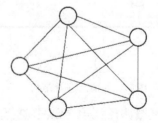

（a）一般网状拓扑结构　　　　　（b）全连接网状拓扑结构

图 5-6 网状拓扑结构

网状型拓扑结构的容错能力强，如果网络中一个节点或一段链路发生故障，信息仍可通过其他节点和链路到达目的节点，故可靠性高。但其建网费用高，布线困难。

3. 计算机网络分类

计算机网络的分类方式有很多种，可以按地理范围、传输速率、传输介质和网络使用者等分类。

（1）按地理范围分类

① 局域网（Local Area Network，LAN）。局域网的地理范围一般为几百米到十几公里，属于小范围内网络互联，如一栋建筑物内、一所学校内、一个工厂的厂区内等。局域网的组建简单、灵活，使用起来也很方便。

② 城域网（Metropolitan Area Network，MAN）。城域网的地理范围可为几十公里到上百公里，可覆盖一个城市或地区，是一种中等规模的网络。相对于局域网来说，它在网络的覆盖面积上进行了扩展，而且连接的计算机数量相对更多，属于局域网的一种延伸。一个城域网通常连接着多个局域网。城域网多采用 ATM（异步传输）技术搭建骨干网，并大多采用光纤接入。因此城域网具有速度快及成本高的特点。

③ 广域网（Wide Area Network，WAN）。广域网的地理范围一般为几千公里，它一般是将不同区域之间的局域网或城域网进行互联，属于大范围网络互联，如几个城市，一个或几个国家，是网络系统中最大型的网络，能实现大范围的资源共享，如国际性的 Internet、中国教育和科研计算机网（CERNET）等。

（2）按传输速率分类

网络的传输速率有快有慢，传输速率快的称为高速网，传输速率低的称为低速网，传输速率的单位是 bit/s（每秒比特数）。

网络的传输速率与网络的带宽有直接关系。带宽是指传输信道的宽度，带宽的单位是赫兹（Hz）。按照传输信道的宽度，网络可分为窄带网和宽带网。

（3）按传输介质分类

根据传输介质网络可分为有线网和无线网。

① 有线网。采用有线传输介质连接的网络称为有线网。

② 无线网。采用无线传输介质连接的网络称为无线网。

（4）按网络的使用者进行分类

根据用途和使用者的身份网络可以分为公用网和专用网。

① 公用网（Public Network）。电信运营商出资建造的大型网络，也称为"公众网。"

② 专用网（Private Network）。某个部门为本单位的特殊业务工作的需要建造的网络，不向本单位以外的人提供服务。例如，电子政务内网（涉密）、公安系统的全国在逃人员信息系统等都属于内网，不对外开放。

下面以图 5-7 所示的某智慧中医省级网络中心规划拓扑图为例，对按照地理范围进行分类的各种网络类型进行应用说明。在各个省级医院、县级医院内部的网络都属于局域网范畴；而省级核心与省级医院之间互连互通的网络属于城域网；省级核心与各个县市的医院之间互连互通的网络属于广域网范畴。省级核心与国家中管局之间通过专网进行连接，同时省级信息中心也有访问公共网络的需求；省级核心在各个医院内部都有自身的有线网络和无线网络。因此，不同的网络类型在同一复杂的网络中可以并行出现，我们可以根据不同的划分标准对网络进行规划和建设。

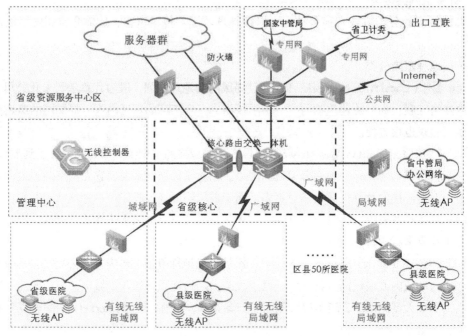

图 5-7　某智慧中医省级网络中心网络规划拓扑图

5.1.3　医院信息化

1. 医院信息化概述

医院信息化即医院服务的数字化、网络化，是指通过计算机科学和现代网络通信技术及数据库技术，为医院所属各部门提供病人信息及管理信息的收集、存储、处理、提取和数据交换服务，并满足授权用户的功能需求。

随着信息技术的快速发展，国内越来越多的医院正在加紧信息化基础设施建设，推进医院信息系统（Hospital Information System，HIS）、医学影像存档与通信系统（Picture Archiving and Communication System，PACS）、实验室信息管理系统（Laboratory Information Management System，LIMS）、放射信息管理系统（Radioiogy Information System，RIS）等应用系统的整体建设，以提高医院的服务水平与核心竞争力。医疗信息化的深入，不仅可以有效地提高医务工作者的工作效率，还可以显著地降低医疗事故发生的风险，优化医患体验，为医院的发展添火加薪。

国家卫生健康委员会发布的《全国卫生信息化发展规划纲要》对我国各类医院的信息化建设进行了规范和要求。医院自身发展对电子病历（Electronic Medical Record，EMR）的业务需求推动了单体医院的信息化建设，而居民电子健康档案（Electronic Health Record，EHR）的建设则推动了我国区域医疗信息化的发展。居民电子健康档案的建立可在解决不同医疗机构之间数据资源不能共享的信息孤岛问题的同时，也可为居民就医提供便利，从而推动我国医疗信息化产业的发展。

2. 医院信息化的趋势

根据国际统一的医疗系统信息化水平划分，医疗信息化的建设分为 3 个层次：医院信息管理系统、临床信息管理系统和公共卫生信息化。而对于单体医院的信息而言，其信息化建设分为 3 个阶段：无纸化办公阶段—无线网络时期—无胶片化时代，简称"三无趋势"。

无纸化办公是指不用纸张办公，在无纸化办公环境中进行的一种工作方式。无纸化办公是需要硬件、软件与通信网络协作才能达到的办公体验。在医疗行业，无纸化办公能够提高医务工作者的工作效率，方便资料的永久保存、数据的检索和抽取。电子病历、HIS 就是无纸化办公的典型应用。

无线网络是指在医院信息化硬件基础设施基本完善，有线网络能够保证医院各项业务系统顺畅稳定运行，实现了无纸化办公的前提下，进行信息化建设的第二阶段。无线网络指的是任何形式的无线电计算机网络，普遍与电信网络结合在一起，无须电缆即可在节点之间相互连接。医院信息化建设的重点是无线局域网（Wireless Local Area Network，WLAN）。医疗机构内部通过无线局域网可以开展无线查房、无线输液、无线监护、无线婴儿防盗等重要业务和一些无线点餐等增值服务。

无胶片化是指医院放射科用"互联网+医学影像"模式替代传统的"塑料袋+医用模式"，是 PACS 发展的终极目标。从 2017 年开始，我国的中央、地方政府相继出台相关政策，推动医院放射科的无胶片化运动。无胶片化可实现不同医院之间的影像信息共享，临床医生或者病人打开智能终端设备就能方便地调阅各种原始医学影像数据。无胶片化对患者的个人影像档案而言，可动态展示、多维呈像、读片效果更好，同时也给患者后续的转诊、复诊带来了极大的便利。无胶片化是不可逆的趋势。

3. 医院信息化应用

医院信息化建设可以为医院业务系统提供有力保障，也为各项业务的开展提供了技术支撑。

（1）移动查房

移动查房以无线网络为依托，将医生和护士工作站的业务功能通过移动智能终端延伸至患者的床边，医生将移动智能终端接入医院信息管理系统，即可快速查询病人的病历、医嘱、检验单、检查报告、体温单、特别护理单等诊疗数据；还可以通过无线心电监护仪获取病人脉搏、体温等实时数据；可以拍摄病人临床的图像，在与病人谈话时可以录音等。移动查房可为制订更加完善的诊疗方案提供基础，大大降低医疗成本，简化医疗工作流程，提高工作效率，能让医生更好地为患者服务。

医生在查房时，可以使用无线医疗查房手推车（见图 5-8），结合无线网络技术和移动智能终端，实时为病人提供咨询服务和下发医嘱，提高工作效率。图 5-9 所示为医生正在与病人进行沟通，利用移动智能终端和医院的无线网络，查询病人的历史诊疗数据。

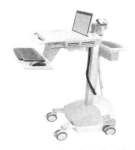

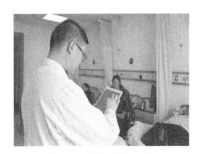

图 5-8　无线医疗查房手推车　　　　　　图 5-9　医生无线查房

（2）无线护理

护士通过移动智能终端和医院内部无线局域网接入医院信息管理系统，就可以实时查询病人的处方信息、用药记录、体温、血压、历史检测数据、新入病人通知、实时录入的病人用药记录、每天例行检察情况及突发状况，进而提高护理质量和效率，缓解医患关系。

（3）无线输液

无线输液即不干扰正常的输液流程，通过物联网无线传感技术，用智能仪器输液代替传统的"三查七对一注意"过程（见图 5-10）。并可在输液过程中实施智能输液监测，即可大大地减轻护士的工作量和有效地减少医疗差错（见图 5-11）。

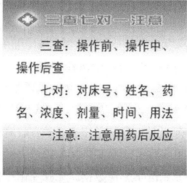

图 5-10　三查七对一注意

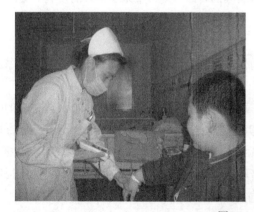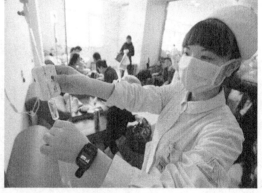

图 5-11　无线输液

（4）医院应用系统。医院常用的应用系统有 HIS、PACS、LIS、RIS、EMR 等，都需要依托计算机网络才能在全院范围内进行信息共享。关于医院常用应用系统将在第 6 章信息资源管理与利用中详细介绍。

5.2　网络技术及应用

5.2.1　计算机网络互连模型

计算机网络中相互通信的两个计算机系统必须高度协调才可顺利地完成通信，而这种"协调"

是相当复杂的。计算机网络系统属于异构系统，智能终端与网络设备的结构各异，原理不同，互联网中的操作系统也可能多种多样。如需对如此庞大而且复杂的系统进行研究，就必须化繁为简，将整个问题分解为易于研究和处理的较小的局部问题。

计算机网络互连模型经历了七层—五层—四层三种变换过程。

1．开放系统互连参考模型

开放系统互连参考模型又称为 OSI 参考模型或七层模型，是 ISO（国际标准化组织）在 1985 年提出的网络互连标准概念模型。该模型是一种异构系统互联的分层结构，提供了控制互连系统规则的标准框架。OSI 参考模型定义了网络互连的七层框架：物理层、数据链路层、网络层、传输层、会话层、表示层和应用层，通过七层之间的数据通信，实现开放系统环境中的互连性、互操作性和应用的可移植性。

（1）物理层

物理层（Physical Layer）是 OSI 参考模型的第一层，也是网络通信所有层次中的最底层，支持其他各层的功能实现，可提供一个物理连接，所传输数据的单位是比特。它建立在物理通信介质的基础上，作为系统和通信介质的接口，用于实现相邻计算机节点之间比特（bit）流的透明传送，并尽可能地屏蔽具体传输介质和物理设备的差异，使其上层（数据链路层）不必关心网络的具体传输介质类型。只有物理层为真实物理通信，其他各层都为虚拟通信。物理层包含双绞线、光缆、同轴电缆等传输介质。

① 双绞线

双绞线是一种应用广泛、价格低廉的网络线缆，其通信距离理论上一般为 100m 之内。双绞线内部导线的主要成分是铜，普通双绞线内部包含四对铜线，每对铜线相互绝缘并被绞合在一起，因此得名为双绞线。双绞线可以分为屏蔽双绞线（STP）和非屏蔽双绞线（UTP）两大类，常用的都是非屏蔽双绞线，如图 5-12 所示。双绞线被广泛应用于局域网中。

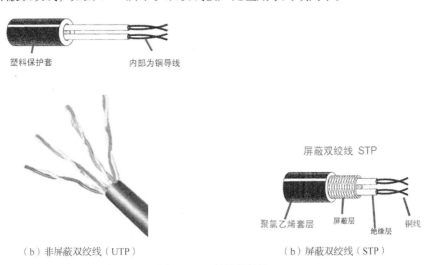

（b）非屏蔽双绞线（UTP）　　　　　　（b）屏蔽双绞线（STP）

图 5-12　双绞线的结构

② 光缆

光缆是一束极细的玻璃纤维的组合体。其中的每根玻璃纤维都是一条光纤，它比人的头发丝还要细很多。由于玻璃纤维极其脆弱，因此，每根光纤都有外罩保护，最后用一个极有韧性的外壳将若干光纤封装，就成为常见的光缆，如图 5-13 所示。光纤不同于双绞线和同轴电缆将数据转换为电信号传输，而是将数据转换为光信号在其内部传输，因此其拥有强大的数据传输能力。由于光纤的数据传输速率远远高于其他传输介质，且不受电磁干扰，Internet 的主干网络就是采用光缆搭建而成的，并且光缆也越来越多地应用于商业网络和校园网络之中。

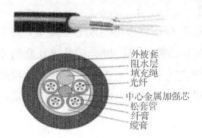

外被套
阻水层
填充绳
光纤
中心金属加强芯
松套管
纤膏
缆膏

图 5-13　光缆的结构

光纤有很多分类方式，如根据材料、工作波长等进行划分，最常见的是根据光的传输模式分为多模光纤和单模光纤。

- 多模光纤：用发光二极管作为光源，规格为 50/125μm、62.5/125μm，可传输多种模式的光信号。但由于其模间色散较大，限制了其传输数字信号的频率，而且随距离的增加会更加严重，最远能支持几公里的传输。

- 单模光纤：以激光二极管作为光源，规格为（8～10）/125μm，常见的为 9/125μm，只能传输一种模式的光信号，其模间色散很小，适用于远程通信（可达几百公里）。但由于存在着色散损耗，因此对光源的谱宽和稳定性有较高的要求，即谱宽要窄，稳定性要好。

③ 同轴电缆

同轴电缆由内导体铜质芯线（铜芯单股实心线或多股绞合线）、绝缘层、网状编织的外导体屏蔽层以及保护塑料外层（塑料护套）组成，如图 5-14 所示。由于外导体屏蔽层的作用，同轴电缆具有很好的抗干扰特性，被广泛用于传输较高速率的数据。

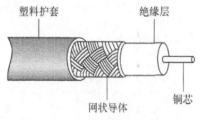

塑料护套　　　　　　　　　　绝缘层

铜芯

网状导体

图 5-14　同轴电缆的结构

（2）数据链路层

数据链路层（Data Link Layer）是 OSI 参考模型的第二层，负责建立和管理节点间的链路，控制网络层与物理层之间的通信，用于完成数据在不可靠的物理线路上的可靠传输。众所周知，在计算机网络中，由于各种干扰的存在，物理线路是不可靠的。为了保证数据的可靠传输，从网络层接收到的数据被分割成特定的可被物理层传输的帧。帧是用来移动数据的结构包，它不仅包括原始数据，还包括发送方和接收方的物理地址以及纠错和控制信息。其中的物理地址确定了帧将发送到何处，而纠错和控制信息则确保帧被无差错地传递。换言之，数据链路层在物理层提供的比特流的基础上，通过差错控制、流量控制等方法，使有差错的物理线路变为无差错的数据链路，即提供可靠的通过物理介质传输数据的方法。互联网资源子网中两个终端之间的数据传输最终是靠物理地址来进行数据识别和实现传输的，而地址解析协议（Address Resolution Protocol，ARP）可以使用广播方式将 IP 地址解析为物理地址。

数据链路层对应的实体是以太网交换机。交换机有多个端口，每个端口都具有桥接功能，可以连接一个局域网或一台高性能服务器或更多的主机，交换机是能够实现数据交换的硬件设备。交换机的分类标准多种多样，常见的有以下几种。

① 根据网络覆盖范围，交换机可以分为局域网交换机和广域网交换机。广域网交换机主要应用于电信城域网互联、互联网接入等领域的广域网中，提供通信用的基础平台。局域网交换机就是常见的交换机，主要应用于局域网络，用于连接终端设备，如服务器、工作站、集线器、路由器、网络打印机等网络设备，提供高速独立的通信通道。

② 根据传输介质和传输速度，交换机可以分以太网交换机、快速以太网交换机、千兆以太网交换机、万兆以太网交换机、十万兆以太网交换机、ATM 交换机、FDDI（光纤分布式数据接口）交换机和令牌环网交换机。

③ 根据交换机应用网络层次，交换机可以分为企业级交换机、校园网交换机、部门级交换机和工作组交换机、桌面级交换机。

④ 根据交换机端口结构，交换机可以分为固定端口交换机和模块化交换机。固定端口交换机端口数量固定，而模块化交换机可以根据接入用户数量的不同选配不同数量和不同性能的交换机板卡，实现起来更加灵活，一般用于网络核心层。

⑤ 根据工作协议层，交换机可以分为二层交换机和三层交换机。二层交换机工作在第二层（即数据链路层），对它来说，网络上的数据就是物理地址的集合。它能分辨出帧中的源物理地址和目的物理地址，因此可以在任意两个端口间建立联系。但是交换机并不知道 IP 地址，它只知道 MAC 地址。

三层交换机可以工作在 OSI 参考模型的第三层（网络层），具有路由功能，它能理解数据中的 IP 地址。如果它接收到一个数据包，就检查其中的 IP 地址，如果目标地址是本地网络的就不理会；如果是其他网络的，就将数据包转发出本地网络。

⑥ 根据是否支持网管功能，交换机可以分为网管型交换机和非网管型交换机。网管型交换机也称为智能交换机，功能强大，安全性高，但价格偏贵；非网管型交换机也称为傻瓜交换机，价格便宜，但安全性较差。

机架式交换机（见图 5-15）一般为固定端口形式，性能也有高低之分；而模块化核心交换机（见图 5-16）一般用于核心层网络，性能极高，价格一般比较昂贵。

（3）网络层

网络层（Network Layer）是 OSI 参考模型的第三层，它是 OSI 参考模型中最复杂的一层，也是通信子网的最高一层，它在下两层的基础上向资源子网提供服务。网络层中数据的传送单位是分组或包（Packet），网络层的主要任务就是要选择合适的路由，使发送端的传输层传送下来的分组能够准确无误地按照目的地址发送到接收端，使传输层及以上各层设计时无须考虑传输路由。网络层最重要的一个功能就是路由选择。网络层会依据传输速度、传输距离（步跳数）、价格和拥塞程度等因素在多条通信路径中找一条最佳路径。例如，网络层将通过综合考虑发送优先权、网络拥塞程度、服务质量以及可选路由的花费来决定从一个网络中的节点 A 到另一个网络中的节点 B 的最佳路径。

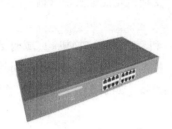

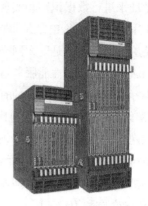

图 5-15 机架式交换机   图 5-16 模块化核心交换机

网络层对应的实体是路由器，主要用于实现路由转发和寻址功能。网际协议（Internet Protocol，IP）是将多个包交换网络连接起来，它不仅在源地址和目的地址之间传送数据包，还提供根据传输数据的多少重新组装数据包的功能，以适应不同网络对数据包大小的要求。IP 是本层的重要协议。

图 5-17 所示的路由器是我国自主研发的不同性能档次的模块化核心路由器，具有寻址、网络地址转换、路由等重要功能。

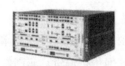

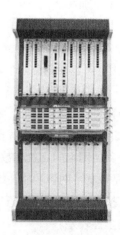

ZXR10 6804   ZXR10 6812

图 5-17   模块化核心路由器

IP 地址采用点分十进制方法进行书写，有不同的分类方式。

① IP 地址根据版本类型可以分为 IPv4 和 IPv6。由于多方面原因，我国目前主流还是使用 IPv4，即 IP 协议的第四个版本，目前 IPv4 地址早已分配殆尽，因此更多领域开始部署 IPv6。IPv4 地址共 32 位，IPv6 地址 128 位，IPv6 能够分配给更多用户以供接入互联网使用。

② IP 地址根据管理员分配方式可以分为静态 IP 和动态 IP。静态 IP 也叫作固定 IP 地址，其经过管理员分配给终端设备后一直保持不变；动态 IP 是由动态主机配置协议（Dynamic Host Configuration Protocol，DHCP）服务器自动分配给终端设备的临时 IP 地址，每次连接网络时终端自动获取。

③ IP 地址根据 Internet 委员会定义分为 A～E 类。其中，A、B、C 三类由因特网信息中心（Internet Network Information Center, InterNIC）在全球范围内统一分配，是我们经常用到的地址，而 D、E 类为特殊地址。此五类 IP 地址适用于不同容量的网络。常用的 A、B、C 类 IP 地址取值范围如下。

A 类：1.0.0.0～126.255.255.254（0 和 127 保留作为特殊用途）。

B 类：128.1.0.1～191.255.255.254。

C 类：192.0.1.1～223.255.255.254。

④ IP 地址根据能否接入互联网可以分为公有 IP（Public Address）和私有 IP（Private Address）。公有 IP 是直接接入互联网使用的 IP 地址，上述的 A～E 类 IP 地址属于公有 IP 地址；私有 IP 只能在一个组织内部重复使用。一个组织机构如果想接入 Internet，则必须至少要有一个公有的 IP 地址。

公有 IP 地址都由因特网信息中心负责统一分配，目前全世界共有 3 个因特网信息中心。InterNIC 负责美国及其他地区，ENIC 负责欧洲地区，APNIC 负责亚太地区。

随着接入互联网用户的增多，为了解决全球 IPv4 地址匮乏的难题，Internet 委员会决定从 A、B、C 类公有 IP 地址中分别取出一部分非注册地址作为私有地址，可以供每个机构内部重复使用，最终通过网络地址转换（Network Address Translation，NAT）技术将私有地址转换为公有地址。私有地址的范围如下所示。

A 类：10.0.0.0～10.255.255.255。

B 类：172.16.0.0～172.31.255.255。

C 类：192.168.0.0～192.168.255.255。

网络层最重要的功能是路由转发和寻址，常用的路由协议有基于距离向量的路由信息协议（Routing Information Protocol，RIP）和基于链路状态的最短路径优先协议（Open Shortest Path First，OSPF）。

（4）传输层

传输层（Transport Layer）是 OSI 参考模型的第四层，OSI 参考模型的下三层（物理层、数据链路层和网络层）的主要任务是数据通信，上三层（会话层、表示层和应用层）的主要任务是数据处理，而传输层恰好是通信子网和资源子网的接口和桥梁，起到承上启下的作用。该层的主要任务为：在发送端和接收端之间建立一条不会出错的路由路径，向用户提供可靠的端到端的差错和流量控制，保证报文的正确传输。传输层的作用是向高层屏蔽下层数据通信的细节，即向用户透明地传送报文。与数据链路层提供的相邻节点间比特流的无差错传输不同，传输层保证的是发送端和接收端之间的无差错传输，主要解决的是包的丢失、错序、重复等问题。

传输层有两个重要的协议，即传输控制协议（Transmission Control Protocol，TCP）和用户数据报协议（User Datagram Protocol，UDP）

TCP 传输连接包括连接建立、数据传送和连接释放三个阶段，建立一个连接需要三次握手，而终止一个连接则要经过四次握手。建立连接是通过传输层使用协议端口号（Protocol Port Number），或通常简称为端口（Port）进行识别。端口用一个 16 位端口号进行标识，可以分为以下三类。

① 熟知端口，数值一般为 0～1023。

② 登记端口号，数值为 1024～49 151，为没有熟知端口号的应用程序使用。使用这个范围的端口号必须在 IANA（The Internet Assigned Numbers Authority，互联网数字分配机构）登记，以防止重复。

③ 客户端口号或短暂端口号，数值为 49 152～65 535，留给客户进程选择暂时使用。通信结束后，这个端口号可供其他客户进程以后使用。

常见应用进程端口

- 20：FTP（数据）
- 21：FTP（控制）
- 23：TELNET
- 25：SMTP
- 53：DNS
- 69：TFTP
- 80：HTTP
- 110：POP3
- 443：HTTPS
- 1863：MSN

用户数据报协议（UDP）是一个简单的、面向无连接的、不可靠的数据报的传输层协议，它不提供报文到达确认、排序、流量控制等功能。在 OSI 参考模型中，UDP 为网络层以上和应用层以下提供了一个简单的接口。UDP 只提供数据的不可靠交付，它一旦把应用程序传送给网络层的数据发送出去，就不保留该数据的备份。

（5）会话层

会话层（Session Layer）是 OSI 参考模型的第五层，是用户应用程序和网络之间的接口，负责在网络中的两个节点之间建立、维持和终止通信。会话层虽然不参与具体的数据传输，但它却对数据传输进行管理。会话层的功能包括：在两个互相通信的应用进程之间建立通信连接，保持会话过程通信连接的畅通，同步两个节点之间的对话，决定通信是否被中断以及通信中断时决定从何处重新发送。

（6）表示层

表示层（Presentation Layer）是 OSI 参考模型的第六层，它对来自应用层的命令和数据进行解释，以确保一个系统的应用层所发送的信息可以被另一个系统的应用层读取。例如，一台计算机与另一台计算机进行通信，其中一台计算机使用扩展二—十进制交换码（EBCDIC），而另一台计算机使用美国信息交换标准码（ASCII）来表示相同的字符。这时表示层会实现多种数据格式之间的转换。也就是说，表示层的主要功能是处理用户信息的表示问题，如编码、数据格式转换和加密/解密等。

（7）应用层

应用层（Application Layer）是 OSI 参考模型的最高层，它是计算机用户以及各种应用程序和网络之间的接口，其功能是直接向用户提供服务并完成用户希望在网络上完成的各种工作。应用层在其他六层工作的基础上，负责建立网络中应用程序与网络操作系统之间的联系，建立和终止使用者之间的联系，并完成网络用户提出的各种网络服务及应用所需的监督、管理和服务等各种协议。此外，该层还负责协调各个应用程序间的工作。

应用层为用户提供的常用服务和协议如下。

① 文件传输协议

文件传输协议（File Transfer Protocol，FTP）是用于在网络上进行文件传输的一套标准协议，也是 Internet 提供的基本功能。FTP 服务可以将一台计算机上的文件传送到另一台计算机，如同在本地计算机的磁盘间复制文件一样方便、简单。当用户想从 FTP 服务器上获取一些文件时，必须预先知道文件存放的服务器名称和目录路径。

FTP 允许用户以文件操作的方式（如文件的增、删、改、查、传送等）与另一计算机通信。然而，用户并不真正登录到自己想要存取文件的计算机上而成为完全用户，可用 FTP 程序访问远程共享资源，双方计算机可能配置有不同的操作系统和文件存储方式。

② 远程登录服务

Telnet 协议是 TCP/IP 协议簇中的一员，是 Internet 远程登录服务的标准协议和主要方式。它为用户提供了在本地计算机（终端）上控制远程计算机（服务器）进行工作的能力。在终端使用者的主机上使用 Telnet 程序，可将该主机连接到服务器。终端使用者可以在 Telnet 程序中输入命令，这些命令会在服务器上运行，就像直接在服务器的控制台上输入一样，即可以实现在本地远程控制服务器。要开始一个 Telnet 会话，则必须输入用户名和密码来登录服务器。Telnet 是常用的远程控制 Web 服务器的方法。

③ 电子邮件服务

电子邮件（E-mail）是一种使用电子手段提供信息交换的通信方式，是互联网中应用最广泛的服务。通过网络的电子邮件系统，用户可以以非常低廉的价格、快捷的方式，与互联网中的任何一个终端用户进行邮件联系，而不需要关注对方是否在线。目前很多大型网站提供免费电子邮箱服务，电子邮件中可以包含文字、图像、声音等多种形式的信息，极大地方便了人与人之间的沟通与交流，促进了社会的发展。

发送邮件的协议是简单邮件传输协议（Simple Mail Transfer Protocol，SMTP），读取邮件的协议是邮局协议 3（Post Office Protocol 3，POP3）和 Internet 消息访问协议（Internet Message Access Protocol，IMAP）。发送电子邮件需要收信人的账号名与收件服务器地址，即电子邮箱地址，用户名是用户在邮件服务器上申请邮件服务时所用的账号名称。在同一个邮件服务器上，每个账号名是唯一的。电子邮件的格式为：用户名@收件服务器名，如 50406850@qq.com。

④ 域名解析服务

域名系统（Domain Name System，DNS）是为了方便人们记忆而专门建立的一套地址转换系统。若要访问互联网上的服务器，一般地，最终还必须通过 IP 地址来实现。IP 地址是网络上标识站点的数字地址，为了方便记忆，通常采用域名来代替 IP 地址标识站点地址，域名解析就是将域名重新转换为 IP 地址的过程。一个域名只能对应一个 IP 地址，而一个 IP 地址可以对应多个域名，因此多个域名可以同时被解析到一个 IP 地址。

域名由字母、数字和连字符组成，不区分大小写，一般的构造形式为：主机名.机构名.网络名.顶层域名，表 5-2 和表 5-3 分别为常见的组织/机构顶级域名和国家或地区顶级域名。

表 5-2 常见的组织/机构顶级域名

域名缩写	组织/机构类型	域名缩写	组织/机构类型
com	商业机构	edu	教育机构
gov	政府机构	mil	军事机构
net	网络服务提供组织	org	非营利性组织

表 5-3 常见的国家或地区顶级域名

域名缩写	国家或地区	域名缩写	国家或地区	域名缩写	国家或地区
au	澳大利亚	fr	法国	kp	韩国
cn	中国	in	印度	ru	俄罗斯
de	德国	it	意大利	uk	英国
dk	丹麦	jp	日本	us	美国

域名解析需要通过专门的域名解析服务器来完成，把域名指向 IP 地址，让人们通过注册的域名就可以方便地访问相关网站。域名解析就是将域名转换为 IP 地址的过程，由 DNS 服务器自动完成。

⑤ 万维网

万维网（World Wide Web，WWW）是一个大规模的、联机式的信息储藏所。在万维网上通过链接的方法能非常方便地从网上的一个站点跳转至另一个站点，从而主动地按需获取丰富的信息，包括文本、图像、音频和视频等多媒体信息。

万维网采用浏览器/服务器（Browser/Server，B/S）方式工作。浏览器（Browser）是用户计算机上的 WWW 客户程序，如 IE、Chrome 浏览器等；服务器是在 Internet 上保存 WWW 文档信息的计算机，它运行服务器程序。客户程序向服务器程序发出请求，服务器程序向客户程序回送客户所需的 WWW 文档。在客户程序主窗口上显示出的 WWW 文档称为网页。

另一种常用的网络资源访问方式是客户机/服务器（Client/Server，C/S）方式。客户机通过局域网与服务器相连，接受用户的请求，并通过网络向服务器提出请求，对数据库进行操作。服务器接受客户机的请求，将数据提交给客户机，客户机对数据进行计算并将结果呈现给用户。服务器还要提供完善的安全保护及对数据完整性的处理等操作，并允许多个客户机同时访问服务器，这就对服务器的数据处理能力提出了很高的要求。

在 C/S 结构中，应用程序分为两部分：服务器部分和客户机部分。服务器部分是多个用户共享的信息与功能，执行后台服务，如控制共享数据库的操作等；客户机部分为用户所专有，负责执行前台功能，在出错提示、在线帮助等方面都有强大的功能，并且可以在子程序间自由切换。C/S 结构在技术上已经很成熟，它的主要特点是交互性强，具有安全的存取模式，响应速度快，利于处理大量数据。但是 C/S 结构缺少通用性，系统维护、升级需要重新设计和开发，增加了维护和管理的难度，进一步的数据拓展困难较多。因此，C/S 结构适用于小型局域网络环境。

C/S 结构建立在局域网的基础上，局域网之间再通过专门的服务器提供连接和数据交换服务。在 C/S 结构中，客户机和服务器都需要处理数据任务，这就对客户机的硬件提出了较高的要求。而 B/S 结构建立在广域网之上，不必配备专门的网络硬件环境。B/S 结构对客户端的硬件要求不是很高，只需要运行操作系统和浏览器；但服务器需要处理大量实时的数据，因此对服务器端的要求很高。总之，相比于 C/S 结构，B/S 结构所需的成本要少得多。另外，C/S 结构需要专门安装独立的客户端软件，升级维护等操作烦琐。但是，C/S 结构采取点对点的结构模式，数据的处理基于安全性较高的网络协议之上，可提高网络的安全性。而 B/S 结构通常只需使用操作系统自带的浏览器即可访问服务器资源，操作简单方便，但由于采取一点对多点、多点对多点的开放式结构，其安全性只能依靠服务器上的管理密码的数据库来保证；况且网络安全技术尚未完全成熟，仍需不断地发现、修补各种安全漏洞。因此，在安全性方面，C/S 结构比 B/S 结构更强。

⑥ 超文本传输协议

超文本传输协议（Hyper Text Transfer Protocol，HTTP）是面向事务的（Transaction-Oriented）应用层协议，它是万维网上能够可靠地交换文件（包括文本、图像、音频和视频等各种多媒体文件）的重要基础。HTTP 为用户提供了访问超文本信息的功能，是 WWW 浏览器和 WWW 服务器之间的应用层通信协议。HTTP 是用于分布式协作超文本信息系统的、通用的、面向对象的协议。通过扩展命令，它可用于类似的任务，如域名服务或分布式面向对象系统。WWW 使用 HTTP 传输各种超文本页面和数据。

HTTP 会话过程包括如下四个步骤（见图 5-18）。

■　建立连接：客户机的浏览器向服务器发出建立连接的请求，服务器做出响应就可以建立连接了。

■　发送请求：客户机按照协议的要求通过连接向服务器发送自己的请求。

■　给出应答：服务器按照客户机的要求做出应答，把结果（HTML 文件）返回给客户机。

■　关闭连接：客户机接收到应答后关闭连接。

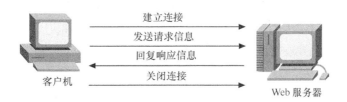

图 5-18　C/S 结构连接建立示意图

⑦ 统一资源定位符

互联网上的每个文件都有一个唯一的统一资源定位符（Uniform Resource Locator，URL）。URL 以字符串的抽象形式来描述一个资源在万维网上的地址，即网址，通过单击与之对应的 URL 即可获得该资源。URL 的一般形式由以冒号隔开的两大部分组成（URL 中的字符对大写或小写没有要求），可以表示为：<协议>：//<主机>：<端口>/<路径>，其中<主机>一项是必需的，而<端口>和<路径>则有时可省略。在 URL 的协议类型中最常用的有 HTTP（超文本传输协议）和 FTP（文件传输协议）两种。

⑧ 简单网络管理协议

简单网络管理协议（Simple Network Management Protocol，SNMP）是专门设计用于在 IP 网络管理网络节点（服务器、工作站、路由器、交换机及集线器等）的一种标准协议，用于管理与监视网络设备。需要注意的是，并不是用网管协议本身来管理网络，而是网络管理员利用网管协议通过管理站对网络中的设备进行管理。

目前 SNMP 有 SNMP V1、SNMP V2 和 SNMP V3 这几个版本。第 1 版和第 2 版没有太大的差别，但 SNMP V2 是增强版本，包含了其他协议操作。与前两个版本相比，SNMP V3 包含更多安全和远程配置，使用更为广泛。

OSI 参考模型的建立，简化了复杂网络功能的研究，总体上可以将网络功能分为三组：下两层解决网络信道问题；中间两层解决传输服务问题；上三层处理应用进程的访问，解决应用进程通信问题（见图 5-19）。

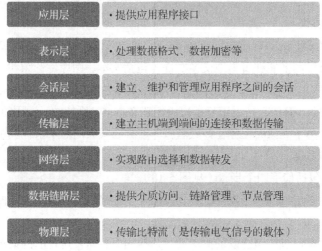

图 5-19　OSI 参考模型各层的功能

2. 五层模型

七层模型是非常完善的理想模型，但是由于分层过细，实现起来十分复杂，在市场化应用方面是失败的。经过对 OSI 参考模型的简化改进，将会话层、表示层和应用层合并为一层，即应用层，就形成了计算机网络互连模型的中间过渡五层模型（见图 5-20）。

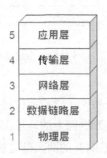

图 5-20　网络互连的五层模型

3. TCP/IP 四层模型

经过实践和研究发现，在网络互连五层模型中还可以将最底层的物理层和数据链路层合并为网络接口层，可以使网络模型的实现更加简单，由此形成了现在通用的 TCP/IP 四层模型。至此，计算机网络互连模型经历了从七层—五层—四层的演变（见图 5-21）。

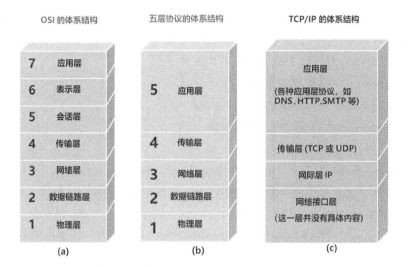

OSI 的体系结构
五层协议的体系结构
TCP/IP 的体系结构
7 应用层
6 表示层
5 会话层
4 传输层
3 网络层
2 数据链路层
1 物理层
(a)
5 应用层
4 传输层
3 网络层
2 数据链路层
1 物理层
(b)
应用层
(各种应用层协议，如 DNS、HTTP、SMTP 等)
传输层 (TCP 或 UDP)
网际层 IP
网络接口层
(这一层并没有具体内容)
(c)
计算机网络体系结构：(a) OSI 的七层协议；(b) 五层协议；(c) TCP/IP 的四层协议

图 5-21　计算机网络互连模型演变图

5.2.2　常见网络技术及设备

1. 常用网络命令

（1）IPConfig

IPConfig 是微软操作系统中的一个系统命令，用于查看当前的 TCP/IP 配置的设置值，包括主机名、IP 地址获取方式（静态/动态）、IP 地址、子网掩码、网关地址、DNS 服务器地址、网卡类型、网卡物理地址等详细信息（见图 5-22）。

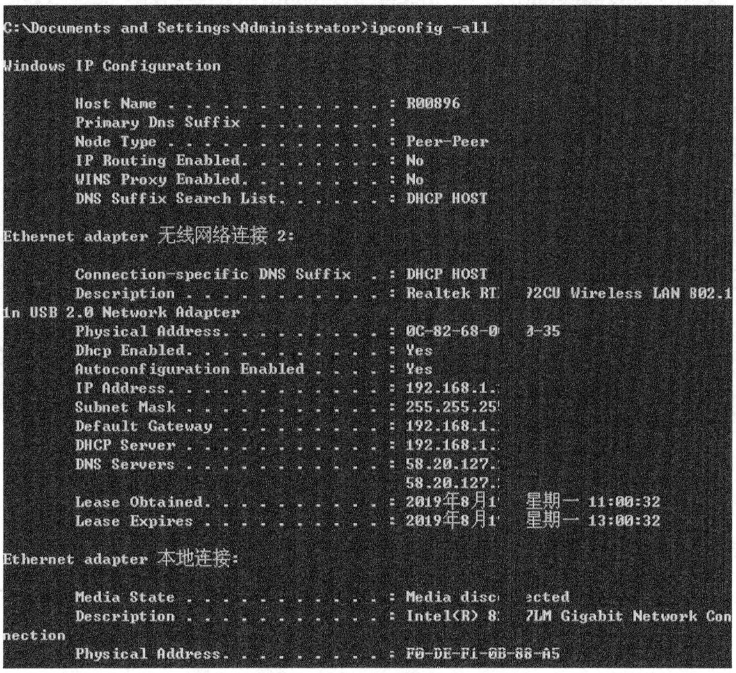

C:\Documents and Settings\Administrator>ipconfig -all
Windows IP Configuration
Host Name . . . . : R00896
Primary Dns Suffix . . . . :
Node Type . . . . : Peer-Peer
IP Routing Enabled. . . . . : No
WINS Proxy Enabled. . . . . : No
DNS Suffix Search List. . . . . . : DHCP HOST
Ethernet adapter 无线网络连接 2:
Connection-specific DNS Suffix . : DHCP HOST
Description . . . . : Realtek RT 92CU Wireless LAN 802.1
1n USB 2.0 Network Adapter
Physical Address. . . . . : 0C-82-68-0 3-35
Dhcp Enabled. . . . . : Yes
Autoconfiguration Enabled . . . . : Yes
IP Address. . . . . : 192.168.1.
Subnet Mask . . . . : 255.255.25
Default Gateway . . . . : 192.168.1.
DHCP Server . . . . : 192.168.1.
DNS Servers . . . . : 58.20.127.
58.20.127.
Lease Obtained. . . . . : 2019年8月1 星期一 11:00:32
Lease Expires . . . . : 2019年8月1 星期一 13:00:32
Ethernet adapter 本地连接:
Media State . . . . : Media disc ected
Description . . . . : Intel(R) 8 7LM Gigabit Network Con
nection
Physical Address. . . . . : F0-DE-F1-0B-88-A5

图 5-22　IPConfig 命令窗口图

常用参数介绍如下。

- ipconfig/all：显示本机 TCP/IP 配置的详细信息。
- ipconfig/release：释放由 DHCP 分配的动态 IP 地址。
- ipconfig/renew：为适配器重新分配 IP 地址。
- ipconfig/flushdns：清除本地 DNS 缓存内容。
- ipconfig/displaydns：显示本地 DNS 内容。

（2）PING

PING（Packet Internet Groper，因特网包探索器）是 Windows、UNIX 和 Linux 系统下的一个命令，也属于 TCP/IP 协议簇中的一部分。PING 命令可以用于检查网络连通性，是掌握网络连接状况和进行网络故障排查的得力工具之一。PING 命令应用格式为：ping IP 地址，同时可以附带参数使用，键入"ping"后按【Enter】键或者 PING/?即可打开帮助，查看参数说明（见图 5-23 和图 5-24）。

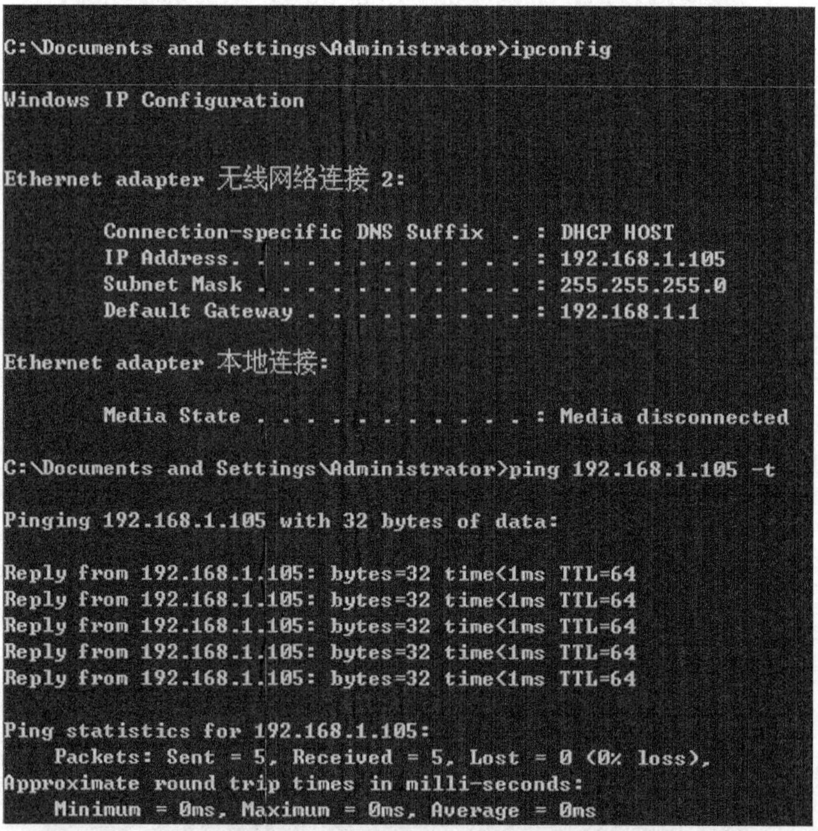

图 5-23　使用 PING 命令测试本机网络的连通性

（3）tracert

tracert（trace router，跟踪路由）是 Windows 系统中常用的命令行工具（UNIX 系统中与之对应的是 traceroute），用于确定 IP 数据包访问目标所采取的路径。使用 tracert 命令可以确定数据包在网络上的停止位置。

```
Ethernet adapter 无线网络连接 2:

        Connection-specific DNS Suffix  . : DHCP HOST
        Description . . . . . . . . . . . : Realtek RTL8192CU Wireless LAN 802.1
1n USB 2.0 Network Adapter
        Physical Address. . . . . . . . . : 0C-82-68-0C-40-35
        Dhcp Enabled. . . . . . . . . . . : Yes
        Autoconfiguration Enabled . . . . : Yes
        IP Address. . . . . . . . . . . . : 192.168.1.105
        Subnet Mask . . . . . . . . . . . : 255.255.255.0
        Default Gateway . . . . . . . . . : 192.168.1.1
        DHCP Server . . . . . . . . . . . : 192.168.1.1
        DNS Servers . . . . . . . . . . . : 58.20.127.170
                                            58.20.127.238
        Lease Obtained. . . . . . . . . . : 2019年8月19日星期一 12:00:34
        Lease Expires . . . . . . . . . . : 2019年8月19日星期一 14:00:34

Ethernet adapter 本地连接:

        Media State . . . . . . . . . . . : Media disconnected
        Description . . . . . . . . . . . : Intel(R) 82577LM Gigabit Network Con
nection
        Physical Address. . . . . . . . . : F0-DE-F1-0B-88-A5

C:\Documents and Settings\Administrator>ping 58.20.127.170

Pinging 58.20.127.170 with 32 bytes of data:

Reply from 58.20.127.170: bytes=32 time=4ms TTL=248
Reply from 58.20.127.170: bytes=32 time=4ms TTL=248
Reply from 58.20.127.170: bytes=32 time=9ms TTL=248
Reply from 58.20.127.170: bytes=32 time=6ms TTL=248

Ping statistics for 58.20.127.170:
    Packets: Sent = 4, Received = 4, Lost = 0 (0% loss),
Approximate round trip times in milli-seconds:
    Minimum = 4ms, Maximum = 9ms, Average = 5ms
```

图 5-24　使用 PING 命令测试 DNS 服务器的连通性

例如，在 Windows 操作系统的命令行工具窗口中，使用 tracert www.baidu.com 命令，就可以对从本机开始访问百度公司搜索引擎服务器的数据走向进行路由跟踪（见图 5-25）。

```
C:\Documents and Settings\Administrator>tracert www.baidu.com

Tracing route to www.a.shifen.com [112.80.248.75]
over a maximum of 30 hops:

  1     2 ms    17 ms   125 ms  bogon [192.168.1.1]
  2    13 ms    10 ms   155 ms  bogon [10.211.192.1]
  3    10 ms    93 ms    44 ms  bogon [192.168.5.165]
  4    12 ms    13 ms     *     58.20.126.61
  5     *        *        *     Request timed out.
  6     *       55 ms     *     119.39.127.97
  7   100 ms     7 ms   108 ms  119.39.127.53
  8   160 ms     9 ms     5 ms  119.39.126.105
  9    99 ms   139 ms    42 ms  219.158.15.217
 10     *        *        *     Request timed out.
 11   127 ms    93 ms    47 ms  112.86.192.158
 12   157 ms    77 ms    60 ms  182.61.216.0
 13     *        *        *     Request timed out.
 14    26 ms    26 ms    27 ms  112.80.248.75

Trace complete.
```

图 5-25　使用 tracert 命令进行路由跟踪

（4）Netstat

Netstat（网络信息统计）是在内核中访问网络连接状态及其相关信息的程序，它能提供 TCP 连接、TCP 和 UDP 监听、进程内存管理的相关报告。Netstat 可以显示路由表、实际的网络连接以及每一个网络接口设备的状态信息及其与 TCP/IP 协议簇相关的统计数据，一般用于检验本机各个端口的网络连接情况，可以让用户知道哪些网络连接正在运行。使用 Netstat 时如果不带参数，则 Netstat 将显示活动的 TCP 连接（见图 5-26 和图 5-27）。

```
C:\Documents and Settings\Administrator>netstat

Active Connections

  Proto  Local Address          Foreign Address        State
  TCP    R00896:1059            47.102.253.197:8099    CLOSE_WAIT
  TCP    R00896:1070            hn.kd.ny.adsl:http     ESTABLISHED
  TCP    R00896:1102            157.255.174.106:8080   ESTABLISHED
  TCP    R00896:1129            hn.kd.ny.adsl:http     ESTABLISHED
  TCP    R00896:1229            223.167.166.51:http    ESTABLISHED
  TCP    R00896:1329            119.39.120.50:http     CLOSE_WAIT
  TCP    R00896:1342            163.177.71.201:https   CLOSE_WAIT
  TCP    R00896:1354            119.39.120.50:http     CLOSE_WAIT
  TCP    R00896:1378            no-data:https          CLOSE_WAIT
  TCP    R00896:1760            163.177.72.188:https   CLOSE_WAIT
  TCP    R00896:1968            reverse.gdsz.cncnet.net:https  CLOSE_WAIT
  TCP    R00896:1982            123.151.148.66:http    FIN_WAIT_1

C:\Documents and Settings\Administrator>
```

图 5-26　使用 Netstat 命令显示窗口

```
C:\Documents and Settings\Administrator>netstat /?

显示协议统计信息和当前 TCP/IP 网络连接。

NETSTAT [-a] [-b] [-e] [-n] [-o] [-p proto] [-r] [-s] [-v] [interval]

  -a            显示所有连接和监听端口。
  -b            显示包含于创建每个连接或监听端口的
                可执行组件。在某些情况下已知可执行组件
                拥有多个独立组件，并且在这些情况下
                包含于创建连接或监听端口的组件序列
                被显示。这种情况下，可执行组件名
                在底部的 [] 中，顶部是其调用的组件，
                等等，直到 TCP/IP 部分。注意此选项
                可能需要很长时间，如果没有足够权限
                可能失败。
  -e            显示以太网统计信息。此选项可以与 -s
                选项组合使用。
  -n            以数字形式显示地址和端口号。
  -o            显示与每个连接相关的所属进程 ID。
  -p proto      显示 proto 指定的协议的连接；proto 可以是
                下列协议之一：TCP、UDP、TCPv6 或 UDPv6。
                如果与 -s 选项一起使用以显示按协议统计信息，proto 可以是下列协议
                之一：
                IP、IPv6、ICMP、ICMPv6、TCP、TCPv6、UDP 或 UDPv6。
  -r            显示路由表。
  -s            显示按协议统计信息。默认地，显示 IP、
                IPv6、ICMP、ICMPv6、TCP、TCPv6、UDP 和 UDPv6 的统计信息；
                -p 选项用于指定默认情况的子集。
  -v            与 -b 选项一起使用时将显示包含于
                为所有可执行组件创建连接或监听端口的
                组件。
  interval      重新显示选定统计信息，每次显示之间
                暂停时间间隔（以秒计）。按 CTRL+C 停止重新
                显示统计信息。如果省略，netstat 显示当前
                配置信息（只显示一次）
```

图 5-27　Netstat 命令附带参数说明

（5）ARP

ARP（Address Resolution Protocol，地址解析协议）是根据 IP 地址自动获取物理地址的一个 TCP/IP 簇中的协议。主机发送信息时将包含目标 IP 地址的 ARP 请求广播到局域网上的所有主机，并接收返回消息，以此确定目标的物理地址；收到返回消息后将该 IP 地址和物理地址存入本机

ARP 缓存中并保留一定时间，下次请求时直接查询 ARP 缓存以节约资源。地址解析协议是建立在网络中各个主机互相信任的基础上的，局域网上的主机可以自主发送 ARP 应答消息。其他主机接收到应答消息时不会检测该消息的真实性，而会直接将其记入本机 ARP 缓存。由于 ARP 自身存在缺陷，导致攻击者可以向某一主机发送伪 ARP 应答消息，使其发送的信息无法到达预期的主机或到达错误的主机，这就构成了 ARP 欺骗。ARP 欺骗可以分为主机欺骗和网关欺骗两种形式。主机欺骗会使网络的网速变慢（即"网络慢"），同时也有可能导致隐私信息泄露；而网关欺骗则会造成"网络断"情况的发生。

在 Windows 操作系统的命令行工具窗口中，使用 ARP 命令可查询本机 ARP 缓存中 IP 地址和 MAC 地址的对应关系，添加或删除静态对应关系等（见图 5-28）。ARP 命令常用参数有 a/d/s，功能分别如下。

- Arp–a：用于查看缓存中的所有项目。
- Arp–d：手工删除一个静态项目。
- ARP–s：向 ARP 缓存中手工输入一个静态项目。

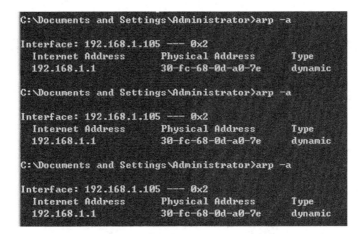

图 5-28　正常主机 IP/MAC 地址对照图

2. 网络架构选择

网络架构（Network Architecture）是为规划和管理一个网络提供的一个网络框架和技术基础的设计。网络架构定义了数据网络通信系统的每个方面，包括但不限于用户使用的接口类型、网络设备性能、使用的网络协议和可能使用的网络布线的类型。网络架构通常使用分层树形结构。

在医疗行业网络架构设计中，一般采用二层网络架构和三层网络架构。

（1）二层网络架构

二层网络架构采用层次化模型设计，即将复杂的网络设计分成几个层次，每个层次着重于某些特定的功能，这样就能够使一个复杂的大问题变成许多简单的小问题。二层网络架构一般用于接入用户数量少的中小型网络，包括核心层（网络的高速交换主干）和接入层（终端设备接入层）。

核心层是网络的高速交换主干，在整个网络的连通中起至关重要的作用。核心层应该具有如下几个特性：可靠、高效、冗余度高、容错性强、可管理性强、适应性强、低延时等。因为核心层是网络的枢纽中心，所以应该采用高带宽的千兆以上交换机。核心层设备采用双机冗余热备份是非常必要的。此外，核心层也可以使用负载均衡功能来改善网络性能。

接入层向本地网段提供工作站接入。在接入层中，减少同一网段的工作站数量，能够向工作组提供高速带宽。接入层可以选择不支持虚拟局域网（VLAN）和三层交换技术的普通交换机。

（2）三层网络架构

三层网络架构一般用于接入用户相对较多的大型网络规划设计中，相对于二层网络架构而言，它增加了汇聚层（提供基于策略的连接）。

汇聚层是网络接入层和核心层的纽带，在终端设备接入核心层前，汇聚层可以有效地减轻核心层设备的负荷，并且将安全风险控制在小范围内部。汇聚层具有实施策略、安全、工作组接入、虚拟局域网之间的路由、源地址或目的地址过滤等多种功能。在汇聚层中，应该选用支持三层交换技术和虚拟局域网的交换机，以达到网络隔离和分段的目的。

对某医院网络进行改造的分层设计网络拓扑图如图 5-29 所示，这就是二/三层网络架构的一种应用。

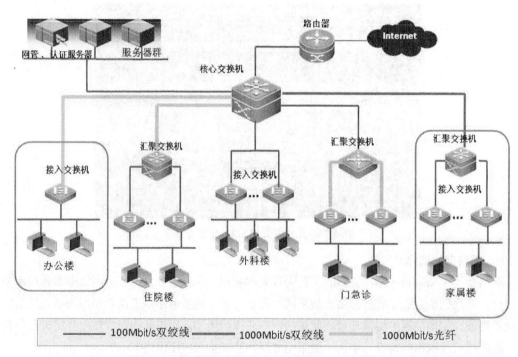

图 5-29　对某医院网络进行改造的分层设计网络拓扑图

3. 无线网络技术

无线网络（Wireless Network）指的是任何形式的无线电计算机网络，普遍与电信网络结合在一起，无须使用电缆即可在节点之间相互连接。无线网络用户接入按照接入范围可以分为无线局域网接入和无线广域网接入。

宽带无线接入技术一般包含无线个人域网、无线局域网、无线城域网、无线广域网四个大类。

无线个人域网（Wireless Personal Area Network，WPAN）指能在便携式消费电器与通信设备之间利用无线技术进行短距离通信的网络，其覆盖范围的半径一般为 10m。其核心思想是利用无线电传输代替传统的有线电缆，实现个人信息终端的智能化互联，组建个人化的信息网络，比如，家庭娱乐设备之间的无线连接、计算机与其外设之间的无线连接、蜂窝电话与头戴式蓝牙耳机之间的连接等。

无线局域网（Wireless Local Area Nerwork，WLAN）指应用无线通信技术将计算机设备互联起来，构成可以互相通信和实现资源共享的网络。无线局域网的本质是不再使用通信电缆将计算机与网络连接起来，而是通过无线的方式连接，从而使网络的构建和终端的使用更加灵活。

无线城域网（Wireless Metropolitan Area Network，WMAN）指在地域上覆盖城市及其郊区范围的分布节点之间传输信息的本地无线网络，能提供语音、图像、多媒体、IP 等多项业务的接入服务。其覆盖范围的典型值为 3～5km，点到点链路的覆盖范围可以达到几十 km。

无线广域网（Wireless Wide Area Network，WWAN）接入技术可以使笔记本或者其他的移动设备（如智能手机、平板计算机等）在无线广域网的覆盖范围内（数百千米甚至是上千 km）接入互联网。

下面对常见的无线网络技术进行介绍。

（1）2G（The Second-Generation Wireless Telephone Technology，第二代移动通信技术）标准的典型应用为全球移动通信系统（Global System for Mobile Communications，GSM）。2G 以数字语音传输技术为核心，一般无法直接传送如电子邮件、软件等信息，只具有通话传送和一些如时间日期等信息传送的手机通信技术规格。

（2）3G（The Third-Generation Wireless Telephone Technology，第三代移动通信技术）指支持高速数据传输的蜂窝移动通信技术。3G 能够同时传送声音及数据信息，速率一般在几百 Kbit/s 以上。3G 是将无线通信与国际互联网等多媒体通信融合的移动通信系统，主要存在三种标准——CDMA2000、WCDMA、TD-SCDMA。

（3）4G（The Fourth-Generation Wireless Telephone Technology，第四代移动通信技术）是在 3G 通信技术的基础上不断优化升级、创新发展而来，融合了 3G 通信技术的优势，并衍生出了一系列自身固有的特征，以 WLAN 技术为发展重点，该技术包括 TD-LTE 和 FDD-LTE 两种制式。4G 是集 3G 与 WLAN 于一体，与 3G 通信技术相比具有更大的竞争优势，能够快速传输高质量音频、视频和图像等。4G 支持每秒几十兆比特（Mbit/s）的下载速度，并几乎能够满足所有用户对于无线服务的需求。

然而，随着社会经济及物联网技术的迅速发展，人工智能、云计算、车联网等新型移动通信业务不断产生，对通信技术提出了更高层次的需求。将来，移动通信网络将会完全覆盖我们的城市，包括城镇乡村的室外区域、办公娱乐休息区、住宅区，且每一个场景对通信网络的需求完全不一样。例如，一些场景对移动性要求较高，另一些场景对流量密度要求较高，等等，而这些需求 4G 网络难以同时满足。因此，针对用户未来的新需求，我们应重点研究更加先进的移动网络通信技术。

（4）5G（The Fifth-Generation Wireless Telephone Technology，第五代移动通信技术）的发展也源自对移动数据日益增长的需求。5G 网络是数字蜂窝网络。在这种网络中，供应商覆盖的服务区域被划分为许多被称为蜂窝的小地理区域。表示声音和图像等的模拟信号在手机中被数字化，由模数转换器转换为比特流并传输。蜂窝网络中的所有 5G 无线设备通过无线电波与蜂窝网络中的本地天线阵和低功率自动收发器（发射机和接收机）进行通信。收发器从公共频率池分配频道，这些频道在地理上分离的蜂窝中可以重复使用。本地天线通过高带宽光纤或无线回程连接与电话网络和互联网连接。与现有的手机一样，当用户从一个蜂窝网络穿过进入另一个蜂窝网络时，他们的移动设备将自动"切换"到（连接）新蜂窝网络中的天线。

5G 网络的主要优势在于，数据传输速率大幅提高，最高可达 10Gbit/s，比 4G LTE 蜂窝网络快 100 倍甚至比当前的有线互联网都要快。另一个优点是网络延迟低（低于 1ms，具有更短的响应时间），而 4G 为 30~70ms。由于数据传输速率更快，5G 网络将不仅仅为手机提供服务，而且还将成为一般性的家庭和办公网络，与有线网络竞争。

5G 并不会完全替代 4G、Wi-Fi，而是将 4G、Wi-Fi 等网络融入其中，为用户带来更好的体验。5G 是灵活的，能够满足人口稠密地区、人口稀疏地区以及主要的交通线等各种场景的需要。

2019 年 6 月 6 日，工业和信息化部正式向中国电信、中国移动、中国联通、中国广电发放 5G 商用牌照，这标志着中国正式进入 5G 商用元年。

（5）蓝牙（Bluetooth）是一种支持设备短距离通信（一般 10m 内）的无线电技术，能在包括移动电话、PDA、无线耳机、笔记本电脑、相关外设等众多设备之间进行无线信息交换。利用"蓝牙"技术，能够有效地简化移动通信终端之间的通信，也能够简化设备与因特网之间的通信，从而数据传输变得更加迅速、高效，为无线通信拓宽道路。

（6）Wi-Fi（Wireless Fiedelity）也叫作"行动热点"，是一个基于 IEEE 802.11 标准推出的无线局域网技术，也是一种商业认证。Wi-Fi 通过无线电波将终端设备接入网络，目前支持 IEEE 802.11 协议簇的设备已应用在市面上的许多产品中，如个人计算机、游戏机、MP3 播放器、智能手机、平板电脑、打印机、笔记本电脑以及其他可以无线上网的周边设备。目前使用最多的是 802.lln（第四代）和 802.llac（第五代）标准，它们既可以工作在 2.4GHz 频段，也可以工作在 5GHz 频段上，传输速率可达 600Mbit/s（理论值）。

4. 常用网络设备

（1）无线接入点（Access Point，AP）是一个无线网络的接入点，俗称"热点"。无线 AP 是将用户持有的无线智能终端设备（如智能手机、平板电脑、笔记本电脑等）通过电磁波接入有线网络，从而实现访问互联网。无线网络主要用于宽带家庭、大楼内部、校园内部、园区、城市热点以及仓库和工厂等需要无线监控的地方，典型覆盖距离为几十米至上百米，也可以用于远距离传输，目前最远的可以达到 30km 左右，主要技术为 IEEE 802.11 系列。

无线 AP 按照架构可分为胖 AP 和瘦 AP 两种。胖 AP 集无线信号收发、管理、安全等多种功能于一体，带机人数少，常用于小型无线局域网；而瘦 AP 将部分高级功能剥离，并且使用无线控制器进行代替，带机人数多，管理方便，常用于大型园区的无线网络组网。

无线 AP 按照安装方式可分为吸顶式 AP 和面板式 AP。吸顶式 AP 可直接安装在天花板上，为企业、酒店、商场营造美观大方的环境，适用于企业会议室、咖啡厅、酒楼宾馆大堂及休闲区、商场休闲区等，可以在任意时刻根据需要增加；面板式 AP 体积小，专门设计为安装在墙壁的普通国际标准的 86 尺寸线盒，可以完美地替代房间内的有线网络面板，实现如酒店、宿舍、家庭、办公场所等不方便大面积施工区域的无线覆盖。

无线 AP 按照使用场所可分为室内型 AP 和室外型 AP。室内型 AP 使用在建筑物内部，负责室内用户接入覆盖，以及接入用户的网络安全；室外型 AP 使用于建筑物外部，负责室外用户接入覆盖，以及接入用户的网络安全。结合桥接技术，室外型 AP 还可以作为有线互联技术的一种补充手段。

无线 AP 按照使用行业可分为 SOHO 级 AP 和行业级 AP。SOHO 级 AP 一般是供家庭或小型单位使用，价格低廉，一般不支持 POE（Power Over Ethernet）供电，可接入几个无线网卡，但随着接入用户数量的增多，网络性能将急剧下降。行业级 AP 供政府、教育、金融、医疗等各类行业类大客户使用，适用于比较复杂的场景，性能强大，一般支持胖/瘦自动切换，单个 AP 可以同时接入几十到几百台无线智能终端。

（2）无线控制器（Wireless Access Point Controller）是一种网络设备，用于集中化控制无线 AP，是一个无线网络的核心，负责管理无线网络中的所有无线 AP。对 AP 管理包括下发配置、修改相关配置参数、射频智能管理、接入安全控制等。无线控制器也叫作无线交换机，可与瘦 AP 配合使用。

（3）无线天线。当计算机与无线 AP 或其他计算机相距较远，或者根本无法实现与 AP 或其他计算机通信时，就必须借助于无线天线对所接收或发送的信号进行增益（放大），达到延伸传输距离的目的。

无线天线有室内天线和室外天线两种。室内天线最常用的是吸顶天线（全向天线）。其优点是方便灵活；缺点是增益小，传输距离短。室外天线类型比较多，有板状天线、锅状定向天线，棒状全向天线、栅格天线等（见图 5-30）。室外天线的优点是传输距离远，比较适合远距离传输。

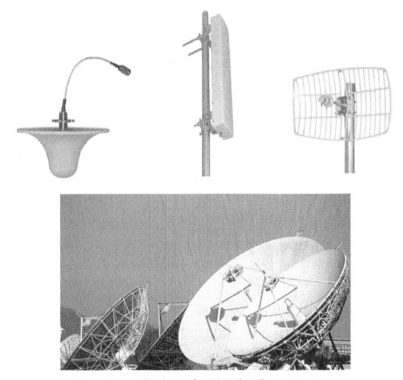

图 5-30　常见的无线天线

（4）交换机（Switch）意为"开关"，是一种用于电（光）信号转发的网络设备。它可以为接入交换机的任意两个网络节点提供独享的电信号通路，能为子网络提供更多的连接端口，以便连接更多的主机。交换机用于在通信系统里实现信息交换功能，在网络中最常见的交换机是以太网交换机，其他类型的交换机还有电话语音交换机、光纤交换机等。

（5）路由器（Router）又称为网关设备。路由器在 OSI 参考模型中完成网络层中继以及第三层中继任务，对不同网络之间的数据包进行存储、查找路由表，然后分组转发处理，其主要功能是在不同的网络连接中寻找一条最佳路径对数据包进行转发。路由器作为不同网络之间互相连接的枢纽。路由器系统构成了基于 TCP/IP 的国际互联网络 Internet 的主体脉络，也可以说，路由器构成了 Internet 的骨架。它的处理速度是网络通信的主要瓶颈之一，它的可靠性则直接影响着网络互联的质量。因此，在园区网、地区网乃至整个 Internet 研究领域中，路由器技术始终处于核心地位。

（6）防火墙（Firewall）是指一种将内部网和公众访问网（如 Internet）进行安全隔离的方法，是一种建立在现代通信网络技术和信息安全技术基础上的应用性安全技术。对于内部网络而言，具有"通"和"断"的功能。防火墙通过设置黑/白名单、关键字过滤等安全策略，对于满足安全策略的数据进行传送，而对于不满足安全策略的数据则进行阻断，因此在一定程度上能够很好地保护内网安全。在逻辑上，防火墙是一个分离器，一个限制器，一个记录仪，也是一个分析机，它有效地监控了内部网和 Internet 之间的活动，防止内部网络受到外来的恶意攻击。防火墙一般都具有安全防护、路由策略、网络地址转换、监控审计、用户行为管理和日志记录等诸多功能。

5.2.3　医院组网的原则及实现

1. 组网的七大原则

医院信息化规划应本着"统筹规划、分步实施、安全实用、以用促建"的建设原则，有计划、分步骤地逐步完成单位的信息化建设。在网络信息化建设中需要遵循以下原则。

（1）先进性

医疗机构的网络规划建设既要满足目前各类业务系统的应用，也需要综合考虑未来五年的发展情况，不仅要结合当今的先进技术和理念，而且还应具有发展潜力，能保证未来若干年内仍然占据主导地位，从而体现出网络整体规划的先进性。网络建设中的主要技术和产品必须具有实用、稳定、成熟的特点，实用性放在首位，既要便于用户使用，又要便于系统管理。

（2）标准规范性

医院信息化建设是一个庞大的系统工程，其体系的设计、系统的实施等必须遵循国际规范和标准，确保各个分系统的有效协调，整个系统能安全地互联互通、信息共享。硬件系统和软件系统建设都应符合业界主流技术标准，能够集成不同架构下的各类应用。

（3）安全可靠性

由于医疗机构单位性质的特殊性，在各类业务系统中有很多隐私性质的临床数据，因此不管在网络硬件系统设计中，还是在软件业务应用平台设计中，既要从系统结构、技术措施、系统管理等方面着手，确保系统运行的可靠性和稳定性，争取达到最大的平均无故障时间，还要注意重要信息资源的安全防护和安全隔离，应按照国家信息安全等级保护要求开展信息化建设，针对不同的应用和不同的网络通信环境，分别采取不同的措施，确保业务系统的可靠性和数据的安全性。

（4）高性能

医院业务系统种类繁多，网络信息化建设在考虑技术先进性、标准规范性和安全可靠性的同时，还需要考虑高性能。高性能是保障业务系统顺畅运行，提高用户体验的必要条件，在资金许可的情况下，应尽量选择高性能的网络设备和产品。

（5）高性价比

医院信息化建设是一个长期的过程，需要分步实施。信息化进程需要随着医院的发展而不断地完善和改进，不能一蹴而就。在网络建设过程中，在选用高性能设备时会导致信息化成本增加，因此性价比问题也不容忽视。

（6）可扩展性

为适应医院信息化业务不断拓展的需要，应用平台的软、硬件环境必须具有良好的平滑可扩展性，以节省建设成本，保护用户投资。

（7）易管理

建设完成的医院网络必须是"好用"的网络。对于使用者来说，网络必须是高速、稳定和安全的；而对于网络管理者来说，网络设备以及网络用户的行为都必须是可控可管的。只有达到这两点，才能说明医院的网络是"好用"的。因此在规划网络时，要求所选技术方案和产品具有良好的可管理性和可维护性。

医院组网的七大原则不仅仅适用于医疗机构的信息化建设，对于其他行业的信息化建设同样也具有参考意义。组网七大原则的落实，是医院网络信息化成功的保证，同时这也对网络建设者和规划者提出了更高的要求。

2. 医院组网案例

国外医院信息化起步较早，从 20 世纪 80 年代开始，美国、英国、加拿大、瑞典、芬兰、爱尔兰、日本和韩国等先后开始了医院信息化建设，完善了社会医疗体系。我国的医院信息系统建设开始于 20 世纪 90 年代初，而中医院作为医疗行业中发展速度较慢的一个分支，其信息化建设受到多方面的制约，发展相对迟缓。

根据国家中医药管理局发布的《中医医院信息化建设基本规范》，中医医院信息化建设应遵循整体规划、分步实施、系统集成、互联互通、实用高效的原则。而我国县市级中医医院仍处在信息化建设期。

医院硬件基础设施建设与医院未来信息化水平密切相关。由于医院业务系统的特殊性，要求硬件基础设施必须保证能够 7×24 小时稳定、可靠、持续、安全地运行。另外，在内、外网融合的医院网络中，可能还有语音等多种数据流，如何保证数据的安全性和高可用性，也是医院网络基础设施建设中需要考虑的。

大型医院在信息化管理方面具有技术人员数量多、技术水平高、专业分工细致等特点，而在网络业务方面具有数据多、业务多和用户多的"三多"的特点，因此对网络的安全性、稳定性、可扩展性、先进性等方面提出了更高的要求。而中小型中医医院业务系统规模小、数据量相对较少，另外网络信息部门在人员配置、技术实力等方面有限，因此在网络搭建方面与大中型医院需要有所差别。

我国县市级大型和中小型医院网络拓扑示意图如图 5-31 所示。

大型医院网络拓扑一般采用成熟、安全、稳定的三层架构。在设备选型方面，医院应该以各个建筑物实际布局，结合各楼的内网和外网中的信息点，以及各楼自身功能的特殊性，考虑部署汇聚交换机的性能和数量。

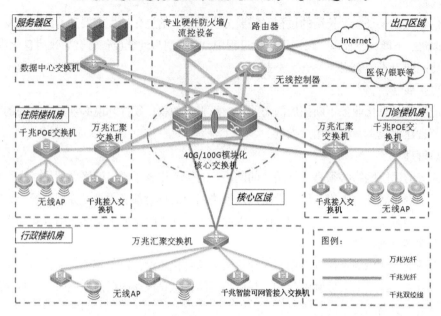

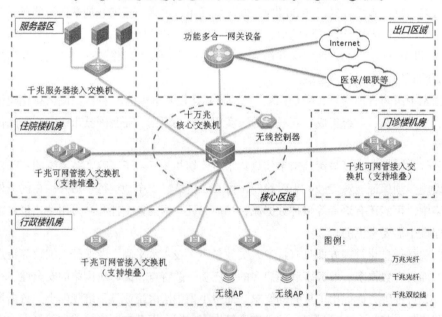

图 5-31 不同级别医院网络拓扑示意图

例如，在放射科，如果医院建设有全院级别的 PACS，要求在门诊医生工作站、住院医生工作站等区域都能够实时、流畅地调用放射科的各种影像数据资料，则对放射科的汇聚交换机以及门诊楼与住院楼的汇聚交换机、接入交换机性能都有很高的要求，可以采用万兆甚至更高性能的交换机以满足大量数据高速、稳定传输的需求。

假如在医技楼，平时连网终端较少，数据流量不大，因此在医技楼采用千兆汇聚交换机即可。

在门诊楼，并发终端众多，数据流量大，门诊挂号、收费、药房管理系统等都对网络的稳定性、实时性和安全性提出了非常苛刻的要求，因此在架构设计和设备选型方面都需要特别对待。

医院如何在投资有限的情况下，设计科学、合理的网络架构，给医护人员和患者都带来良好的上网业务体验，既能够满足当前医院各种业务正常开展的需求，又能在未来 5～10 年留有扩展余地，不至于使新建的网络系统在短时间内就被淘汰，这些都是医院信息化建设的规划者必须长期考虑的问题。

5.3　信息安全与隐私保护

进入 21 世纪，网络冲浪、电子商务、云计算、物联网、人工智能、虚拟现实、大数据处理等技术迅速发展，甚至可以这样说，我们已经进入了"数据大爆炸"时代。数据是信息中的重要资源，信息资源的普遍性、分散性、共享性、可变性、不对称性和多效用性，在社会发展进程中扮演着越来越重要的角色，同时也使其对人类进步具有特别重要的意义。因此，如何更好地保证信息的安全就显得尤为重要。

20 世纪 80 年代，计算机网络的诞生，使异地资源共享成为可能，而垃圾邮件、钓鱼网站、信息泄露、黑客攻击等信息安全事件随之而来。国外对信息安全的研究起步较早，投入力度大，已取得了许多成果，并得以推广应用。我国已有一批专门从事信息安全基础研究、技术开发与技术服务工作的研究机构与高科技企业，形成了我国信息安全产业的雏形。但由于我国专门从事信息安全工作的技术人才严重短缺，阻碍了我国信息安全产业的发展。

5.3.1　信息安全的定义与分类

信息安全是一门涉及计算机科学、网络、通信、密码学、应用数学、数论、信息论等多种学科的综合性学科。从传统的计算机安全到信息安全，不仅是名称的变更，也是对安全发展的延伸，安全不再是单纯的技术问题，而是管理、技术、法律等问题相结合的产物。

从广义的角度来看，凡是涉及网络上信息的保密性、完整性、可用性、真实性和可控性的相关技术和理论都是网络安全的研究范畴。信息安全是指信息网络的硬件、软件及其系统中的数据受到保护，不受偶然的或者恶意的原因而遭到破坏、更改、泄露，系统连续可靠正常地运行，信息服务不中断。信息安全的实质就是保护信息系统或信息网络中的信息资源的合法性和安全性。

从学科角度来看，信息安全可分为狭义安全与广义安全两个层次，狭义的安全是建立在以密码学为基础的计算机安全领域，我国早期信息安全专业通常以此为基准，辅以计算机技术、通信网络技术与编程等方面的内容。

从应用层次体系上，可以将网络安全分成四个层次。

（1）物理安全。物理安全主要包括防盗、防火、防静电、防雷击和防电磁泄漏五个方面。

（2）逻辑安全。信息的逻辑安全需要通过口令、文件许可等方法来实现。通过身份认证可以限制登录的次数或对试探操作加上时间限制；也可以通过软件限制存取来保护存储在计算机文件中的信息，限制存取的另一种方式是通过硬件完成，在接收到存取要求后，先询问并校核口令，然后访问列于目录中的授权用户标志号。此外，还有一些安全软件包也可以跟踪可疑的、未授权的存取企图，例如，多次登录或请求别人的文件。

（3）操作系统安全。不管是计算机终端、服务器，还是网络设备，操作系统都是最基本、最重要的软件，也是攻击者最喜欢攻击的目标之一。一旦操作系统遭受攻击，就有可能造成宕机，从而正常业务的开展将会受到影响。一台计算机可以安装几种不同的操作系统，如果计算机系统提供给多人使用，就可能造成信息泄露。因此操作系统必须能区分用户，以便于防止相互干扰。一些安全性较高、功能较强的操作系统可以为计算机的每一位用户分配账户。

（4）联网安全。联网的安全性通过两方面的安全服务来达到以下要求。

- 访问控制服务：用于保护计算机和联网资源不被非授权使用。
- 通信安全服务：用于认证数据的机要性与完整性，以及各通信的可信赖性。

所有的信息安全技术都是为了达到一定的安全目标，其核心包括保密性、完整性、可用性、可控性和不可否认性五个安全目标。

① 保密性（Confidentiality）指阻止非授权的主体读取信息。它是信息安全领域主要的研究内容之一。更通俗地讲，保密性就是未授权的用户不能够获取敏感信息。对于纸质文档信息，我们只需要保护好文件，不被非授权者接触即可。而对于计算机及网络环境中的信息，不仅要制止非授权者对信息的阅读，也要阻止授权者将其访问的信息传递给非授权者，以致信息被泄露。

② 完整性（Integrity）指防止信息被未经授权的篡改。如果信息被蓄意地修改、插入、删除等，形成的虚假信息将带来严重的后果。

③ 可用性（Availability）指授权主体在需要信息时能及时得到服务的能力。可用性是在信息安全保护阶段对信息安全提出的新要求，也是在网络空间中必须满足的一项信息安全要求。

④ 可控性（Controllability）指对信息和信息系统实施安全监控管理，防止非法利用信息和信息系统。

⑤ 不可否认性（Non-repudiation）指在网络环境中，信息交换的双方不能否认其在交换过程中发送信息或接收信息的行为。

信息安全的保密性、完整性主要强调对非授权主体的控制。而对授权主体的不正当行为该如何控制呢？信息安全的可控性和不可否认性恰恰是通过对授权主体的控制，实现对保密性、完整性的有效补充，主要强调授权用户只能在授权范围内进行合法的访问，并对其行为进行监督和审查。

信息安全除了具有上述的五个特性之外，还有信息安全的可审计性（Auditability）、可鉴别性（Authenticity）等。

5.3.2　常用网络信息安全技术

1. 密码技术

密码技术是保障信息安全的核心技术之一。密码技术在古代就已经得到应用，但仅限于外交和军事等重要领域。随着现代计算机技术的飞速发展，密码技术正在不断地向其他领域渗透。密码学是集数学、计算机科学、电子与通信等诸多学科于一身的交叉学科。现代密码技术不仅仅提供对信息进行加密与解密的功能，还能有效地保护信息的完整性和不可否认性。

密码技术分为古典密码技术、近代密码技术、现代密码技术。目前常用的认证机制有非密码认证机制和基于密码的认证机制。

2. 身份认证技术

身份认证就是通过认证技术手段确保某个实体身份的真实性和合法性。计算机网络世界中的一切信息包括用户的身份信息都是用一组特定的数据来表示的，计算机只能识别用户的数字身份，所有对用户的授权也是针对用户数字身份的授权。如何保证以数字身份进行操作的操作者就是这个数字身份合法拥有者，也就是说如何保证操作者的物理身份与数字身份相对应，身份认证技术就是为了解决这个问题而存在的。作为防护网络资产的第一道关口，身份认证有着举足轻重的作用。

在真实世界，对用户的身份认证基本方法可以分为如下三种。

- 基于信息秘密的身份认证——根据你所知道的信息来证明你的身份（what you know，你知道什么）。

- 基于信任物体的身份认证——根据你所拥有的东西来证明你的身份（what you have，你有什么）。

- 基于生物特征的身份认证——直接根据独一无二的身体特征来证明你的身份（who you are，你是谁），如指纹、面貌等。

在网络中的身份认证手段与真实世界中的基本一致。为了使身份认证的安全性更高，某些场景会在上述三种方法中挑选两种混合使用，即进行双因素认证。以下介绍几种常见的认证形式。

（1）静态密码

用户的密码是由用户自己设定的。在登录时输入正确的密码，计算机就会认为操作者是合法用户。实际上，由于许多用户为了防止忘记密码，经常采用诸如生日、电话号码等容易被猜测的字符串作为密码，或者把密码抄在纸上放在一个自认为安全的地方，这样很容易造成密码泄露。如果密码是静态的数据，在验证过程中或传输过程中可能会被攻击者截获。因此，虽然静态密码机制无论是使用还是部署都非常简单，但从安全性上讲，用户名/密码方式是一种安全性不高的身份认证方式。它利用 what you know 方法。

（2）智能卡

智能卡（IC 卡）是一种内置集成电路的芯片，芯片中存储与用户身份相关的数据，智能卡由专门的厂商通过专门的设备生产，是不可复制的硬件。智能卡由合法用户随身携带，登录时必须将智能卡插入专用的读卡器读取其中的信息，以验证用户的身份。智能卡认证是通过智能卡硬件的不可复制来保证用户身份不会被仿冒。然而由于每次从智能卡中读取的数据是静态的，通过内存扫描或网络监听等技术还是很容易截取到用户的身份验证信息，因此还是存在安全隐患。它利用 what you have 方法。

（3）短信密码

身份认证系统以短信形式发送随机的 6 位密码到客户的手机上。客户在登录或者交易认证时候输入此动态密码，从而确保系统身份认证的安全性。它利用 what you have 方法，具有以下优点。

① 安全性。由于手机与客户绑定得比较紧密，短信密码生成与使用场景是物理隔绝的，因此密码在通路上被截取的概率降至最低。

② 普及性。只要会接收短信即可使用，大大降低短信密码技术的使用门槛，学习成本几乎为0，所以在市场接受度方面不会存在阻力。

③ 易收费。由于移动互联网用户天然养成了付费的习惯，这与 PC 时代互联网用户的理念截

然不同；而且收费通道非常发达，网银、第三方支付、电子商务还可将短信密码作为一项增值业务，向用户收取移动信息费也不会有阻力。

④ 易维护。由于短信网关技术非常成熟，大大降低了短信密码系统上马的复杂度和风险。短信密码业务后期客服成本低，稳定的系统在提升安全的同时也能够营造良好的口碑，这也是目前银行大量采用这项技术的重要原因。

（4）动态口令

动态口令是目前最为安全的身份认证方式，利用 what you have 方法，也是一种动态口令。动态口令牌是客户手持用于生成动态密码的终端，主流的是基于时间同步方式的，每 60 秒变换一次动态口令，口令单次有效，它产生 6 位动态数字进行一次一密的方式认证。

但是由于基于时间同步方式的动态口令牌存在 60 秒的时间窗口，导致该密码在这 60 秒内存在风险，现在已有基于事件同步的、双向认证的动态口令牌。基于事件同步的动态口令，是以用户动作触发的同步原则，真正做到了一次一密，并且由于是双向认证，即服务器端验证客户端，并且客户端也需要验证服务器端，从而达到了杜绝木马网站的目的。由于它使用起来非常便捷，因此它被广泛应用于 VPN、网上银行、电子政务、电子商务等领域。

（5）USB Key

基于 USB Key 的身份认证方式是近几年发展起来的一种方便、安全的身份认证技术。它采用软硬件相结合、一次一密的强双因子认证模式，很好地解决了安全性与易用性之间的矛盾。USB Key 是一种使用 USB 接口的硬件设备，它内置单片机或智能卡芯片，可以存储用户的密钥或数字证书，利用 USB Key 内置的密码算法实现对用户身份的认证。基于 USB Key 的身份认证系统主要有两种应用模式：一是基于冲击/响应的认证模式，二是基于 PKI（Public Key Infrastructure，公钥基础设施）体系的认证模式，目前多用于电子政务、网上银行等领域。

（6）数字签名

数字签名又称为电子加密，可以区分真实数据与伪造、被篡改过的数据。这对于网络数据传输（特别是电子商务）而言是极其重要的。数字签名中一般要采用一种称为摘要的技术。摘要技术主要是采用 Hash 函数（Hash 函数提供了这样一种计算过程：输入一个长度不固定的字符串，返回一个指定长度的字符串，又称 Hash 值）将一段长的报文通过函数进行变换，转换为一段定长的报文，即摘要。身份识别是指用户向系统出示自己身份证明的过程，主要使用约定口令、智能卡和生理特征（如用户指纹、视网膜和声音等）进行认证。数字签名机制提供利用公开密钥进行验证的方法。

（7）生物识别

生物识别是运用 who you are 方法，通过可测量的身体或行为等生物特征进行身份认证的一种技术。生物特征是指唯一的可以测量或可自动识别和验证的生理特征或行为方式。认证时，使用传感器或者扫描仪读取生物的特征信息，将读取的用户生物特征信息与数据库中的特征信息进行比对，如果一致则通过认证。生物特征分为身体特征和行为特征两类。身体特征包括声纹、指纹、掌型、视网膜、虹膜、人体气味、脸型、血管纹理和 DNA 等，行为特征包括签名、语音、行走步态等。目前部分学者将视网膜识别、虹膜识别和指纹识别等归类为高级生物识别技术；将掌型识别、脸型识别、语音识别和签名识别等归类为次级生物识别技术；将血管纹理识别、人体气味识别、DNA 识别等归类为"深奥的"生物识别技术。

目前我们接触最多的是指纹识别技术，应用的领域有门禁系统、电子支付等，我们日常使用的部分手机和笔记本电脑已具有指纹识别功能。在使用这些设备时，无须输入密码，只要将手指在扫描器上轻轻一按就能通过认证进入设备的操作界面，非常方便，而且别人很难复制。

生物特征识别的安全隐患在于一旦生物特征信息在数据库存储或网络传输中被盗取，攻击者就可以执行某种身份欺骗攻击，并且攻击对象会涉及所有使用生物特征信息的设备。

3. 防火墙技术

防火墙（Firewall）是一个由软件和硬件设备组合而成、在内部网和外部网之间、专用网与公共网之间的边界上构造的保护屏障。防火墙是一种通过建立安全网关（Security Gateway）来保护计算机内部网络安全的技术性措施，它通过在网络边界上建立相应的网络通信监控系统来隔离内部和外部网络，以阻挡来自外部的网络攻击，如图 5-32 所示。

防火墙主要由服务访问政策、验证工具、包过滤和应用网关四个部分组成，防火墙就是一个位于计算机和它所连接的网络之间的软件或硬件。

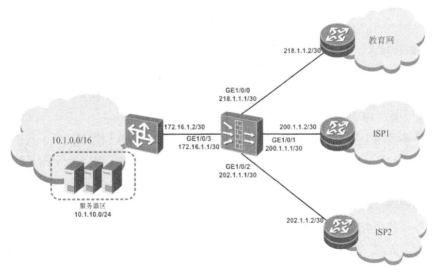

图 5-32　防火墙示例

防火墙一般可以分为软件防火墙、硬件防火墙以及芯片级防火墙三类。软件防火墙是指单独使用软件系统来完成防火墙功能，将软件部署在系统主机上，其安全性较硬件防火墙差，同时占用系统资源，在一定程度上影响系统性能。其一般用于单机系统或是极少数的个人计算机。而芯片级防火墙价格昂贵，在国内应用较少。

硬件防火墙是指把防火墙程序嵌入到芯片里面，通过硬件执行这些功能，能减轻 CPU 的负载，性能更高。硬件防火墙是保障内部网络安全的一道重要屏障。它的安全和稳定，直接关系到整个内部网络的安全。根据工作范围及其特征，硬件防火墙可分为过滤型防火墙、应用代理型防火墙及复合型防火墙。

（1）过滤型防火墙

过滤型防火墙是在网络层与传输层中，可以基于数据源的地址以及协议类型等标志特征进行分析，确定该数据包是否可以通过。只有符合防火墙规定标准的数据包才可以通过。

（2）应用代理型防火墙

应用代理型防火墙工作在 OIS 参考模型的最高层——应用层，它完全隔离了网络数据流，通过特定的代理程序实现对应用层数据流的监督与控制。

（3）复合型防火墙

复合型防火墙是应用较为广泛的防火墙。综合了过滤型防火墙技术以及应用代理型防火墙技术的优点，同时摒弃了两种防火墙的原有缺点，大大提高了防火墙技术在应用实践中的灵活性和安全性。

4. 漏洞扫描技术

漏洞扫描技术是一类重要的网络安全技术。若使之与防火墙、入侵检测系统相配合，就能够有效地提高网络的安全性。通过对网络的扫描，网络管理员就能够了解网络的安全设置和运行的应用服务，及时发现安全漏洞，客观评估网络风险等级。网络管理员能根据扫描的结果修复网络安全漏洞和更正系统中的错误设置，在黑客攻击前进行防范。如果说防火墙和网络监视系统是被动的防御手段，那么漏洞扫描就是一种主动的防范措施，能有效地预防网络攻击行为，做到防患于未然。

5. 安全审计技术

安全审计技术是网络安全的关键技术之一。信息安全审计主要指对系统中与安全有关的活动的相关信息进行识别、记录、存储和分析。信息安全审计的记录用于检查网络上发生了哪些与安全有关的活动，谁（哪个用户）对这个活动负责。

安全审计涉及四个基本要素：控制目标、安全漏洞、控制措施和控制测试。其中，控制目标指企业根据具体的计算机应用，结合单位实际制定的安全控制要求；安全漏洞指系统的安全薄弱环节，容易被干扰或破坏的地方；控制措施指企业为实现其安全控制目标所制定的安全控制技术、配置方法及各种规范制度；控制测试是将企业的各种安全控制措施与预定的安全目标进行一致性比较，确定各项控制措施是否存在、是否得到执行，对漏洞的防范是否有效，评价企业安全措施的可依赖程度。显然，安全审计作为一个专门的审计项目，要求审计人员必须具有较强的专业技术知识与技能。

5.3.3 医疗信息安全与隐私保护

过去几年，美国医疗服务信息化行业得到了长足的发展，同时，医疗数据泄露事件也呈逐年上升趋势。2015 年地下黑市大约有 1.1 亿条医疗记录在出售，几乎占据了美国所有医疗数据量的一半。2017 年媒体报道的医疗数据泄露事件就达到 350 多起。

从美国医疗数据泄露的来源来看，除了内部人员窃取/丢失数据等内因外，更多的是来自外部的攻击者渗透入侵、未授权访问/接口暴露等网络攻击威胁。目前，总体的网络安全威胁的状况如下。

（1）近年来，由攻击者渗透入侵导致的数据泄露事件越来越多。

（2）由于服务器配置不当、漏洞等因素造成的未授权访问事件也呈增长态势。

（3）内部人员窃取或丢失数据造成的数据泄露问题，近几年来逐渐减少。

互联网医疗兴起后，医疗信息安全问题随之而来。根据美国 Verizon 公司发布的网络安全报告显示，医疗行业是唯一的内部威胁高于外部威胁的行业。近年来，针对医疗行业的勒索、挖矿、医疗信息泄露等信息安全事件层出不穷，医院信息系统已经成了攻击者的重点攻击对象之一。

　　根据中国医院协会信息管理专业委员会（CHIMA）2018 年 8 月发布的医疗行业安全指数报告显示，2017 年以来，医疗行业已成为攻击者实施勒索的主要目标，有 29% 的勒索目标是各类医疗相关机构。除勒索外，医疗业务资源被攻击者滥用于挖矿，也会破坏企业内部 IT 环境、数据中心的正常运行秩序以及关键应用的交付，使业务的连续性遭受极大的安全威胁。勒索、挖矿已经成为影响医疗业务连续性的主要威胁。

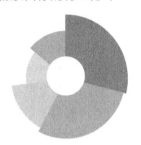

图 5-33　被勒索目标的行业分布

　　有统计表明，2017 年仅在美国出现的重大医疗信息泄露事件就有 15 次，保守估计，共有约 300 万名病人的信息被泄露。在我国，医疗行业的信息安全形势同样也十分严峻，2017 年 9 月《法制日报》就报道了一家医院的服务信息系统遭到攻击者入侵，被泄露的公民信息多达 7 亿多条，8000 多万条公民信息被贩卖。2018 年 8 月，湖南某省级医院遭受 GlobeImposter 勒索病毒攻击，致使系统瘫痪，同时数据库文件被加密破坏，直接影响了正常就医秩序。

　　信息技术就是一柄"双刃剑"，技术到位，使用得当，就会提高医务工作者的工作效率，给患者带来便利；如果管理出现漏洞，就会给不法分子以可乘之机。近年来，随着电子病历、HIS、RIS、LIS、CIS、PACS、CPR 等应用逐渐深入整合，国家级—省级—地市级的基层医疗机构（中医馆）健康信息资源共享平台的建成，远程医疗、专家系统等业务系统的应用和居民电子健康档案的普及等惠民医改措施的推进，更多的信息逐渐转为电子化，个人隐私数据被接入互联网。这些举措为医疗卫生行业的高效、快捷、便民提供了信息化基础，但患者信息的高度集中，也让数据的安全性受到巨大挑战。

　　医疗信息安全主要包括网络安全、主机安全、应用安全、业务安全及隐私与数据安全。

　　（1）网络安全主要是基于网络流量、外部威胁等与企业安全相关的恶意网络活动。例如，对企业业务进行的各类网络攻击，僵尸网络对基础设施的威胁，等等。

　　（2）主机安全是基于客户端数据和外部情报数据，识别企业或机构的主机上存在的安全问题。例如，主机存在高危漏洞、对外开放高危端口、发现恶意软件、业务被勒索、遭受 APT 攻击等。

　　（3）应用安全是基于网络数据、外部情报数据等，识别存在的应用安全问题。例如，使用存在高危漏洞的组件，Web 应用、移动 App 等存在安全漏洞，未使用安全的通信方式等。

　　（4）业务安全是基于对外部情报、网络数据进行分析等方式，识别自身业务或对外提供的服务中存在的安全问题。例如，存在仿冒网站，身份验证缺失，网站被篡改、挂马等安全问题。

（5）隐私与数据安全是基于对外部情报、社区内容的跟踪分析，识别与企业、机构相关的数据类安全问题。例如，自身的业务数据、凭据的泄露和交易，以及用户隐私数据的泄露和交易。

在医院的信息安全防护方面，首先需要加强医院网络信息安全建设，从技术层面为信息安全提供保障；其次提高相关人员的信息安全意识，加强信息安全教育；最后制定信息安全制度与防范措施，做到信息安全，人人守护，安全防护，人人有责。

5.3.4 互联网行为规范

从 20 世纪 60 年代开始，世界各国相继开始重视计算机安全与犯罪的立法问题。通过立法，一方面可以使计算机安全措施法律化、规范化、制度化，从而遏制计算机犯罪；另一方面可以为打击计算机犯罪提供有力的法律依据，并对犯罪分子起到一定的威慑作用。世界上第一部涉及计算机犯罪惩治与防范的刑事立法，是瑞典于 1973 年 4 月 4 日颁布的《瑞典数据法案》。

我国首次提到计算机犯罪的法律是 1997 年修订的《中华人民共和国刑法》。《刑法》指出，计算机犯罪主体是指实施危害社会的行为、依法应当负刑事责任的自然人和单位。目前我国在互联网络方面的法律法规很多，按照法律级别分为国家法律法规、地方性法规、部门法规，还可根据业务类型分为网络管理、网络安全和域名管理相关的法律法规。具体法规这里不详细介绍，可参考本书的网络资源进行学习。

习 题 5

1. 简述计算机网络的发展史及各个阶段的特点。

2. 详细阐述 OSI 参考模型及你对各层的理解。

3. 简述 IP 地址可以分为几类？A、B、C 类 IP 地址范围和私有地址的范围分别是多少？

4. 湖南中医药大学现有专职教师 1403 人，现有全日制本科生 18 748 人、研究生 2465 人，请根据自己的理解，结合查询到的网络资料，设计出湖南中医药大学的含浦校区校园网网络拓扑结构图。

5. 名词解释：

（1）APR；

（2）IP；

（3）TCP；

（4）NAT；

（5）PING；

（6）Tracert；

（7）WLAN；

（8）Wi-Fi；

（9）EMR；

（10）HIS。

6. 无线接入点的分类方式有哪些？

7. 常见的网络信息安全技术有哪些？

本章参考文献

[1] 谢希仁. 计算机网络[M]. 北京：电子工业出版社，2019.

[2] 张基温. 信息系统安全教程[M]. 3 版. 北京：清华大学出版社，2017.

[3] 张基温. 计算机网络教程[M]. 2 版. 北京：清华大学出版社，2018.

[4] 郭帆. 网络攻防技术与实战：深入理解信息安全防护体系[M]. 北京：清华大学出版社，2018.

[5] 王志辉，王志芳. 论县市级中医院网络硬件基础设施的设计[J]. 计算机时代，2014.12（009）：28-31.

第6章
信息资源管理与利用

引言

　　信息资源是指在人类社会经济活动中经过加工、处理和有序化并大量积累起来的有用信息的集合。随着信息科技的发展及其在人类生活中的广泛应用，信息资源特别是数字信息资源在当代社会经济发展中发挥着越来越重要的作用。信息资源的管理与利用，已成为衡量国家经济发展水平和信息化程度的重要标志。本章介绍信息资源的基本知识和信息系统在卫生医疗领域的应用，信息资源管理所涉及的标准化问题和关键技术，信息资源利用过程中常用的技术手段，并通过医疗领域应用案例阐述信息资源管理与利用的实现过程。

内容结构图

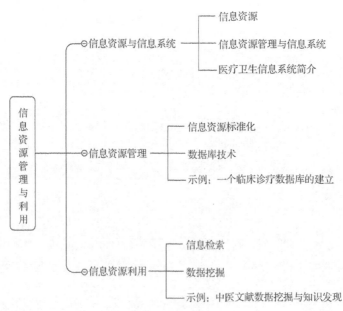

学习目标

　　通过对本章内容的学习，学生应该能够做到以下几点。

　✓　了解：信息系统在卫生医疗领域的应用。

　✓　理解：信息资源的管理技术，以及信息资源利用的常见技术手段。

　✓　应用：通过学习医疗领域信息资源管理与利用的应用案例，熟悉信息资源的管理技术，初步掌握信息资源的利用方法。

6.1　信息资源与信息系统

随着信息技术的广泛应用，信息系统在信息资源管理过程中的作用日益突出。当前信息系统已应用于各行各业，医疗卫生领域更是如此。为了更好地管理和利用医疗卫生信息资源，国家、区域、医疗机构分别针对自身需求构建了相应的医疗卫生信息系统，极大地提高了对所辖信息资源的管理能力和利用效率。

6.1.1　信息资源

1. 信息资源的含义

通常而言，资源是指自然界和人类社会生活中可以用来创造物质财富和精神财富，并且具有一定积累量的客观存在形式，如土地资源、矿产资源、森林资源、海洋资源、石油资源和人力资源等，一般可以分为经济资源和非经济资源两大类。本书主要研究具有使用价值，可以经济活动的某种形式为人类开发利用的信息资源。

信息是普遍存在的，但只有满足一定条件的信息才能称为信息资源，也就是"有用的信息"或"可以利用的信息"。换言之，信息资源是可以利用的信息集合。信息成为资源的必要条件是信息的加工、处理和有序化活动。只有经过信息管理，信息才能成为信息资源。因此，信息资源既是一种信息，也是一种资源。

当前，信息资源与物质资源、能量资源一起构成现代社会经济与技术发展的三大支柱性资源，随着信息经济和信息产业的迅猛发展，其开发与利用也日益受到人们的重视。目前对于信息资源的认识主要有广义和狭义两种。

广义的信息资源是指人类信息活动中积累起来的信息、信息生产者、信息技术等信息活动要素的集合，包括如下几项内容：

（1）人类社会经济活动中经过加工、处理和有序化并大量积累起来的有用信息的集合；

（2）为某种目的而生产信息的信息生产者的集合；

（3）加工、处理与传递信息的信息技术的集合；

（4）其他信息活动要素（如信息设备、设施、信息活动经费等）的集合。

狭义的信息资源是指信息内容本身所构成的信息有序化集合，是指人类社会经济活动中经过加工、处理和有序化并大量积累起来的有用信息的集合，如科技信息、政策法规信息、社会发展信息、市场信息和金融信息等。

由于本书着重介绍如何利用信息技术（特别是计算机技术）来管理和利用信息资源，因此本章侧重于介绍狭义的信息资源的管理与利用。

2. 信息资源的特征

信息资源与物质资源、能量资源同属经济资源的范畴，因而具有经济资源的一般经济学特征，这些特征包括以下三个方面。

（1）作为生产要素的人类需求性。传统的物质经济活动主要依赖于物质原料、劳动工具、劳动力等物质资源和能量资源的投入，现代的信息经济活动则主要依赖于信息、信息技术、信息劳动力等信息资源的投入。人类之所以把信息资源作为生产要素，主要原因是信息不仅是一种重要的生产要素，而且还可以通过与非信息生产要素的相互作用进行增值。

（2）稀缺性。稀缺性是经济资源最基本的经济学特征。如果一种资源具有生产有用性，但不稀缺，而是取之不尽、用之不竭的，则不属于经济资源的范畴。信息本身并不稀缺，但信息资源是稀缺的，主要是因为信息资源的开发需要相应的成本投入，经济活动行为者必须付出相应的代价才能获得信息资源。因此，在既定的时间、空间或其他约束条件下，某一特定的经济活动行为者因其人力、物力、财力等方面的限制，其信息资源拥有量总是有限的。

（3）使用方向的可选择性。信息资源与经济活动相结合，使信息资源可以广泛渗透到经济活动的方方面面。同一信息资源作用于不同的对象，可以产生不同的作用效果。经济活动行为者可以根据这些不同对象所产生的不同作用效果对信息资源的使用方向进行选择。

与物质资源、能量资源相比较，信息资源具有诸多特殊性，使之具有其他经济资源无法替代的经济功能。这些特殊性包括以下五个方面。

（1）共享性。物质资源、能量资源的利用表现为占有和消耗，经济活动行为者在这些资源的利用上总是存在明显的竞争关系，即"你多我就少"。信息资源的利用则不存在上述竞争关系，多个经济活动行为者可以完全地共享某一份信息资源。

（2）时效性。信息资源比其他资源更具有时效性。一条及时的信息可以使经济活动行为者获利，甚至扭转危局；反之，一条过时的信息可能没有价值，甚至导致危局。

（3）生产和使用中的不可分性。作为一种资源的信息在生产中是不可分的，信息生产者为一个用户生产一组信息与为许多用户生产同一组信息相比较，两者所花费的努力（费用、难度等）几乎是一样的。比如，生产一个应用软件复本与生产多个复本，在工作量及费用上的差别是微不足道的。因此，信息资源的生产在理论上具有潜在的、无限大的规模经济。使用中的信息资源也是不可分的。有时，即使信息在交换中是可分的，某一组信息的一部分也具有市场价值。但对于特定的目的而言，如果整个信息集合都是必需的，则只有整个信息集合都被使用，其使用价值才能得到最直接的发挥。

（4）驾驭性。信息资源具有开发和驾驭其他资源的能力，不论物质资源还是能量资源，其开发利用均离不开信息资源的支持。这一特性使信息资源在人类认识和实践中扮演着特殊作用，并受限于当时的科技发展水平和社会信息化程度。比如，煤炭资源由过去的简单燃烧方式发展到现在的高级提炼技术来产生各种高附加值的化学制品，信息资源在这一过程中起到举足轻重的作用。

（5）累积性和再生性。信息资源具有非消耗性，一旦产生，不仅可以满足当下人们的需要，而且可以通过信息的保存、积累、传递来实现时间上的延续，满足后代的需要。此外，信息资源在满足社会需求的同时，还会产生新的信息资源，而且信息资源利用得越多越深入，其效用发挥就越充分，创造出的新的信息资源就越多。

3. 信息资源的类型

信息资源的内涵十分广泛，根据不同的认识角度，可以将其划分为不同的类型。可按照载体材料和存储技术将信息资源分为印刷型、缩微型、声像型和数字化四类信息资源。

（1）印刷型信息资源。以纸质材料为载体，采用各种印刷术把文字或图像记录、存储在纸张上而形成。它既是文献信息资源的传统形式，也是现代文献信息资源的主要形式之一。主要特点是便于阅读和流通，但因载体材料所存储的信息密度低，占据空间大，难以实现加工、利用的自动化。

（2）缩微型信息资源。以感光材料为载体，采用光学缩微技术将文字或图像记录、存储在感光材料上，有缩微平片、缩微胶卷和缩微卡片之分。其主要特点有：存储密度高，体积小，重量轻，生产迅速，成本低廉，但需要借助缩微阅读机才能阅读，设备投资较大。现在可以通过计算机缩微输入机（CIM）和缩微输出机（COM）来实现缩微品上的信息与数字信息之间的转换，大大缩短了缩微型信息资源的制作周期。

（3）声像型信息资源，也称音视频信息资源。它是以磁性和光学材料为载体，采用磁存储技术和光存储技术将声音和图像记录、存储在磁性或光学材料上，主要包括唱片、录音录像带、电影胶卷、幻灯片等。其主要特点有信息存储密度高，用有声语言和图像传递信息，内容直观，表达力强，易被接受和理解，但需要借助于一定的设备才能读取。

（4）数字化信息资源。它是指采用计算机技术和存储技术，把文字图像和音视频资料等转换为数字化信息，记录在存储介质和网络等载体上的各种信息资源。它具有存储密度高，读取速度快，易于高速度、远距离传输的特点，是本章的主要研究对象。

信息资源还可按照其他标准划分成不同的类型，但无论哪种划分方法均是对物质运动状态和方式的反映，所不同的是表现形式各异。

6.1.2 信息资源管理与信息系统

1. 信息资源管理的内涵

关于信息资源管理的内涵，至今尚未形成统一的观点。一般认为，信息资源管理是人类在漫长的发展历程中，在社会经济高度发展和信息成为重要的社会发展资源背景下发展起来的信息管理思想和管理模式。

信息资源管理思想源远流长，但信息资源管理理论和科学直到 20 世纪 80 年代才成型，主要源于两个方面。一是信息资源的开发与利用需要数量更多、标准更高和更严格的条件，比如，社会的民主化进程、科学和高等教育的普及、信息技术的发展等，只有具备了这些条件之后，信息资源管理才能从思想演变为理论或者科学；二是信息资源管理总是与具体的人的管理、物的管理、组织的管理相关联，人类社会只有发展到物质财富相对丰富、信息资源成为战略资源的时代，信息资源管理才能从具体的人的管理、物的管理、组织的管理中剥离出来，成为管理的主流理论之一。

为了形成信息资源管理理论或科学，需要具备以下四个前提。

（1）信息资源积累由量变阶段进入质变阶段，从而引发信息革命，为社会的发展提供动力。

（2）信息技术，特别是以计算机技术为核心的现代信息技术，为信息资源的开发和利用提供了强大的工具，为社会带来了革命性的变化。

（3）教育、大众媒介、知识传播的广泛普及，使多数人具备信息资源开发与利用所需的基本知识和技能，同时也催生他们对信息资源的需求。

（4）管理理论和管理科学的发展为信息资源管理提供了理论基础和发展成熟的土壤。

需要注意的是，信息管理和信息资源管理是两个不同的概念。信息管理的概念比信息资源管理的概念更广，其实质在于"管理过程"；信息资源管理的概念比信息管理的概念更深入，是从管理方法与技术的角度对管理过程的微观描述。

2. 信息资源管理的方法

信息资源管理是方法论导向的学科，这是由信息资源的性质决定的。每个人类个体或组织，既是信息资源的生产者，也是信息资源的消费者，都需要了解和掌握信息资源管理的理论和方法。这种横贯人类各学科的理论统称为横断学科，通常也是方法论学科。与信息论、系统论、控制论等典型横断学科相比，信息资源管理所具有的特殊性主要表现在技术依赖性。

信息资源管理是基于信息技术的管理方法。信息资源管理的对象是人类已经生产出来的信息资源，信息资源管理的任务是收集、组织、存储、开发信息资源，并根据人类个体和组织的需要为他们提供信息资源。为此，信息资源管理既需要"硬"的信息技术作为支撑，也需要"软"的信息方法作为手段。当前信息技术已得到广泛使用和普及，信息方法大多通过硬件或者软件的形式技术化，这也使得信息资源管理更加依赖技术。

信息技术为信息资源管理提供了最基本的手段和工具，而现代信息技术又是以信息系统和信息网络的方式为信息资源管理提供支撑。从某种意义上讲，各种各样的信息系统和信息网络就是现代信息资源管理思想的物化形式，现代信息资源管理则是基于信息系统和信息网络的管理理论与方法。

3. 信息系统及其开发方法

从广义上讲，任何能对信息进行获取、加工、存储、传递的系统均可称为信息系统。然而，当前以计算机科学技术、通信技术为核心的信息科学技术迅猛发展，人类开发利用信息资源的能力得到了极大的提高，对信息的处理也越来越依赖于信息科学技术。因此，本书所阐述的信息系统主要是指基于计算机科学技术、通信技术等现代信息技术工具和手段，以信息处理为主要目的的人机交互系统。

信息系统是一个由人、硬件、软件和数据资源组成的应用系统，其作用是及时、正确地收集、加工、存储、检索、传输和提供信息，实现组织中各项活动的管理、调节和控制。一般而言，信息系统由基础设施层、数据处理层、应用层和用户接口层这四个层次组成。

（1）基础设施层。它包括计算机设备、操作系统、网络设备、通信线路等，它们构成了信息系统的支撑环境。

（2）数据处理层。它包括对信息进行采集、存储、传输和管理等，是信息系统发挥作用的基础，其核心是数据库管理系统。

（3）应用层。它直接与具体的业务工作相关联，包括统计、分析、报表、规划、决策等一系列功能，其具体表现形式是各种应用系统或应用模块。

（4）用户接口层。它是系统与用户交互的界面。数据的输入和输出、对信息系统的控制，都是通过用户界面来完成的，用户界面在信息系统中具有十分重要的地位。

此外，任何一个信息系统的功能及其实现都是围绕用户的需求进行的，用户在信息系统运行过程中起着明确需求、协调与分配资源、控制流程的重要作用，因此信息系统的各级用户也是其重要的组成因素。

信息系统的开发方法是指信息系统的开发理念，以及实施这些理念的技术方法的总称。系统开发过程一般包含需求、分析、设计、规范、实现、测试、部署、维护等阶段，每个阶段可以进行多次，且顺序是可以调整的。常用的信息开发方法主要包括以下几种。

（1）结构化开发方法。该方法采用系统工程的方法，按照"自顶向下，逐步求精"的指导思想进行系统分析和设计，将系统功能分解为一系列易于控制和处理的子任务（模块），由结构化分析、结构化设计、结构化程序设计等方面构成，是一种面向数据流的开发方法。该方法的基本原则是功能的分解与抽象，适用于解决数据处理领域的问题，不适合解决大规模的、特别复杂的项目，且难以适应需求的变化。

（2）面向对象开发方法。该方法的基本思想是：客观世界由各种各样的对象组成，每种对象都有各自的内部状态和运动规律，不同对象之间的相互作用和联系构成了各种不同的系统。基于此，可将系统设计成由一系列对象及其相互关系所构成，通过面向对象分析、面向对象设计、面向对象实现等过程来完成系统的开发，是一种自底向上和自顶向下相结合的方法。它以对象建模为基础，不仅考虑输入与输出的数据结构，而且包含所有对象的数据结构，可在需求分析、可维护性和可靠性这三个软件开发的关键环节和质量指标上取得实质性的突破。

（3）原型法。该方法是指在获取一组基本的需求定义后，利用软件工具可视化的开发环境，快速建立一个目标系统的最初版本，并把它交给用户试用、补充和修改，然后进行新版本的开发。反复进行此过程，直到开发出符合用户需求的系统为止。与结构化开发方法不同，原型法不关注对信息系统的全面、系统的调查与分析，而是本着开发人员对用户需求的理解，与用户共同确定系统的基本要求和主要功能，快速实现一个称作"原型"的初始模型系统，然后反复修改该原型来实现系统。由于采用"自下而上"的开发策略，因此使用该方法能很快地形成系统模型，也容易被用户接受。然而，由于该方法在实施过程中缺乏对信息系统的全面认识，因而不适用于开发大型的信息系统。此外，由于开发过程需要反复多次，导致开发过程管理要求较高，缺乏规范化的文档资料。

（4）可视化开发方法。该方法是在可视开发工具提供的图形用户界面上，通过操作诸如菜单、按钮、对话框、编辑框、单选框、复选框、列表框和滚动条等界面元素，由可视开发工具自动生成应用软件。它采用事件驱动的工作方式，针对每一事件，由系统产生相应的消息，然后传送给由可视开发工具在生成软件时自动装入的消息响应函数进行消息处理。由于要生成与各种应用相关的消息响应函数，因此可视化开发通常用于相当成熟的应用领域，或者用于只需要提供用户界面的可视化开发中，如基于关系数据库的系统开发。

（5）计算机辅助开发方法。该方法并不是严格独立的开发方法，而是为具体的开发方法提供支撑的开发工具。在其他开发方法实施中，如果系统开发的每一阶段都可以在一定程度上形成对应关系，那么就可以借助专门的计算机辅助开发工具来完成系统开发过程，也就是把原先由手工完成的开发过程转变为由自动化工具和支撑环境来完成的自动化开发过程。该方法的最终目标是实现应用软件的全自动开发，即开发人员只需写好软件的需求规格说明书，软件开发环境就能够自动完成从需求分析开始的所有软件开发工作，自动生成供用户直接使用的软件及有关文档。在应用最为成熟的数据库领域，目前已有能实现全部自动生成的应用软件。

6.1.3 医疗卫生信息系统简介

1. 公共卫生信息系统

加强我国的公共卫生体系建设，建立健全突发公共卫生事件应急机制、疾病预防控制体系、医疗救治体系和卫生执法监督体系是关系到大众健康的一项十分重要的工作。公共卫生信息系统是国家公共卫生建设的重要组成部分，是上述机制和体系建设的重要环节和纽带。

（1）国家公共卫生信息系统

国家公共卫生系统主要由各级医疗行政部门、医院、疾病预防与控制机构、卫生监督机构组成。相应地，国家公共卫生信息系统主要实现对这些机构所涉及的各种信息进行规划和管理，包括疫情和突发公共卫生事件监测系统、突发公共卫生事件应急指挥中心与决策系统、医疗救治信息系统、卫生监督执法信息系统四大部分，其结构如图 6-1 所示。

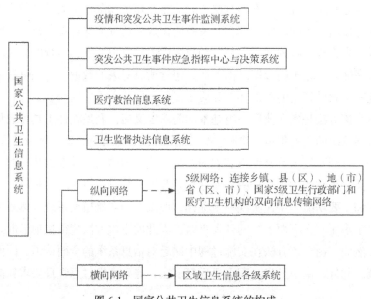

图 6-1 国家公共卫生信息系统的构成

国家公共卫生信息系统基础网络建设是一项十分巨大的工程，网络纵向连接国家、省、地（市）、县（区）、乡镇 5 级，触角延伸到各行政村；横向连接各级卫生行政部门、各级医疗卫生机构，形成整个国家和区域公共卫生信息系统的互连互通、资源共享的基础信息服务平台，县及县以上卫生行政部门、医疗、预防、卫生监督机构以及乡镇卫生院、社区卫生服务中心和基层医疗机构将依托国家公用数据网接入三级公共卫生信息网络平台，形成国家和区域公共卫生信息虚拟专网。各信息子系统的建设内容如下。

① 疫情和突发公共卫生事件监测系统的建设

建立全国包括各省统一的疫情和突发公共卫生事件报告平台和数据中心，完善疫情专报和分析预警系统，将传统疫情定期报告的逐级统计转为法定报告单位和报告人直接上网、在线报告，各级卫生行政部门和疾病预防控制中心（Center for Disease Control and Prevention，CDC）可随时接收或下载本地区疫情和突发公共卫生事件的报告，以满足预警和快速反应的要求。其结构如图 6-2 所示。

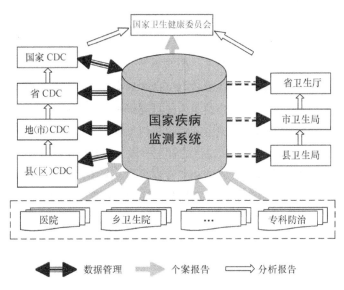

图 6-2　国家疫情与突发公共卫生事件监测系统结构

② 医疗救治信息系统的建设

建立全国统一的医疗救治信息系统，制定基本功能规范和信息交换标准。根据平时医疗工作管理和战时调度指挥的需要，完成医疗救治信息系统软件的开发；按照全国统一的标准和分级管理的要求，建立国家、省、地（市）三级医疗救治资源数据库。研究解决现有医院信息系统、院前急救信息系统、血站和血液管理信息系统、医学情报检索、远程医疗系统与医疗救治管理信息系统的数据交换问题，选择重点地区和医疗机构建立疾病症状监测和病情监控预警信息系统。其结构如图 6-3 所示。

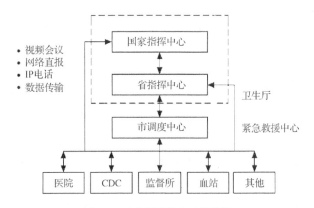

图 6-3　医疗救治信息系统结构

③ 卫生监督执法信息系统的建设

规范卫生监督执法信息报告生成的时间和程序，建立卫生监督执法信息数据库，开发和建立全国与各省统一的卫生监督执法报告和数据中心。在国家和省两级建立动态的卫生监督执法数据库，研究和建立卫生监督执法过程中科学的现场数据采集方式。利用移动互联网、人工智能等技术简化数据录入过程。根据卫生监督执法工作的需要，完成卫生监督执法管理系统软件的开发和运用。研究和建立卫生监督机构与监督对象、疾病预防控制、医院和其他医疗卫生机构的数据接口，保证信息交流和监督实施。

④ 突发公共卫生事件应急指挥中心与决策系统的建设

按照突发公共卫生事件应急条例的要求，建立突发公共卫生事件应急指挥系统。全国形成统一的指挥体系，按照属地化管理原则，各级政府负责本地突发公共卫生事件应急指挥中心与决策系统建设，在国家、省、地（市）三级公共卫生信息网络平台上进行功能扩充，将疾病与突发公共卫生事件监测信息、医疗救治信息、卫生监督执法信息和相关信息统一在网络平台。采用科学的危机处理方法、先进的信息处理技术和现代的管理手段，实现对突发事件的辨别、处理和反应，对事件处理全过程进行跟踪，实现突发事件相关数据采集、危机判定、决策分析、命令部署、实时沟通、联动指挥、现场支持等功能，以在最短的时间内对危机事件做出最快的反应，采取合适的措施预案有效地动员和调度各种资源进行指挥决策。其结构如图6-4所示。

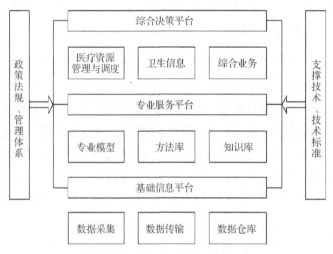

图 6-4　突发公共卫生事件应急指挥中心平台结构

（2）区域卫生信息系统

区域卫生信息系统是指以覆盖区域内所有医疗卫生机构的信息网络和卫生信息标准为基础，通过规范化的手段，打破卫生服务体系条块分割、相互独立的格局，整合区域内卫生信息资源，构建标准统一、信息规范、资源共享、互连互通的卫生信息系统，以支持区域性的医疗卫生工作管理和决策。

建设区域卫生信息系统的目标是围绕国家卫生信息化建设规划，开展以地、市范围为单元的区域卫生信息化建设试点和研究工作，建立区域卫生信息化示范区，逐步建立健全区域卫生信息系统。实现电子政务、医保互通、社区服务、网络转诊、居民健康档案、远程医疗、网络健康教育与咨询、预防保健、医疗服务和卫生管理一体化的信息化应用系统；制定卫生信息收集、传输和利用的标准与规范；建立和完善国际与地区公共卫生资源、健康与疾病预防保健服务数据库，不断扩大信息资源的利用程度。

区域卫生信息系统的框架结构是区域卫生信息系统规划建设中的重要核心问题。区域卫生信息系统框架结构合理性问题必须从两个方面来考虑：一是承认区域内相对独立的卫生服务特点，从区域卫生发展的角度衡量区域卫生信息系统框架结构的合理性；二是从较高的层次协调区域之间卫生信息系统建设的关系，实现大区域内卫生信息系统建设的整体效益，在建设过程中要最大限度地协调这两者之间的关系。

2. 医院信息系统

医院信息系统是指利用计算机软硬件技术、网络通信技术等现代化手段，对医院及其所属各部门的人流、物流、财流进行综合管理，对在医疗活动各阶段产生的数据进行采集、存储、处理、提取、传输、汇总、加工，生成各种信息，从而为医院的整体运行提供全面的、自动化的管理及各种服务的信息系统，包括医院管理信息系统、临床信息系统、办公自动化系统。

（1）医院信息系统的组成

医院信息系统（Hospital Information System，HIS）一般由医院管理信息系统（Hospital Management Information System，HMIS）、临床信息系统（Clinical Information System，CIS）和办公自动化（Office Automation，OA）系统三个方面组成。图 6-5 所示为医院信息系统的常规架构。

医院管理信息系统的主要目标是支持医院的行政管理与事务处理业务，减轻事务处理人员的劳动强度，辅助医院管理和高层领导决策，提高医院的工作效率，从而使医院能够以较少的投入获得更好的社会效益与经济效益。大多数医院实施的信息系统都是指这种医院管理信息系统，只有少数医院在实施医院管理信息系统的同时还实施了临床信息系统或办公自动化系统。

临床信息系统的主要目标是支持医院医护人员的临床活动，收集和处理病人的临床医疗信息，丰富和积累临床医学知识，并提供临床咨询、辅助诊疗、辅助临床决策，提高医护人员的工作效率，为病人提供更多、更快、更好的服务。医嘱处理系统、病人床边系统、医生工作站系统、实验室系统、药物咨询系统等都属于临床信息系统范围。

办公自动化系统主要涉及对办公系统的信息管理。与其他行业机构（如银行、电信等）有所不同，医疗机构并不是把办公自动化系统作为基础的系统，优先于其他业务系统实施，而一般是在实施了医院管理信息系统后再考虑实施办公自动化系统。

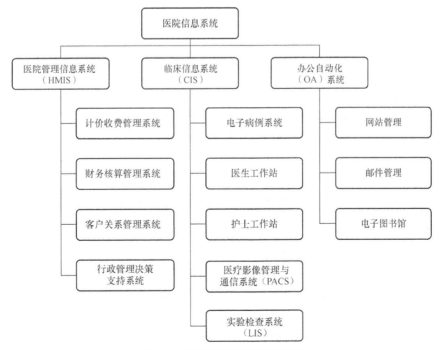

图 6-5　医院信息系统的常规架构

医院信息系统除了实现上述内容外，还需要与外部一些相关系统实行互连和交流。这一功能又会涉及其他一些信息系统，如医疗保险系统、社区医疗系统、远程医疗咨询系统等。通常，医院在实行信息化的过程中会先实施 HMIS，然后在此基础上再实施 CIS 或 OA。但是这三个系统又不是完全独立的。实际上，在同一所医院里，不同系统之间存在着千丝万缕的联系，各自的功能相互依存，系统间的信息交流十分频繁。当然，HMIS 和 CIS 也不是截然分开的，HMIS 中常常会涉及一些病人的临床信息，特别是它所收集的病人主索引、病案首页等信息往往是 CIS 以病人为中心的临床医疗信息的基础。而 CIS 一旦建立，也往往会使 HMIS 工作得更准确和更有效率。

（2）医院信息系统的特性

医院信息系统属于迄今世界上现存的企业级（Enterprise）信息系统中最复杂的一类。这是由医院本身的目标、任务和性质所决定的。它不仅要具备与其他所有管理信息系统一样追踪、管理伴随人流、财流、物流所产生的管理信息的功能，而且还要支持以病人医疗信息记录为中心的整个医疗、教学、科研活动。系统的复杂性表现在：在许多情况下，它需要极其迅速的响应速度和联机事务处理能力。在一个急诊病人入院抢救的情况下，迅速、及时、准确地获得他的既往病史和医疗记录的重要性是显而易见的。当每天高峰时间门诊大厅中拥挤着成百上千名患者与家属，焦急地排队等待挂号、候诊、划价、交款、取药时，系统对 OLTP（联机事务处理过程）的要求可以说不亚于任何银行窗口业务系统、机票预订与销售系统。医院信息系统的特性主要表现在以下几个方面。

① 医疗信息的复杂性。病人信息是以多种数据类型表现的，不仅含有文字与数据，而且常常含有图形、图表、影像等。

② 医疗信息的安全性、保密性要求高。医疗记录是一种拥有法律效力的文件，它不仅在医疗纠纷案件中，而且在许多其他法律程序中均会发挥重要作用，有关人事的、财务的乃至病人的医疗信息均有严格的保密性的要求。

③ 数据量大。任何一个病人的医疗记录都是一部篇幅不断增长的、图文并茂的"书"，而一个大型综合性医院通常拥有上百万份病人的病案，这就造成了巨大的存储压力。

④ 缺乏医疗信息处理的标准。这是另一个突出的导致医院信息系统开发复杂化的问题。目前，医疗卫生界极少有医学信息表达、医院管理模式与信息系统模式的标准与规范。计算机专业人员在开发信息系统的过程中要花费极大的精力去处理自己并不熟悉的领域的信息标准化问题，甚至还要参与制定一些医院管理的模式与算法。医学知识表达的规范化，即如何把医学知识翻译成一种适合计算机处理的形式，是一个世界性的难题。而真正的病人电子化病历的实现，则有待于这一问题的解决。

⑤ 医院的总体目标、体制、组织机构、管理方法、信息流模式的不确定性，为分析、设计与实现一个 HIS 增加了困难。而且，当前医院的性质、体制、机构、制度、管理的概念、方法与手段也都在发生变化，这也大大增加了设计 HIS 的难度。

⑥ 高水平的信息共享需求。一个医生对医学知识（如某新药品的用法与用量、使用禁忌，某一种特殊病例的文献描述与结论等）、病人医疗记录（无论是在院病人，还是若干年前已死亡的病人）的需求可能发生在他所进行的全部医、教、研的活动中，而一个住院病人的住院记录摘要（病案首页内容）也可能被全院各有关临床科室、医技科室、行政管理部门（从门卫直至院长）所需要。因此，信息的共享性、信息传输的速度与安全性、网络的可靠性等也是 HIS 必须保证的。

⑦ 医护、管理人员的心理行为障碍。医院信息系统的成功运行依赖于医院医护人员、管理人员的介入。医护人员及管理人员对应用计算机的心理、行为障碍，往往会导致一个系统的失败。当前，医护、管理人员接受计算机通识教育的程度相对来说偏低，使该系统的终端用户对该系统在医院的应用和普及存在不同程度的抵触。这就要求系统的研制者在人机交互方面要付出更大的精力，设计出更友好的界面、更方便的帮助信息、更简单的操作方法、更易学快捷的汉字信息录入方法等。当然，这反过来也增加了系统的开销与复杂程度。

因此，鉴于医院环境的独特性，医院信息系统应具有其特殊的功能要求，包括：要有一个大规模、高效率的数据库管理系统的支持，要有很强的联机事务处理支持能力，典型的 7 天/24 小时不间断系统，要求安全、可靠，易学易用的用户友好的人机交互界面，可剪裁性和可伸缩性，能适应不同医院的发展计划的需求，开放性与可移植性，适应不同的硬软件平台，具有模块化结构，高可扩展性。

6.2　信息资源管理

信息资源管理是以计算机和现代通信技术为核心的现代信息技术的普及应用并与现代管理理论相结合而产生的新型现代理论。为了实现信息资源的有效管理和信息系统的互连、互通、互操作，通常需要制定和实施相关信息资源标准。

随着当代社会的信息化程度日益加深，相应的信息资源的数量和规模都呈指数形式增长和扩大。面对如此复杂而海量的信息资源，依靠人工和简单的文件管理方式和技术，远不能满足应用需求。为此，利用数据库技术来实现信息资源的管理，已成为主要实现方法和途径，基于数据库技术而构建的数据库管理系统则是当前信息系统的基本组成部分。

6.2.1　信息资源标准化

1. 信息资源标准化及其作用

标准是人们为某种目的和需要而提出的统一性要求，是对一定范围内的重复性事务和概念所做的统一规定。在国家信息化建设过程中，标准是规范技术开发、产品生产、工程管理等行为的技术法规。统一标准是信息系统互连、互通、互操作的前提。只有通过统一技术要求、业务要求和管理要求等标准化手段，才可以保障信息化建设有序、高效、快速和健康地发展。

信息资源标准是对信息资源的内容和形式所做的统一规定，它以科学技术和实践经验的综合成果为基础，经有关方面协商一致，由主管机构批准，以特定形式发布，作为信息资源收集、整理、加工、存储、开发和利用时共同遵守的准则和依据。

信息资源标准化是在信息资源收集、整理、加工、存储、开发和利用过程中，通过制定、发布和实施标准，规范信息资源的内容和形式，以便最大限度地发挥信息资源的效用。信息资源标准化的作用主要体现在以下几个方面。

（1）信息资源标准化是信息系统建设的基本前提

在信息资源标准化的前提下，信息系统对内形成闭合循环，对外呈开放式的对接、联网，融入社会大系统。从组织内部来看，只有实现信息资源的标准化，才能将在信息系统建设过程中所涉及的各个子系统的功能要素结合成整体，实现信息的互通和兼容；从组织外部来看，任何组织都会不可避免地与其他组织和个人产生联系，这就要求各个组织的信息系统能够互连互通，而信息资源的标准化能够为信息无障碍流动和互通提供基础，打破各单位之间的"系统壁垒"。

（2）信息资源标准化是实现信息资源共享的有效途径

随着信息技术的迅速发展和信息系统的广泛应用，信息资源的开发和利用已逐步渗透到社会的各个领域。为了提高信息的利用价值，有必要形成统一的标准和规范，力求达到信息的标准化、规范化、准确性、完整性、一致性，从而提高信息资源的可重用性和可维护性，降低维护和使用成本，避免和消除信息"孤岛"。

（3）信息资源标准化是提高信息系统效率的保障

信息系统所处理的数据很多是可以重复利用的共性数据，这类数据的标准化将有利于兼容和互换，提高全社会信息系统的综合效益。信息资源的标准化，还有利于规范信息的类型和所要收集信息的种类，避免因数据格式不一致而导致的数据转换所带来的开销，为信息系统的运行提供足够的信息支持，提高信息系统的运行效率。

2. 信息资源标准的内容

信息资源标准主要包括信息内容标准和信息描述标准。其中，信息内容标准包括信息编码标准、信息格式标准和信息标志标准，信息描述标准包括元数据和资源语义描述规范。

（1）信息内容标准

信息内容标准主要涉及具体数据内容的编码规范，数据的存储格式、浏览格式和预览格式，以及在信息共享中指明信息资源身份的数字对象标志。

① 信息编码标准

信息编码标准包含基本编码标准、特殊信息编码和信息结构编码。对于基本编码标准，ISO 与 Unicode 这两个组织紧密合作，发布了 ISO/IEC 10646 和 UNICODE 两个国际通用标准；对于诸如数字符号、化学符号、矢量信息、地理坐标等特殊专业符号，一般采用基于 XML 标记语言来进行编码；对于信息控制结构编码的定义，则通常采用 XML DTD 或 XML Schema。

② 信息格式标准

常见信息的数据格式的类型有文本格式、图像格式、音频格式和视频格式，其中每一类格式又可分为存储格式、浏览格式、预览格式三种形态。从数据质量的角度看，一般地，存储格式质量最高，预览格式质量最低。具体阐述请参考本书第 2 章相关内容。

③ 信息标志标准

信息标志的作用是保证信息资源能在不同的信息系统中实现共享，为此通常采用数字对象标志来唯一地确定一个信息对象。这是一种永久性的逻辑标识符，与信息资源的物理位置和应用场景无关。当前，在已有的信息标志方案中，以美国出版协会的数字对象标识符技术最为成熟，应用最为广泛。

（2）信息描述标准

描述信息资源主要涉及元数据和资源语义描述规范。通过应用元数据，可以促进数据的发现、检索、管理、共享和应用；资源语义描述规范则赋予网络信息资源统一的、可被机器理解的语义，有助于实现对信息资源的自动处理。

① 元数据

元数据是一套描述某一领域或行业内特定数据的标准规范，包括一个数量有限的元素及属性集，元素及属性集的具体名称及意义，元素及属性集中某些强制性或可选性的规范，如何使用这些元素或属性对数据进行描述的语法。元数据类型主要包括管理型元数据、描述型元数据、保存型元数据、使用型元数据和技术型元数据，主要的元数据规范有：DC（Dublin Core）、TEI（Text Encoding Initiative）Header、MARC（Machine-Readable Cataloging for Machine）、ONIX（Online Information Exchange）、NISO/CLJR/RLG Technical Metadata for Images 、VRA Core（Core Categories for Visual Resource Association）、IEEE LOM（IEEE Learning Object Metadata）、GILS（Government Information Locator Service）、FGDC（Federal Geographic Data Committee）、EAD（Encoding Archival Description）等。

② 资源语义描述规范

资源语义描述规范是随着互联网的发展而提出的，旨在使网络上的信息资源具有信息系统可以理解的语义，从而实现对信息资源的自动处理。这方面的规范主要包括 XML、RDF、OIL、DAML+OIL 以及 OWL 等。

6.2.2　数据库技术

1. 数据库基本概念

随着信息科学技术的迅猛发展和社会信息化程度的日益深化，整个社会中的信息资源呈指数级增长。为此，数据库技术成为现代信息系统存储和管理信息的关键技术，是现代信息系统发挥作用的基础，它使信息系统的研制从围绕数据加工、以程序为中心的开发模式向以数据库资源共享为中心的开发模式转变。

（1）数据

数据（Data）是对客观事物的符号表示，是数据库管理的主要对象。信息是数据的内涵，是对数据的语义解释。信息是以数据的形式存储在信息系统中的，即数据是信息存在于信息系统中的形式和载体。

（2）数据库

数据库（DataBase，DB）通常是指为满足某一组织中许多用户的许多应用系统的需要，长期存储在计算机内的、有组织的、可共享的、统一管理的数据集合。数据库的数据结构独立于使用它的应用程序，对数据的操作和处理由统一的软件进行控制。

（3）数据库管理

数据库管理是指组织的信息技术管理相关人员为了更加有效地利用数据资源，保证数据库系统的正常运行和提高对部门服务的质量，对数据库中的数据信息进行建立、修改和存取的技术管理工作过程。负责这些技术管理工作的个人或集体称为数据库管理员（Database Administrator，DBA）。数据库管理的主要内容有：数据库的结构优化、数据库的数据重组、数据库的容灾备份、数据库的安全管控等。

（4）数据库管理系统

数据库管理系统（Database Management System，DBMS）是一种可以对数据库进行有效操作和管理，帮助用户科学、高效地建立、检索、使用和维护数据库的大型系统软件。数据库管理系统是数据库系统的基础，其主要有数据的定义和操作功能，数据库的管理、操作和安全保护功能。

（5）数据库系统

数据库系统（Database System，DBS）是指一个完整的、能为用户提供信息服务的系统，通常由软件、硬件、数据库和人员组成。其软件主要包括操作系统、各种高级程序查询语言、编译系统、数据库应用程序以及数据库管理系统。硬件指构成计算机系统的 CPU、内存、外存、输入/输出设备等各种物理设备，包括存储所需的外部设备。数据库系统的组成结构如图 6-6 所示。

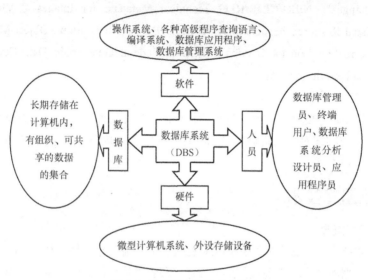

图 6-6　数据库系统的组成结构

2. 数据模型

数据库中存储的是数据，这些数据反映了现实世界中有意义、有价值的信息，它不仅反映数据本身的内容，而且反映数据之间的联系。数据模型是数据库中用于提供信息表示和操作手段的形式框架，是我们将现实世界转换为数据世界的桥梁。

数据模型（Data Model）是用于刻画信息世界或数据世界的一组严格定义的概念的集合。它是数据特征的抽象描述，是实现数据抽象的主要工具。为使数据库中的数据能更好地反映现实世界，目前一般采用两级抽象表示，即先将现实世界抽象为信息世界，再将信息世界转换为数据世界。因此，相应的数据模型也分为两种：概念数据模型（也称概念模型）和逻辑数据模型。前者用于从现实世界到信息世界的抽象，后者用于从信息世界到计算机世界的抽象。

在信息学中的"三个世界"指现实世界、信息世界和数据世界（也称计算机世界），概括了将现实世界中客观存在的事物转化为数据库中存储的数学模型的三个过程。因此，数据加工也是一个逐步转化的过程，经历了三个不同世界的两级抽象，如图 6-7 所示。

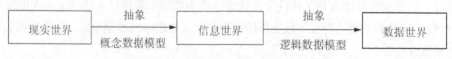

图 6-7　基于"三个世界"的数据转换过程

最典型的概念数据模型是实体-联系模型（E-R Diagram），该模型通过实体、属性和联系三个抽象概念实现对现实世界的抽象：现实世界由可相互区分的个体组成，具有相同类型的个体集合

（实体集）及其类型（实体型）被抽象为实体，并用一组属性来刻画其不同的属性，实体之间发生的关联关系则被称为联系。

最典型的逻辑数据模型是关系模型（Relation Model），该模型是从人们通常管理信息所使用的"表格"中抽象出来的，用一组二维表表示实体及实体间的关系，是目前应用最广泛的数据模型。20 世纪 80 年代以来，计算机厂商推出的数据库管理系统产品几乎都是关系型数据库。基于此，本书主要通过由关系模型构建的关系数据库来介绍数据库技术。关系模型示例如表 6-1 所示。

表 6-1　　　　　　　　　　　　　　　　住院医药费用补偿表

诊疗卡号	患者姓名	性别	年龄	住院天数	发票金额	补偿金额	报账日期
6800002778	钟俊德	男	58	7	585	410	2019-8-14
1217840823	魏从金	男	53	5	377	264	2019-4-16
1283982724	孟伯平	女	43	10	953	667	2019-7-8
8234740401	金新华	男	78	3	818	573	2019-5-10
…	…	…	…	…	…	…	…

3. 二维数据表

在关系模型中，信息被组织成若干张二维表的结构，每一张二维表称为一个关系或表，表中的每个信息用于描述客观世界中的一个事物。

（1）数据、表与关系

表是由简单行列关系约束的一种组织和展现数据的二维结构，是数据最基本的形态。表 6-1 描述了一组相互之间存在关联关系的数据，即关系。

① 列（Column）

列由列名和列值组成，是表中垂直方向上的一组数据。表的一列通常描述同一类型的信息，通过列名指出该列信息的含义。例如，在表中，"补偿金额"是一个列名，而"410""264"等则是列值。

② 行（Row）

行是表中水平方向的一组数据。表的一行通常由若干个列值组成，用于描述一个客观事物的不同特征。例如，（6800002778，钟俊德，男，58，7，585，410，2019-8-14）一行描述了诊疗卡号为 6800002778 的患者的住院医药费用补偿相关信息，即这行数据是通过围绕某个对象关联在一起的。

数据库的关系模型起源于表的处理的规范化。在关系模型中，用二维表结构来表示实体及其之间关系的逻辑结构。表中的第一行通常称为属性名，表中的每一个元组和属性都是不可再分的。二维表由记录组成，记录由字段组成。表用于存储数据库中的数据，故又称数据表。

其中，常用的关系术语如下，具体示例如图 6-8 所示。

➤ 记录（Record）：二维表中每一行称为一个记录，或称为一个元组（Tuple）。

➤ 字段（Field）：二维表中每一列称为一个字段，或称为一个属性（Attribute）。

➤ 值域（Domain）：字段（属性）的取值范围。

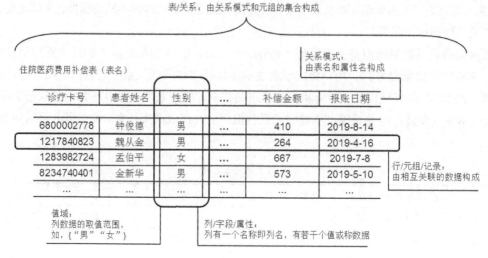

图 6-8　关系的概念示意图

③ 码（Key）

码也称为"主码"或者"键"，是关系中能够唯一区分该表中每一个元组的一个属性或某属性的组合，若从该属性组中去掉任何一个属性则无法区分元组。码具有唯一性和最小性。例如，在表 6-1 中，码是{诊疗卡号，报账日期}属性组，它可以决定整个元组的性质。换言之，有两个元组，如果它们的诊疗卡号和报账日期的值完全相同，则它们的其他属性的值肯定也相同，即它们只能是同一个元组。

④ 表名和列名的命名约定

表名在整个数据库中必须唯一。列名在一个表中必须唯一，但在不同的表中可以出现相同的列名。表名和列名应尽可能地具有意义，并尽量简单。

（2）用数学严格定义表和关系

数学上的关系是在集合的基础上定义的一个重要的概念。关系主要反映元素之间的联系和性质，在计算机科学中有着重要的意义。

用数学严格定义表和关系的步骤如下。

① 定义表的关系模式，即指出表中的全部属性所组成的结构。格式为：关系名（属性名 1，属性名 2，…，属性名 n）。

例如，住院医药费用补偿表（诊疗卡号，患者姓名，性别，年龄，住院天数，发票金额，补偿金额，报账日期）。

② 分别规定每一个属性的值域。域是一组值的集合，这组值具有相同的数据类型。如：属性名 n 对应的值域为 D_n，该关系的域为：$\{D_1,D_2,\cdots,D_n\}$。

例如，若将表 6-1 中属性名"性别"对应的值域设为 D_3，则 $D_3=\{男，女\}$。

③ 定义所有可能的元组，即值域中值的所有可能的组合，笛卡儿积。

域 $\{D_1,D_2,\cdots,D_n\}$ 的笛卡儿积为：$D_1 \times D_2 \times \cdots \times D_n = \{(d_1,d_2,\cdots,d_n)\,|\,d_i \in D_i, i=1,\cdots,n\}$，笛卡儿积的每个元素 $(d_1,d_2,\cdots,d_n)$ 成为一个 n-元组（n-tuple）。

例如，给出以下三个域：

D_1=科室集合=\{内科，妇科，儿科\}；

D_2=类别集合={医生，护士}；

D_3=性别集合={男，女}。

则 $D_1 \times D_2 \times D_3$ 共有 12 个元组，用集合表示就是：

（内科，医生，男），（内科，医生，女），（内科，护士，男），（内科，护士，女）

（妇科，医生，男），（妇科，医生，女），（妇科，护士，男），（妇科，护士，女）

（儿科，医生，男），（儿科，医生，女），（儿科，护士，男），（儿科，护士，女）

④ 定义关系。由于笛卡儿积中的所有元组并不都是有意义的，因此，关系是笛卡儿积中具有某一方面意义的元组的组合，是一组域$\{D_1, D_2, \cdots, D_n\}$的笛卡儿积的子集。

$D_1 \times D_2 \times \cdots \times D_n$的子集叫作在域$\{D_1, D_2, \cdots, D_n\}$上的关系（Relation），用 $R(A_1 : D_1, A_2 : D_2, \cdots, A_n : D_n)$ 表示。其中，R 为关系的名字，$A_1, A_2, \cdots, A_n$ 为属性名，$A_i : D_i$ 表示属性值取值域 D_i，n 是关系的目或度（Degree）。

4. 数据库的建立与维护

在一般情况下，人们使用不同结构的表来描述不同的事物，并建立数据库来统一、集中地管理若干数据表及其数据的集合。因此，在关系模型中，数据库是描述客观事物及其关系的若干数据表的集合。

（1）表的设计与建立

表是按行和列描述客观事物及其关系的数据存储的逻辑结构，在设计表时要对表名、字段、字段的属性（类型、长度等）、索引字段和输入数据等内容进行定义。表由表标题（结构）和表内容（记录）两部分构成。表结构是表的框架，包括字段名、数据类型、字段属性。

① 字段名

表中每个字段都有唯一的名称，即表属性名的唯一性。

② 数据类型

表中每个字段描述的数据应具有相同的数据特征，称为字段的数据类型。字段的数据类型决定了数据的取值范围和存储结构。常见的数据类型如表 6-2 所示。

表 6-2　　　　　　　　　　　　　常见的数据类型

数据类型	说明
数值型（数字型）	存储用于进行算术运算的数值数据，包括字节型、整数型和浮点型数据
字符型（文本型）	存储符号或数字的组合，如地址；也可以是不必计算的数字，如电话号码等
逻辑型	存储逻辑性数据，只有两种不同取值的数据（True/False、Yes/No）
日期/时间型	存储日期、时间或日期和时间的组合数据
货币型	数值类型的特殊类型，系统自动添加和存储货币符号、千位分隔符，并保留小数点

③ 字段属性

确定数据类型之后，还应设立字段属性，才能更准确地确定数据的存储方式。不同的数据类型有不同的属性，常见的属性有以下四种。

➤ 字段大小：指定数值型数据和字符型数据的长度。数值型数据的长度由数据类型决定，字符型数据的长度为 1～255 个字符。

➤ 格式：指定字段的数据显示格式。例如，可将表 6-1 中"报账日期"字段的格式属性设置为"年-月-日"，如"2019-8-14"。

➤ 小数位数：设定数值型和货币型数据的小数位数。

➤ 默认值：添加记录时，系统自动地对字段赋值。

将以上三个方面的内容考虑在内，构建住院医药费用补偿表的结构如表6-3所示。

表6-3   住院医药费用补偿表的结构

字段名	数据类型	长度	格式	是否可空	默认值	说明
诊疗卡号	字符型（定长型）	10	默认值	否	无	
患者姓名	字符型	16	默认值	否	无	
性别	逻辑型	默认值	默认值	是	1	1：男；0：女
年龄	数值型（整数型）	默认值	默认值	是	无	
住院天数	数值型（整数型）	默认值	默认值	是	无	
发票金额	数值型（浮点型）	默认值	默认值	否	无	
补偿金额	数值型（浮点型）	默认值	默认值	否	无	
报账日期	日期型	默认值	年-月-日	否	无	

当设计好二维表的结构之后，通过数据库系统提供的接口输入若干条记录（即元组），也就完成了二维表的创建。比如，根据表6-3构建好住院医药费用补偿表的结构，然后向该表中输入多条记录，即可得到二维数据表（即表6-1）。

（2）表的基本操作

当数据库建立后，需要对数据库进行管理和维护，也就是需要对其中的数据进行增加、删除、修改和查找，甚至在某些情况下需要修改表的结构。关系数据库的维护是通过修改表结构和编辑表内容来实现的。

① 修改表结构

字段是描述客观事物各特征项的抽象表示。修改表结构主要通过增加、修改和删除字段对表结构进行维护。在修改表结构的过程中，如果已定义的主码不符合实际情况，则需要重新确定表的主码。

➤ 在表中添加一个或多个字段，即向表中增加一列或几列，从多个维度描述客观事物。

➤ 在表中删除一个或多个字段，即删除表中的一列或几列，剔除重复的、不能很好地描述事物的特征，减少数据的冗余。

➤ 在表中修改字段包括修改字段的名称、数据类型、属性等。

② 编辑表内容

表结构确定数据的存储结构，对表内容进行检查、编辑处理和维护能够确保数据的准确性，以满足建表的实际需求。在对编辑表内容进行定位、查找和选择记录后，就可对记录及其字段进行修改和替换，插入（添加）和删除，复制、剪切和粘贴等维护操作。

➤ 定位、查找和选择记录：对表中数据进行维护首先需要选定待维护的记录及字段。对待维护数据的定位和选择可以通过手动定位和系统自动定位的方式进行。在一个有多条记录的表中，可以通过"数据查找"功能让系统自动匹配需要选定的数据，快速查找记录及字段。

➤ 修改和替换记录：在选定好待维护的记录后，可以直接进行修改。在维护表内容时，如果需要修改多条相同的数据，则可利用"数据替换"功能实现选定记录内容的自动替换。

➤ 插入、删除一条或多条记录：即向表中增加/删除一行或几行，用于维护表在实际使用过程中动态变化的记录。

➤ 复制、剪切和粘贴记录：在输入或编辑数据时，对相同或相似的数据可以采用复制/粘贴或移动/粘贴的方式将某字段的部分或全部内容复制到另一个字段中。

③ 整理和修饰表的外观

调整表的外观，对表进行格式化设置，可以使表的结构更加清晰和美观，能够提高表的可读性。

➤ 设置和调整字体格式是对记录及字段的文本进行字体、字形、字号及对齐方式的设置。

➤ 根据表内容的实际情况设置和调整行高和列宽，能够更清晰、直观地显示记录及字段所存储的数据。

➤ 字段的显示形式包括调整字段的显示顺序、隐藏和显示列。建立了表后，可根据阅读习惯，通过移动表中字段调整其显示顺序；可根据实际使用情况，将表中某一或某些字段隐藏；甚至可以在有需要的时候，通过取消隐藏的设置重新显示隐藏的字段。

6.2.3 示例：一个临床诊疗数据库的建立

1. 问题阐述

假设有一个场景，需要把医生对病人进行诊疗的信息记录下来。病人和医生通过治疗关系建立联系，即某医生为某病人在某一天进行诊疗，并给出一个诊断结果。为此，需要记录以下三个方面的信息：

（1）医生的姓名、出生年月、职称、所在科室等信息；
（2）病人的姓名、性别、出生年月、家庭住址等信息；
（3）诊断的时间和结果。

2. 概念模型构建

通过对以上问题的阐述，可以抽取出"医生""病人"两个实体集，以及"诊断"联系集。为进一步刻画这些实体集和联系集，赋予其相应的属性，即为"医生"实体集赋予"编号""姓名""出生年月""职称""所在科室"五个属性，为"病人"实体集赋予"编号""姓名""性别""出生年月""家庭住址"五个属性，为"诊断"联系集赋予"诊断时间""诊断结果"两个属性，如表 6-4 所示。

表 6-4　　　　　　　　　　　实体集/联系集的属性列表

实体集/联系集	属性列表
医生	"编号""姓名""出生年月""职称""所在科室"
病人	"编号""姓名""出生年月""性别""家庭住址"
诊断	"诊断时间""诊断结果"

由于现实中存在同名的人，因此为"医生"和"病人"实体集均设计了属性"编号"。该属性值具有唯一性，即任意医生的编号是唯一的；反过来说，如果两个医生的编号相同，则他们是同一人。经过上述分析，可以得到相应的实体-联系图（E-R 图），如图 6-9 所示。

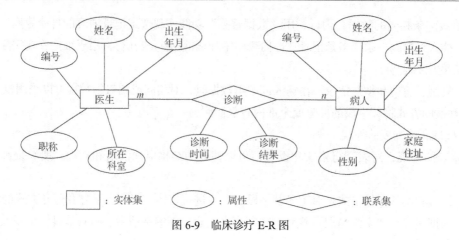

图 6-9 临床诊疗 E-R 图

需要指出的是，实体之间的联系具有三种类型，现假定有实体集 A 和 B，则实体之间可能的联系如下。

➢ 1:1 联系，A 中的一个实体只与 B 中的一个实体存在联系，反之亦然。

➢ 1:n 联系，A 中的一个实体与 B 中的多个实体存在联系，但 B 中的一个实体只与 A 中的一个实体存在联系。

➢ m:n 联系，A 中的一个实体与 B 中的多个实体存在联系，B 中的一个实体也与 A 中的多个实体存在联系。

根据上图可以看出，"诊断"联系类型为 m:n，反映出一个医生可以诊断多个病人，一个病人可以被多个医生诊断，这与现实是相符的。

3. 数据库构建

根据图 6-9 所示的 E-R 图，按照关系模型的理论和方法，可以将该图中的实体集和联系集转换为二维数据表，具体方法如下。

（1）实体集的转化

将"医生"实体集和"病人"实体集转化为二维表"医生信息表"和"病人信息表"，其中，实体集的属性转化为二维表的字段。两个表的结构分别如表 6-5 和表 6-6 所示。

表 6-5　　　　　　　　　　　　　　　医生信息表结构

字段名	数据类型	长度	格式	是否可空	默认值	说明
编号	字符型（定长型）	10	默认值	否	无	主码
姓名	字符型	16	默认值	否	无	
出生年月	日期型	默认值	年-月	是	无	
职称	字符型	20	默认值	否	无	
所在科室	字符型	20	默认值	否	无	

表 6-6　　　　　　　　　　　　　　　病人信息表结构

字段名	数据类型	长度	格式	是否可空	默认值	说明
编号	字符型（定长型）	12	默认值	否	无	主码
姓名	字符型	16	默认值	否	无	

字段名	数据类型	长度	格式	是否可空	默认值	说明
出生年月	日期型	默认值	年-月	否	无	
性别	逻辑型	默认值	默认值	否	1	1：男；0：女
家庭住址	字符型	100	默认值	是	无	

在上述两个表中，字段"编号"均为所在二维表的主码，病人信息表中的字段"家庭住址"的长度设置为 100，以便容纳可能出现的长地址。

（2）联系集的转化

按照关系数据库的构建方法，E-R 图中的联系集也可转化为相应的二维表。为此，设定图 6-9 中的 E-R 图转化为二维表"诊断信息表"，E-R 图中联系集"诊断"的属性"诊断时间"和"诊断结果"成为诊断信息表中的字段。此外，由于联系集"诊断"体现的是"医生"实体集和"病人"实体集之间的关系，为了体现这种关系，需要将标志医生身份的"医生"实体集属性"编号"和标志病人身份的"病人"实体集属性"编号"纳入诊断信息表中。为了便于区别这两个新字段，分别命名为"医生编号"和"病人编号"，如表 6-7 所示。其中，字段集合{医生编号，病人编号，诊断时间}构成主码。

表 6-7　　　　　　　　　　　　　　　　诊断信息表结构

字段名	数据类型	长度	格式	是否可空	默认值	说明
医生编号	字符型（定长型）	10	默认值	否	无	主码
病人编号	字符型（定长型）	12	默认值	否	无	主码
诊断时间	日期型	默认值	年-月-日	否	无	主码
诊断结果	字符型	300	默认值	否	无	

当设计好以上三张二维表的结构之后，再通过数据库系统提供的接口输入若干条记录（即元组），即可完成二维表的建立（参见表 6-8、表 6-9 和表 6-10）。由于这三张二维表共同构成临床诊疗数据库，因此该数据库也随着二维表的建立而建立。

表 6-8　　　　　　　　　　　　　　　　　医生信息表

编号	姓名	出生年月	职称	所在科室
6800002778	李俊德	1965 年 4 月	主任医师	骨伤科
1217840823	魏晓红	1978 年 7 月	副主任医师	口腔科
4283982724	孟东平	1987 年 2 月	主治医师	耳鼻喉科
…	…	…	…	…

表 6-9　　　　　　　　　　　　　　　　　病人信息表

编号	姓名	出生年月	性别	家庭住址
201809150392	王凤	1975 年 10 月	女	长沙市岳麓区联丰路 164 号
201902251947	冯东东	1981 年 9 月	男	长沙市雨花区韶山北路 254 号
201908982058	许大强	1989 年 4 月	男	长沙市开福区湘江中路 389 号
…	…	…	…	…

表 6-10 诊断信息表

医生编号	病人编号	诊断时间	诊断结果
6800002778	201809150392	2019 年 2 月 21 日	肩关节周围炎
1217840823	201908982058	2019 年 6 月 12 日	牙龈炎
6800002778	201902251947	2019 年 7 月 25 日	腰椎间盘突出
4283982724	201908982058	2019 年 7 月 28 日	外耳道炎
...	...	...	...

6.3 信息资源利用

信息资源管理的目的在于积累和利用，有效利用信息资源不仅可以降低消耗、提高效率，还能以乘数效应增大信息资源的价值。此外，信息资源在其积累和利用过程中可以不断地产生新的信息资源，实现自身价值的增值。

数字信息资源是本章的研究对象，它是以数字形式存储于计算机中的信息资源，其利用过程主要是通过信息技术的手段来获取所需信息，以及进一步分析并加以利用。具体的技术手段包括信息检索和数据挖掘等。

6.3.1 信息检索

1. 信息检索的定义与类型

（1）信息检索的定义

信息检索（Information Retrieval），从广义上讲，是指将信息按照一定的方式组织和存储起来，并能根据信息用户的需求找出相关信息的过程。从本质上讲，信息检索是一种有目的和组织化的信息存取活动，其中包括存储与检索两个方面。存储的过程是信息的组织加工和记录的过程，即建立检索信息的过程——输入的过程；检索的过程是按一定方法从检索系统中查出信息用户需要的特定信息的过程——输出的过程。两者是相辅相成的，存储是为了检索，而检索又必须先进行存储。一般地，对于信息用户而言，检索更为重要。因此，狭义的信息检索一般仅指检索的过程。

检索的本质是将信息用户的需求与信息集合进行比较与选择，即匹配的过程。从用户需求出发，对一定的信息集合（系统）采用一定的技术手段，根据一定的线索与准则找出（命中）相关信息的过程，就是检索。

（2）信息检索的类型

按检索对象划分，信息检索可以分为如下三种。

① 数据检索（Data Retrieval）——数据检索是以数据为检索对象，从已收藏的数据资料中查找出特定数据的过程。即检索系统中存储的是大量的数据，它包括物质的各种参数、电话号码、银行账号、观测数据、统计数据等数字数据，也包括图表、图谱、市场行情、化学分子式、物质的各种特性等非数字数据，并提供一定的运算推导能力。数据检索是一种确定性检索，信息用户检索到的各种数据是经过专家测试、评价、筛选过的，可直接用来进行定量分析，例如，统计数字、图表、化学结构式、某种药品的规格、计量等。

② 事实检索（Fact Retrieval）——事实检索是通过对存储的文献中已有的基本事实或数据进行处理（逻辑推理）后得出新的（即未直接存入或所藏文献中没有的）事实的过程。检索对象既包括事实、概念、思想、知识等非数值信息，也包括一些数据信息，但需要针对查询要求，由检索系统进行分析、推理后，再输出最终结果。例如，什么是克隆技术，主要研究成果是什么？世界上是谁首先报道艾滋病的？等等。

③ 文献检索（Document Retrieval）——文献检索是以文献（包括文献、题录和全文）为检索对象，从已存储的文献数据库中查找出特定文献的过程。检索结果往往是一些可提供给研究课题使用的参考文献的线索或全文。例如，检索"医药信息"或"信息检索"等相关主题的文献。

以上三种信息检索类型的主要区别在于：数据检索和事实检索是要检索出包含在文献中的信息本身，而文献检索则是检索出包含所需信息的文献。

2. 信息检索系统与过程

信息检索系统是实现信息检索目的的手段或工具，是为了满足各式各样的信息需求而建立的一整套信息资源采集、组织和检索使用的完整系统。信息检索系统的外延很广，它可以是提供手工检索使用的卡片目录、书目、索引等信息检索工具，也可以是计算机信息检索系统。

信息检索过程是指用户提出查询请求进而获取所需信息的过程，一般包括查询语句处理、检索匹配、排序和结果输出四个部分。目前，最常见、最重要的检索方式是计算机信息检索，其检索过程为：组织检索策略，运用特定的指令和检索方法，从计算机检索系统的数据库中检索出所需信息，并经由计算机或其他终端设备显示或打印，如图 6-10 所示。

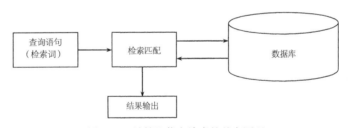

图 6-10　计算机信息检索的基本原理

3. 信息检索相关技术

当前主要的信息检索技术包括网络搜索引擎、多媒体检索、跨语言信息检索、XML 信息检索、分布式检索、自动摘要和问答检索等，下面主要阐述前四种技术。

（1）网络搜索引擎：作为网络环境下典型的信息检索技术，搜索引擎已成为人们检索信息的必备工具之一。根据工作方式的不同，可将搜索引擎分为全文搜索引擎、目录索引类搜索引擎和元搜索引擎。其中，全文搜索引擎通过爬虫程序（Spider 程序）到各个网站收集、存储信息，建立索引数据库供用户查询，并按一定的排列顺序将结果返回，如 Google 、Baidu 等；目录索引类搜索引擎并不采集网站的任何信息，而是利用各网站向其提交网站信息时填写的关键词和网站描述等资料，经过人工审核编辑后，对那些符合网站登录条件的信息，录入数据库以供查询，如 Yahoo、LookSmart、About 等；元搜索引擎根据用户的查询请求同时在多个引擎上进行搜索，对结果按照自己设定的规则进行取舍和排序并反馈给用户，如 InfoSpace、Dogpile、Vivisimo 等。

（2）多媒体检索：当前 Internet 上图形图像、音频、视频等多媒体信息所占比重日益增大，多媒体信息检索的重要性也日益突出。根据检索方式的不同，多媒体检索主要分为基于文本的多媒体信息检索和基于内容的多媒体信息检索。

基于文本的多媒体信息检索通过对多媒体信息进行文本注释，用文本信息来描述图像、声音、视频等多媒体信息的语义信息，进而通过文本信息检索技术来间接实现多媒体信息的检索。近年来，随着网络上多媒体信息的迅速增多，已很难单纯依靠人工标注方式来实现多媒体信息标引，因此如何实现多媒体信息的自动标引越发重要。目前，多媒体信息自动标引通常借助光学字符识别（Optical Character Recognition，OCR）技术、语音识别技术和信息抽取技术等来完成。

基于内容的多媒体信息检索是对多媒体对象的内容及上下文语义环境进行检索，如对图像中的颜色、形状、纹理或视频中的场景、片段进行分析和特征提取，并基于这些特征进行相似性匹配。根据媒体性质的不同，基于内容的多媒体信息检索又可以分为基于内容的图像检索、基于内容的音频检索和基于内容的视频检索。

（3）跨语言信息检索：是指用户以自己熟悉的语言来构建和提交检索提问式，系统据此检索出符合用户需求的包含多个语种的相关信息。跨语言信息检索的目的是消除因语言的差异而导致的信息检索困难，使其不仅可以访问本语种的相关信息资源，还可以方便地利用日益丰富的其他语种的信息资源。目前，在跨语言信息检索领域，已研发出如 Aport、Eric 和 Mulinex 等系统，也有投入使用的商业系统，如 Cindor、Rotondo 和 TextFinder 等。

（4）XML 信息检索：基于 XML 所具有的可扩展性、简单性、开放性和互操作性等特点，XML 信息检索不但关注非结构化信息（自由文本），而且关注文档结构所蕴含的语义信息。XML 信息检索与传统信息检索的区别在于，其不仅支持文档级的检索，还支持元素级（文档片段）的检索。XML 信息检索已经成为国际信息检索领域研究的热点和前沿问题。

6.3.2　数据挖掘

1. 数据挖掘的含义

数据挖掘（Data Mining，DM）是一门涉及面很广的新兴交叉学科，它涉及机器学习、数理统计、神经网络、数据库、模式识别、粗糙集、模糊数学等相关学科和技术。我们通常所说的"数据挖掘"有时指一些数据挖掘工具，如 Solution 公司的 Clementine、SAS 公司的 SAS Enterprise Miner、IBM 公司的 Intelligent Miner 和中科院计算技术研究所的 MSMiner 等；有时则指一些数据挖掘方法，如聚类、预测、分类等；有时还指一些数据挖掘主题，如流失分析、购物篮分析、市场细分等。

为了理解数据挖掘的含义，我们有必要先研究一下它的字面意思。在英文中，挖掘（Mine）就是抽取（Extract），通常是指从地下抽取隐藏的贵重资源的挖掘操作，其与数据之间的联系是：对数据进行深入的研究，目的在于从大量的数据中去发现事先未注意到的额外信息。1995 年于加拿大蒙特利尔召开的第一届知识发现和数据挖掘国际会议上，"数据挖掘"概念由 Usama Fayaad 首次提出，此后随着数据挖掘概念的逐步建立，其逐渐成为整个推断知识过程——数据库中的知识发现（Knowledge Discovery in Database，KDD）的同义词。但先前的一些定义忽略了一个重要方面——数据挖掘的根本目的，即得到可以根据相关性测量的结果——商业利益。因此，我们可以总结出更完整的数据挖掘的含义：数据挖掘是通过对大量的数据进行选择、探索和建模，从中发现、抽取出潜在的、不一般的、有价值的知识（规则、联系或模型等）的过程。

数据挖掘技术是信息技术逐渐演化的成果，它使数据库技术进入一个更高级的阶段。它不仅能对过去的数据进行查询和遍历，并且能够找出过去数据之间的潜在联系，从而促进信息的传递。数据挖掘与传统数据分析的根本区别在于，数据挖掘是在没有明确假设的前提下去挖掘信息、发现知识，即数据挖掘是要发现那些难以靠直觉发现的信息或知识，甚至是违背直觉的信息或知识，而且挖掘出的信息越是出乎意料就可能越有价值。

数据挖掘是一个发现过程，它可从大量的数据中挖掘隐藏在数据中的模式和关系，是一种挖掘性的分析工具，主要是利用各种分析方法主动地去挖掘大量数据中蕴含的规律，数据挖掘在本质上是一个归纳的过程。数据挖掘不是验证某个假定的模式的正确性，而是基于历史数据主动地发现有用的模式。数据挖掘获得的通常都是预测性信息，即通过历史数据预测未来的发展趋势。

2. 数据挖掘的对象与流程

在数据挖掘中，人们把原始数据作为像矿石或沙子一样的挖掘对象，它可以是结构化的，如关系数据库中的数据；也可以是半结构化的，如文本、图形、图像数据，甚至是分布在网络上的异构型数据。因此，数据库、数据仓库、Web，甚至数据文件都是它的挖掘对象。

数据挖掘的整个过程可粗略地分为问题定义（Task Definition）、数据准备和预处理（Data Preparation and Preprocessing）、数据挖掘（Data Mining），以及结果的模式评估（Model Evaluation）。

（1）问题定义。数据挖掘是为了在大量数据中发现令人感兴趣的有用的信息，因此发现何种信息就成为整个过程中第一个也是最重要的一个阶段。在问题定义的过程中，数据挖掘人员必须与领域专家以及最终用户紧密协作，一方面明确实际工作对数据挖掘的要求；另一方面通过对各种学习算法的对比进而确定可用的学习算法。后续的学习算法的选择和数据集的准备都是在此基础上进行的。

（2）数据收集和预处理。数据准备又可分为三个子步骤：数据选取（Data Selection）、数据预处理（Data Preprocessing）和数据变换（Data Transformation）。

① 数据选取的目的是确定发现任务的操作对象，即目标数据（Target Data）。目标数据是根据用户的需要从原始数据库中抽取的一组数据。

② 数据预处理一般包括消除噪声、推导计算缺值数据、消除重复记录、完成数据类型转换等。当数据挖掘的对象是数据仓库时，一般来说，数据预处理已经在生成数据仓库时完成了。

③ 数据变换的主要目的是数据降维（Dimension Reduction），即从初始特征中找出真正有用的特征以减少数据挖掘时要考虑的特征或变量个数。

（3）数据挖掘。数据挖掘阶段首先根据对问题的定义明确挖掘的任务或目的，如分类、聚类、关联规则发现或序列模式发现等。确定了挖掘任务后，就要决定使用什么样的算法。选择实现算法有两个考虑因素：一是不同的数据具有不同的特点，因此需要用与之相关的算法来挖掘；二是用户或实际运行系统的要求，有的用户可能希望获取描述型的（Descriptive）、容易理解的知识（相比于神经网络之类的方法采用规则表示的挖掘方法更容易理解），而有的用户只是希望获取预测准确度尽可能高的预测型（Predictive）知识，并不在意获取的知识是否易于理解。

（4）模式评估。模式评估就是根据某种兴趣进行度量数据挖掘出的表示知识的有用模式。数据挖掘阶段发现出来的模式，经过评估，可能存在冗余或无关的模式，这时需要将其剔除；也有可能模式不满足用户要求，这时需要将整个发现过程回退到前期阶段，如重新选取数据、采用新的数据变换方法、设定新的参数值，甚至使用一种算法等。另外，数据挖掘由于最终是面向用户的，因此，应尽量对发现的模式进行可视化，或者把结果转换为用户易于理解的另一种表示形式。

前面给出了数据挖掘的一般过程的概念性描述，但并不意味着所有系统均需遵循这些步骤。数据挖掘和知识发现是一门应用性极强的科学，在实际应用中需要根据应用的具体特点来确定相应的系统结构和功能模块。

3. 数据挖掘的主要方法

（1）概念描述（Concept Descriptions）。它是通过对某类对象关联数据的汇总、分析和比较，用汇总、简洁、精确的方式对此类对象的内涵进行描述，并概括这类对象的有关特征。概念描述包括特征化和比较。其中，特征化是提供给定数据集的简洁汇总，即描述某类对象的共同特征；比较则是比较两个或多个数据集，即描述不同类对象之间的区别。概念描述可用于准确描述顾客、产品、生产、行为等，归纳、总结和对比数据的特征，以帮助我们找到进一步研究和解释的途径。常用的方法有描述性数据挖掘和预测性数据挖掘，描述性数据挖掘指以简洁概要的方式描述数据，并提供数据的一般性质；预测性数据挖掘即通过分析数据建立一个或一组模型，并试图预测新数据集的行为。

（2）分类和预测（Classification and Prediction）。分类是通过构造模型（或函数）描述和区分类或概念，以此预测类型未知的对象类。它是从数据中选出的经分类的训练集，在该训练集上运用数据挖掘分类的技术，通过建立一个分类函数或分类模型（也称作分类器），对没有分类的数据进行分类，把数据库的数据项映射到指定的某一类别中。训练集中的类标签是已知的，可用于对一个新的客观事物的特征进行描述，然后按这些特征将这个事物分配到事先确定的类别中。例如，按体温的高低对发热程度进行分类。

预测是对连续性字段进行建模和预测，是在已知一些输入的数据后，用估计的方法得到未知的连续型随机变量的数值，如身高、收入、信用卡的余额，患者血压水平的估计等。其包括模型创建和模型使用两个过程。

（3）聚类（Cluster）。聚类是指将一个给定的数据对象集合分成不同的簇。即比较数据中各属性间的性质，将性质相近的归为一类，性质差别较大的归入不同的类，以最大化类内相似性与最小化类间相似性。其目的是尽可能地减少同一类别个体间的差别，使不同类个体间的差别增大。聚类可以反映出同类事物的共性知识和不同事物之间的差异性知识。

（4）相关分析（Dependency Analysis）。相关分析主要包括组合规则和关联规则。组合规则（Combination Rules）：即预测哪些事物会一起出现，在交易数据、关系数据或其他信息载体中，查找存在于项目集合或对象集合之间的频繁模式、关联、相关性和因果结构。最典型的例子是要确定顾客在超市中会同时购买哪些商品，即购物篮分析以及货架摆放位置或组合商品。关联规则（Association Rules）：即找出一个事件中出现的不同项（属性）的相关性。

（5）趋势分析（Tendency Analysis）。趋势分析又称为时间序列分析，它是指从相当长时间的发展变化过程中发现规律和趋势。例如，商品价格的长期变动趋势，流行性疾病的季节性、周期性、不规则性变动规律等，并据此预测今后的发展和变化。时间序列分析的模型通常有加法模型和乘法模型，其分析方法有移动平均法、回归分析法、移动平均数比率法、趋势比率法等。

（6）孤立点分析（Isolated Points Analysis）。孤立点分析又称为孤立点挖掘。孤立点是数据库中包含的与数据的一般行为或模型不一致的一些数据对象。大部分的数据挖掘方法将孤立点视为噪声或异常而将其丢弃，而在一些实际应用（如欺骗检测、药物毒性实验）中，罕见的事件可能比正常出现的那些更有意义。其内容包括：基于统计的孤立点分析、基于距离的孤立点分析和基于偏离的孤立点分析。

除以上功能外，数据挖掘还可以进行演变分析、偏差分析、类似性分析等。数据挖掘是一门多学科交叉的前沿学科，其强大的功能已经引起了各行各业的广泛关注和普遍重视。数据挖掘包含的内容和方法比较多，而且其各项功能也不是独立存在的，在数据挖掘中是互相联系、互相影响的。以上是其主要功能和方法的简要介绍，欲了解其具体的内容，请参考相关的专业书籍。

6.3.3 示例：中医文献数据挖掘与知识发现

《黄帝内经》（以下简称《内经》）是我国现存最早的医学典籍之一，是以"天人合一"的整体观为理论基础来论述人体生命规律的百科全书，分为《素问》和《灵枢》两部。《上古天真论》为《素问》之首篇，提出"法于阴阳，和于术数"的养生之道，认为内调食饮、起居、作劳、精神，外避虚邪贼风，达到志闲少欲、心安不惧、形劳不倦，继而可以"度百岁而动作不衰"并能"年老而有子"。以此为开篇寓意颇深，因而古今以来对该篇进行研究的文献不可胜数。

借助于可视化文献分析技术与工具，通过相关分析、聚类、趋势分析等数据挖掘方法来进行知识发现，能够展示近年来国内关于《上古天真论》的研究热点与研究趋势，为进一步开展研究提供帮助。

1. 文献资源检索

以《上古天真论》为研究对象，在中国知网（CNKI）中国学术期刊数据库进行搜索，可知其年发文量从 2006 年至 2010 年整体上呈上升趋势，其后发文量呈起伏状缓慢下降，因此以 2006 年为起始搜索。具体数据检索方法如下。

① 搜索时间跨度：2006 年 1 月 1 日—2017 年 1 月 1 日。

② 检索方式：先以主题"上古天真论"检索，然后以关键词"上古天真论"在已有结果中进行模糊检索。

③ 检索结果：共检索出 1005 条记录。

2. 文献数据处理

针对检索出来的 1005 条记录，排除通知、报纸和声明等无用记录，得到 857 条有用记录。为了利用具体的可视化分析工具进行数据分析，需要对所选的 857 条记录集合按照该工具所支持的数据格式从 CNKI 中导出数据。

对于所获得的数据文件，可通过某些可视化分析工具进一步地进行数据处理，比如将之分解成每个文件只包含一篇文献信息的一批数据文件。随后，需要在可视化工具中针对时间分区、分析对象的选择、分析对象的连接强度、分析对象的数据筛选（设立阈值）、图谱修剪、图谱可视化方式等参数进行设置。

在设定参数之后，针对已处理的数据，分别以作者、机构、关键词为节点进行可视化分析，得到聚类视图、Timeline 时间视图、Timezone 时间视图等共现视图。

3. 文献数据分析

（1）《上古天真论》相关文献作者分析

通过数据处理，可得研究作者共现图，如图 6-11 所示。《上古天真论》研究作者形成了多个研究团队，其中，王泓午、张新渝团队聚类较明显，其他作者聚类多数为单个或三个关联，因此作者中心度意义不大。主要作者的频次和突现度排名如表 6-11 所示。

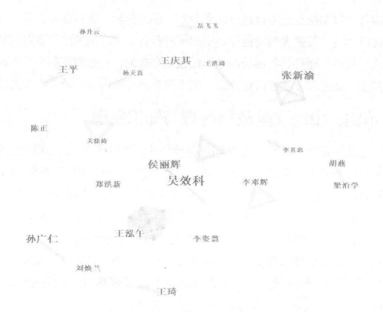

图 6-11 《上古天真论》研究作者共现图

说明：关键词中心度是度量节点在网络中重要性的一个指标，研究人员可由此来发现和衡量文献的重要性。

表 6-11 　　　　　　　　　　《上古天真论》相关文献主要作者的频次和突现度排名

排名	频次	作者	突现度	作者
1	7	吴效科	5.3995	吴效科
2	5	孙广仁	3.7747	侯丽辉
3	5	侯丽辉	2.8911	王琦
4	5	张新渝	2.6971	王泓午
5	4	王泓午	2.6701	孙广仁

关键词频次能够反映出研究领域的关注点，高频关键词代表一个研究领域的热点。关键词突现度表示在一段时间内突出的研究点，可反映出新兴主题。表 6-11 中吴效科两项均排在第一，可见其对《上古天真论》研究贡献较大，从图 6-12 中可以看出侯丽辉与其研究联系较为紧密。这两位学者均为黑龙江中医药大学第一附属医院教授、妇科主任医师，主要从天癸与妇女生理关系的角度来研究《上古天真论》。

（2）《上古天真论》相关文献研究机构分析

由图 6-12 可知，合作紧密的研究机构分别以山东中医药大学、上海中医药大学和河南中医学院为主，以广西中医学院和天津中医药大学为主，以广州中医药大学为主，以成都中医药大学为主，其余研究机构较为独立。

从表 6-12 中发文量排前 10 的研究机构可见，北方研究机构有山东、北京、上海、河南、辽宁、天津的中医药大学，发文量较多；南方有成都、广州、广西的中医药大学，发文量相对比北方的中医药大学少。

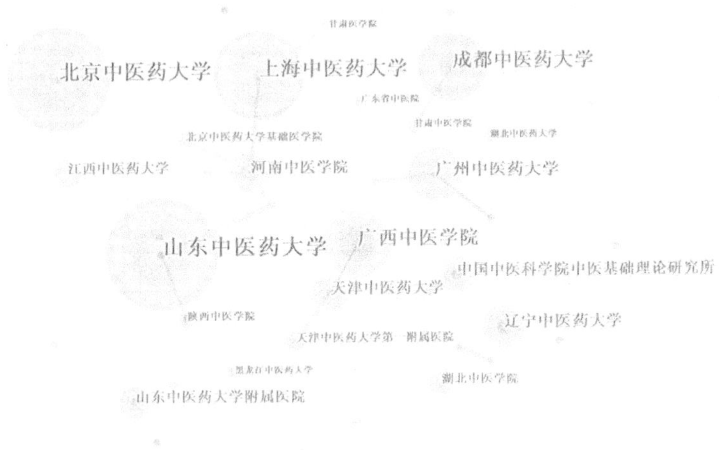

图 6-12　《上古天真论》研究机构共现图

表 6-12　　　　　　　　　　　　《上古天真论》研究机构发文量

机构	发文量	机构	发文量
山东中医药大学	29	辽宁中医药大学	11
北京中医药大学	27	广西中医学院	11
上海中医药大学	23	河南中医学院	10
成都中医药大学	18	天津中医药大学	9
广州中医药大学	14	中国中医科学院中医基础理论研究所	9

（3）《上古天真论》相关文献关键词分析

① 《上古天真论》研究热点分析

借助于可视化文献分析工具，可得到《上古天真论》研究领域关键词共现网络图谱。筛选频数大于 20 和中心度排名前 10 的关键词，可得到《上古天真论》文献关键词明细表，如表 6-13 所示。表中频次、中心度关键词可以分为两类：一类为原文研究，如《黄帝内经》、上古天真论、精神内守、生气通天论、恬淡虚无和天癸；另一类为实践研究，如养生、中医、治未病和衰老。

表 6-13　　　　　　　　　　《上古天真论》文献关键词明细表

序号	关键词	频次	关键词	中心度
1	《黄帝内经》	347	上古天真论	0.64
2	上古天真论	171	《黄帝内经》	0.58
3	养生	121	养生	0.46
4	中医	74	中医	0.18
5	治未病	66	生气通天论	0.16
6	精神内守	31	法于阴阳	0.15
7	生气通天论	28	天癸	0.14
8	恬淡虚无	25	肾气盛	0.14
9	天癸	24	肾气	0.13
10	衰老	21	治未病	0.11

在上述结果的基础上进行聚类，得到《上古天真论》研究关键词共现聚类网络图谱，共有 9

个聚类，如表 6-14 所示，可分为《内经》原文研究聚类（1、2、3、5、7）和《内经》原文临床应用研究聚类（0、4、6、8）。

表 6-14　　　　　　　　　　　　《上古天真论》研究高频关键词聚类标识

聚类号	聚类内论文（篇）	中心度	平均年	聚类标签
0	28	0.776	2008	治未病
1	27	0.745	2010	《内经》
2	26	0.752	2009	上古天真论
3	23	0.842	2007	月事以时下
4	16	0.756	2010	养生
5	14	0.827	2008	生气通天论
6	10	0.791	2009	养生方法
7	8	0.961	2009	肾气
8	4	0.969	2011	中医药疗法

② 《上古天真论》研究前沿分析

研究前沿是一种研究主题或者研究领域，代表了科学发展的难点、热点和发展趋势。借助可视化文献分析工具，可绘制出《上古天真论》的高频关键词 Timeline 图谱（见图 6-13），该图谱展示了各时间段突现度高的关键词，体现了研究热点随年度的变化，可帮助我们了解《上古天真论》研究的前沿和研究发展趋势。

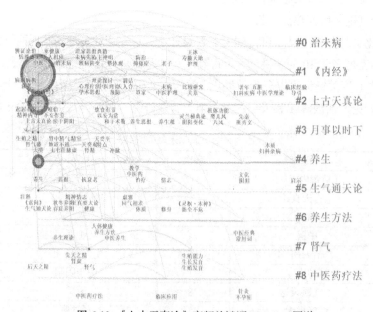

图 6-13 《上古天真论》高频关键词 Timeline 图谱

从图 6-13 中可以看出：

➤ 在聚类#0 中，出现频次最高的关键词为中医和治未病，还包括辨证论治和亚健康等；

➤ 在聚类#1 中，《黄帝内经》为最高频关键词，还有理论探讨、训诂等；

➢ 在聚类#2 中，上古天真论频次最高，法于阴阳其次，还有起居有常、精神内守等；

➢ 在聚类#3 中，肾气盛、天癸频次较高，还有地道不通、冲脉、妇科杂病等；

➢ 在聚类#4 和#6 中，高频关键词为养生；

➢ 在聚类#5、#7 和#8 中，高频关键词为《素问》、肾气、中医药疗法和临床应用等。

为补充以上图谱表现方面的不足，将数据时间分为三个时段，具体内容如表 6-15 所示。

表 6-15　　　　　　　　　　　　　　　分时段高频关键词表

时段	高频关键词
2006—2009 年	《黄帝内经》、上古天真论、中医、养生、治未病、天癸、生气通天论、精神内守、肾气盛、法于阴阳、衰老、肾气、和于术数、中医养生、预防、整体观
2010—2013 年	养生思想、养生观、道家、情志、教学、中医药、体质、治疗、阴阳变化、生殖能力、机体功能
2014—2016 年	妇科疾病、中药疗法、养生方法、名医经验、五脏、中医学理论、导引、临床经验

从表 6-15 中可以得知：

➢ 国内《上古天真论》早期研究热点为《黄帝内经》、上古天真论、生气通天论、精神内守等，表明这个阶段着重于经典原文研究，为之后研究奠定了理论基础；

➢ 中期研究热点为养生思想、中医药等，说明根据原文解释和理论发掘逐渐向理论实践应用发展；

➢ 后期研究以临床经验、名师经验、妇科疾病等为突出热点，说明这段时期趋向于临床经验总结研究；

➢ "养生"作为高频关键词在三个时段均有突显，说明就《上古天真论》提出的"度百岁而动作不衰"的系列养生法作为其研究重点经久不衰。

4. 结论

本示例以《内经》中"上古天真论"为研究对象，在中国知网（CNKI）中国学术期刊数据库中搜索 2006 年 1 月 1 日至 2017 年 1 月 1 日之间的相关文献，通过运用可视化文献分析工具中的相关分析、聚类、趋势分析等数据挖掘方法，对"上古天真论"的研究作者、机构、热点和趋势进行了分析，得出的结论如下。

① 研究作者方面。《上古天真论》的研究作者中代表人物有吴效科、孙广仁、侯丽辉、张新渝和王泓午，他们的研究主要涉及妇科、藏象、理论和健康状态。此外，王泓午、吴效科和侯丽辉的团体内合作较多，但总体分布较为分散，不同团队之间合作不够紧密，缺乏影响广泛的研究者。

② 研究机构方面。主要有山东中医药大学和上海中医药大学、北京中医药大学、成都中医药大学、广西中医学院和天津中医药大学、广州中医药大学等五大研究机构阵地。山东中医药大学、上海中医药大学、北京中医药大学和成都中医药大学发文较新；除山东中医药大学和上海中医药大学之间形成多机构合作之外，其他多以两两合作或自主研究的形式进行。

③ 研究热点方面。通过《上古天真论》研究关键词共现聚类分析，可将《上古天真论》的研究热点分为相辅相成的两类：第一类是经典内容的理论挖掘，立足于原文进行深层次发掘其原文内涵，如对"起居有常""地道不通"和"精神内守"等原文的注释、解释和内涵研究；第二类是经典内容的理论实践，基于理论研究，通过实践应用、验证，从而丰富对经典的认识，对养生、肾精、天癸及女子月事等《上古天真论》原文，用实践应用进一步具体化。

④ 研究趋势方面。中医学对《上古天真论》的研究基于经典原文，从临床原文应用提出养生、抗衰老和养肾气等临床方法，进而对经验进行整理、总结和继承，突出《上古天真论》对临床的理论价值，研究趋势逐渐向经验传承的方向转变。但高频关键词数量呈缩小趋势，表明《上古天真论》的研究也正在探寻更新、更深层的方向。

习 题 6

1. 什么是信息资源？它有哪些类型？

2. 信息系统由哪几部分组成？常用的信息系统开发方法有哪些？

3. 请查阅文献了解我国医院信息化建设的现状与问题。

4. 信息资源标准化的作用和内容有哪些？

5. 什么是数据库？什么是数据库系统？

6. 如何利用数据模型实现信息学中的"三个世界"之间的转换？

7. 已知疾病、症状和药物，其中一种疾病可以表现为多种症状和可使用多种药物治疗，一种症状可以在多种疾病当中表现出来，一种药物可以在多种疾病当中服用。请依据本章相关知识，构建一个"病—症—药"数据库。

8. 什么是信息检索？信息检索的类型有哪些？信息检索的过程是如何进行的？

9. 什么是数据挖掘？数据挖掘的过程一般包含哪几个方面？常见的数据挖掘方法有哪些？

10. 上网查阅可视化文献分析工具 CiteSpace 的使用方法，然后针对自己所学专业中的某一主题在中国知网中检索相关文献，利用 CiteSpace 分析该主题的研究热点和趋势。

本章参考文献

[1] 马费成，赖茂生，等. 信息资源管理[M]. 3 版. 北京：高等教育出版社，2018.

[2] 王宇. 信息资源管理[M]. 北京：清华大学出版社，2012.

[3] 晏峻峰，李曼. 医药信息技术基础[M]. 2 版. 北京：人民邮电出版社，2014.

[4] 战德臣. 大学计算机：理解和运用计算思维（慕课版）[M]. 北京：人民邮电出版社，2018.

[5] 李小航，凌云，黄蔚. 办公应用与计算思维案例教程[M]. 北京：人民邮电出版社，2018.

[6] 高祖新. 医药数理统计方法[M]. 5 版. 人民卫生出版社，2011.

[7] 全国计算机等级考试二级教程：Access 数据库程序设计（2019 年版）[M]. 北京：高等教育出版社，2017.

[8] 战德臣. 大学计算机：计算与信息素养[M]. 2 版. 北京：高等教育出版社，2014.

[9] 晏峻峰，占艳. 医药信息处理与分析[M]. 北京：人民邮电出版社，2018.

[10] 马费成. 信息资源开发与管理[M]. 2 版. 北京：电子工业出版社，2014.

[11] 陈陵芳，邓晴，晏峻峰. 近 10 年《素问·上古天真论》相关研究知识图谱分析[J]. 中医杂志，2017，58（23）：2054-2058.